Estrutura e Composição do Esmalte e da Dentina

Irradiação Laser e Tratamento Térmico

Editora Livraria da Física

Luciano Bachmann
&
Denise Maria Zezell

Estrutura e Composição do Esmalte e da Dentina

Irradiação Laser e Tratamento Térmico

Editora Livraria da Física
São Paulo, 1.ª edição, 2005

Editor responsável: José Roberto Marinho
Capa: Arte Ativa
Diagramação: Arnaldo Gomes de Oliveira Filho
Impressão: Gráfica Paym

Dados Internacionais de Catalogação na Publicação (CIP)
(Câmara Brasileira do Livro, SP, Brasil)

Zezell, Denise Maria
Estrutura e composção do esmalte e da dentina : tratamento térmico e irradiação com lasers emissores no infravermelho / Denise Maria Zezell, Luciano Bachmann. – 1.ª ed. – São Paulo : Editora Livraria da Física, 2005.

Bibliografia.
1. Aquecimento em fornos 2. Dentina 3. Esmalte dentário 4. Lasers – Irradiação 5. Lasers de alta intensidade I. Bachmann, Luciano. II. Título.

05-1289 CDD-621

Índices para catágolo sistemático:
1. Esmalte dentário e dentina : Estrutura e composição : Tratamento térmico e irradiação com lasers de alta intensidade : Física Aplicada 621

ISBN : 85-88325 - 39-X

Editora Livraria da Física
Telefone : 0xx11 - 3936 3413
Fax : 0xx11 - 3815 8688
Página na internet : `www.livrariadafisica.com.br`

À Cíntia

Enquanto os opostos se atraem,
os semelhantes se unem.

– *Luciano Bachmann*

A Nossos Pais e Nossos Mestres

Sumário

Prefácio

A caracterização dos tecidos dentais duros tratados termicamente foi conduzida com o emprego de várias técnicas de análise: difração de raios X, microscopia eletrônica de varredura, espectroscopia de transmissão no ultravioleta e visível, microscopia de luz, espectroscopia de transmissão/reflexão no infravermelho e ressonância paramagnética eletrônica. Dessa forma, o presente trabalho será organizado em quatro temas: Capítulo 2 – Estrutura cristalográfica; Capítulo 3 – Composição química; Capítulo 4 – Propriedades ópticas; e Capítulo 5 – Espécies paramagnéticas.

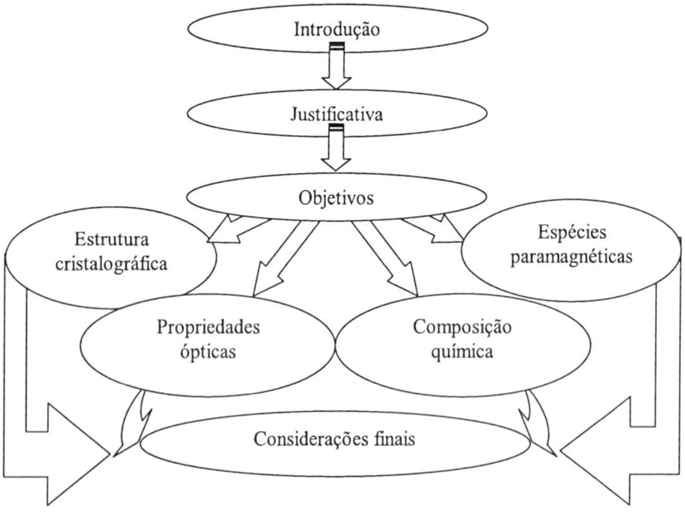

A definição do tema de doutorado foi decidida durante meu mestrado, sendo que, em resumo, o trabalho consistia em estudar as alterações que a irradiação dos *lasers* emissores no infravermelho produzia na estrutura cristalográfica dos tecidos.

No âmbito desse tema optou-se por caracterizar a estrutura cristalográfica do esmalte irradiado com o *laser* de hólmio (Ho:YLF – $2,065\,\mu$m) e para tal pretendiam-se utilizar técnicas de ***difração de raios X*** e demais que avaliassem a estrutura cristalográfica do tecido irradiado (Capítulo 2). Em trabalhos da literatura, observava-se que o padrão de difração do tecido irradiado com diferentes *lasers* emissores no infravermelho sempre apresentava a fase natural (hidroxiapatita carbonatada) como majoritária. Adicionalmente a essa fase, observava-se também alguns picos de difração com baixa intensidade, os quais são associados a outras fases cristalográficas. Devido à baixa intensidade e sua sobreposição com os picos da hidroxiapatita, essas fases são muitas vezes de difícil identificação, não sendo possível extrair propriedades cristalográficas adicionais, tais como parâmetros de rede e tamanho dos cristais.

Grande parte dos autores associava aquela fase minoritária ao tecido fundido, enquanto a hidroxiapatita era associada ao tecido não fundido, presente em camadas subsuperficiais do tecido analisado. A questão que permanecia era: o material fundido e ressolidificado era composto por somente aquela nova fase e todo o sinal de hidroxiapatita observado no padrão de difração era proveniente do tecido não fundido; ou o material fundido era composto pelas duas fases?

Com o projeto aprovado, e antes mesmo de iniciar os experimentos, realizou-se um estágio no Instiuto de *Lasers* em Medicina e Metrologia (ILM) da Universidade de Ulm, na Alemanha. Neste estágio conduziram-se experimentos, determinando a composição química (Capítulo 3) por meio da técnica de ***espectroscopia no infravermelho*** aplicada aos tecidos irradiados com *laser* de érbio. Com a finalização desses trabalhos identificou-se que durante a irradiação o tecido, antes mesmo de sofrer alteração na sua estrutura cristalográfica, apresenta alterações na composição química e características ópticas. Especificamente, observaram-se alterações na estrutura do colágeno e na coloração dos tecidos: o esmalte tornava-se branco-opaco e a dentina marrom-escura. Alguns trabalhos presentes na literatura já haviam identificado algumas dessas alterações mas não se discutia a sua origem.

Como conseqüência dessa observação, iniciaram-se estudos sobre as propriedades ópticas (Capítulo 4) dos tecidos naturais e tratados termicamente. Considerando esse tema, avaliou-se o tecido por intermédio da ***espectroscopia de transmissão no ultravioleta e visível***. Por meio dessa técnica, identificaram-se alterações no espectro UV-Vis das amostras de dentina aquecida, que foram associadas à formação de centros de cor. Por fim, para avaliar as características dos centros paramagnéticos formados, utilizou-se ***espectroscopia paramagnética eletrônica*** (Capítulo 5). Com essa técnica, objetivava-se identificar o comportamento dos centros paramagnéticos durante a evolução do tratamento térmico, e verificar se existia uma correlação entre a alteração de cor produzida na região do espectro visível com os sinais paramagnéticos formados. Os objetivos específicos de cada seção serão abordados separadamente em cada Capítulo: estrutura cristalográfica, composição química, propriedades ópticas e espécies paramagnéticas.

Agradecimentos

À agência de fomento, Fundação de Amparo à Pesquisa do Estado de São Paulo – FAPESP, pela bolsa e auxílios concedidos.

Às instituições envolvidas, seus dirigentes e auxiliares técnicos que permitiram o bom andamento dos trabalhos:

Centro de *Lasers* e Aplicações do Instituto de Pesquisas Energéticas e Nucleares (São Paulo – SP);

Centro de Ciência e Tecnologia de Materiais do Instituto de Pesquisas Energéticas e Nucleares (São Paulo – SP);

Faculdade de Odontologia da Universidade de São Paulo (São Paulo – SP);

Departamento de Física e Matemática da Faculdade de Filosofia, Ciências e Letras de Ribeirão Preto da Universidade de São Paulo (Ribeirão Preto – SP);

Instituto de Física de São Carlos da Universidade de São Paulo (São Carlos – SP);

Departamento de Física da Universidade Federal de Pernambuco (Recife – PE);

Laboratório Nacional de Luz Síncrotron (Campinas – SP);

Instituto de *Lasers* em Medicina e Metrologia da Universidade de Ulm (Ulm – Alemanha).

Aos professores que me co-orientaram na execução dos trabalhos: Prof. Dr. Raimund Hibst, Prof. Dr. Wagner Rossi, Prof. Dr. Anderson S. L. Gomes, Prof. Dr. Aldo F. Craievich e Prof. Dr. Oswaldo Baffa.

A todas as pessoas que colaboraram no desenvolvimento deste trabalho.

Os Autores

Capítulo 1

Introdução

1.1 O Dente

A forma de cada dente é reproduzida aproximadamente pela forma da **dentina**, recoberta pelo **esmalte.** Na Figura 1.1 (nas páginas centrais), em que se mostra a representação do dente por meio de um molar, observa-se que o dente se divide em duas grandes partes: a coroa, que é a parte mais externa e visível do dente, e a raiz, a extensão oculta do dente. A **polpa dental** ocupa a parte interna da coroa, que se comunica com o organismo através do **canal radicular**. O **periodonto** é a unidade funcional que compreende a gengiva, o cemento, o ligamento periodontal e o osso alveolar, estruturas essas responsáveis pela inserção do dente na maxila ou mandíbula. O **ligamento periodontal** é constituído por tecido conjuntivo fibroso e suas fibras colágenas orientam-se de forma ordenada em grupos funcionais para assegurar a fixação do dente ao **osso alveolar**. Esse osso compreende cavidades onde estão inseridos os dentes e estas são chamadas de cavidades alveolares.

1.2 Aplicabilidade Clínica de Tratamentos a *Laser*

A utilização de *lasers* faz parte do nosso cotidiano cada vez com maior freqüência. Sua presença já é notada em várias atividades do nosso dia-a-dia e sua importância cresce à medida que novos avanços são obtidos no domínio da tecnologia de sua construção, de novos meios *laser*, de regimes de operação, de tratamento de feixe e principalmente do conhecimento da interação da radiação com a matéria.

Aplicações médico-odontológicas utilizando *lasers* de alta intensidade são desenvolvidas continuamente para melhorar a qualidade de vida da sociedade. A viabilidade dessas aplicações se deve ao grande número de trabalhos de pesquisa, que avaliam diversos fatores antes de transportar esses procedimentos para a prática clínica.

Especificamente em odontologia, podemos listar alguns procedimentos que já são utilizados clinicamente: prevenção da cárie dental [1], diminuição da hipersensibilidade dentinária [2], desinfecção intracanal [3] e remoção de tecido cariado [4, 5]. Esses procedimentos são aplicados na prática clínica porque se mostraram efetivos no objetivo do tratamento e seguros à integridade do dente.

A elucidação da interação *laser*-tecido e a caracterização das alterações na estrutura e na composição química dos tecidos, devido a essa interação, permitem compreender e otimizar os efeitos de um determinado procedimento já aplicado clinicamente.

1.3 Justificativa

A tecnologia *laser* possui o potencial de melhorar o quadro da saúde bucal com a introdução de novos procedimentos clínicos, ampliando o sucesso de tratamentos convencionais quando associados à luz *laser*.

A geração desses novos procedimentos incluindo irradiação *laser* pode ser classificada em várias etapas. Os trabalhos se iniciam com o estudo das propriedades básicas da interação *laser*-tecido, a caracterização das alterações geradas no tecido, a verificação dos efeitos na funcionalidade do dente, a viabilidade clínica e finalmente a disseminação dessa tecnologia não somente para uma pequena fração, mas também para grande parte da sociedade. O presente trabalho se enquadra nas primeiras etapas dessa evolução com a caracterização das alterações geradas na estrutura e composição do tecido irradiado.

Muitos dos princípios que determinam as interações *laser*-tecido, são aparentemente simples, quando estudados isoladamente, mas a interação com sistemas complexos e compostos por diferentes estruturas e elementos, como os tecidos biológicos, resultam em diferentes efeitos que são de difícil caracterização. Além das propriedades da radiação *laser*, como seu comprimento de onda, características temporais de emissão, intensidade e fluência do feixe, as propriedades ópticas e térmicas do tecido biológico alvo têm um papel determinante nas alterações que a irradiação *laser* geraria no tecido. Assim, é de grande importância a caracterização do tecido irradiado, para que haja um completo entendimento da ação da luz *laser* no tecido e das implicações que esse tecido tratado pode acarretar em condições clínicas.

Os tecidos de esmalte e dentina apresentam características na sua composição e estrutura que tornam o dente apto às solicitações exigidas pelo meio: resistência química aos ácidos produzidos por microorganismos cariogênicos; resistência mecânica durante a mastigação ou choques térmicos gerados pela ingestão de alimentos quentes ou frios. Alterações das características desses tecidos podem torná-los frágeis e inadequados, o que comprometeria a sua funcionalidade perante as solicitações anteriormente mencionadas como a cárie ou mastigação.

1.4 Objetivos

O objetivo geral deste trabalho é caracterizar as alterações na composição química, na estrutura e nas propriedades ópticas dos tecidos, provocadas pela irradiação por *lasers* de alta intensidade ou pelo aquecimento em forno.

Capítulo 2

Estrutura Cristalográfica

2.1 Introdução

2.1.1 Estrutura Cristalográfica dos Tecidos Naturais

A matriz mineral do esmalte, bem como da dentina e do osso, apresenta uma estrutura cristalográfica comum aos três tecidos [6]. Essa matriz é composta por hidroxiapatita [$Ca_{10}(PO_4)_6(OH)_2$], a sua rede cristalina é hexagonal (JCPDF#09-0432) e são observados diferentes íons (Na^+; K^+; Mg^{2+}) que podem substituir o cálcio e outros radicais, íons ou moléculas (CO_3^{2-}; F^-; HPO_4^{2-}; Cl^-; H_2O) que substituem o fosfato e a hidroxila. Na Tabela 2.1 encontram-se os parâmetros da rede cristalina da hidroxiapatita (Hap), presente no esmalte e em compostos sintéticos preparados de diferentes formas.

As propriedades cristalográficas do esmalte e da dentina podem ser observadas na e Tabela 2.2. A diferença entre os parâmetros de rede cristalina do esmalte e da dentina é pequena, apenas $0,002$ nm. Diferentes processos químicos ou físicos podem alterar a estrutura cristalográfica dos tecidos mineralizados, ou então formar estruturas adicionais sobre o tecido natural.

Na Figura 2.1 pode ser visualizada a representação da célula unitária da rede hexagonal da Hap. Os radicais PO_4^{3-} das duas redes estão representados por um poliedro.

Tabela 2.1. *Características das hidroxiapatitas (Hap) sintéticas presentes no esmalte. Pode ser notada uma grande quantidade de substituintes presentes na hidroxiapatita do esmalte, enquanto nos compostos sintéticos não são observados; a rede cristalina é alterada em decorrência da presença dessas impurezas químicas [11].*

Propriedades	Hap (não-aquoso)	Hap (aquoso)	Esmalte
Composição química	$Ca_{10}(PO_4)_6(OH)_2$	$Ca_{10}(PO_4)_6(OH)_2$	$Ca_{10}(PO_4)_6(OH)_2$
Substituinte	———	HPO_4^{2-}; H_2O	Na^+; CO_3^{2-}; F^-; K^+; HPO_4^{2-}; Cl^-; Mg^{2+}; H_2O
Ca/P (molar)	1,67	1,5 – 1,64	1,61 – 1,64
Eixo – a (nm) [a]	0,9422	0,9433	0,9441
Eixo – c (nm) [a]	0,6880	0,6882	0,6882

[a] Os parâmetros a e c correspondem aos eixos da célula unitária da hidroxiapatita.

Tabela 2.2. *Propriedades cristalográficas do esmalte e da dentina humana [11]. Observam-se diferenças de aproximadamente 0,002 nm entre os eixos a da dentina e do esmalte, enquanto o parâmetro c não apresenta variação.*

	Esmalte	Dentina
Eixo−*a* (nm)	0,944	0,942
Eixo−*c* (nm)	0,688	0,688
Cristalinidade [b]	70-75	33-37
Cristais (nm × nm) [c]	130 × 30	20 × 4
Razão molar de Ca/P	1,63	1,61

2.1.2 Formação da Cárie Dental (Desmineralização e Remineralização)

A formação da cárie pode ser descrita como um processo de desmineralização e remineralização dos tecidos. Num estágio inicial ocorre uma dissolução da matriz mineral e, caso esse processo predomine sobre a remineralização, ocorre a formação da cárie. Durante a dissolução da estrutura mineral dos tecidos [7], ocorre a formação de outros fosfatos de cálcio. A dinâmica desse processo depende de um grande número de variáveis; as estruturas finais estão descritas resumidamente na Figura 2.2.

Os subprodutos (Ca^{2+}, Mg^{2+}, HPO_4^{2-}, PO_4^{3-}, HCO_3^-) provenientes da dissolução do esmalte através do ácido da cárie dental podem formar, além da hidroxiapatita, mais três fosfatos de cálcio: fosfato de dicálcio di-hidratado [$CaHPO_4 \cdot 2H_2O$], fosfato de octacálcio penta-hidratado [$Ca_8H_2(PO_4)_6 \cdot 5H_2O$] e fosfato de tricálcio na fase beta [$(Ca,Mg)_3(PO_4)_2 - \beta$]. Na presença de flúor pode ocorrer a formação de fluorapatita [$Ca_{10}(PO_4)_6F_2$] ou fluoreto de cálcio [CaF_2].

[b] A cristalinidade é determinada a partir da razão de espalhamento da radiação coerente pela incoerente.

[c] O tamanho dos cristais foi determinado a partir de valores médios correspondentes a suas seções transversais.

2.1.3 Tecidos Tratados Termicamente: Aquecimento ou Irradiação Laser

A ação térmica, aquecimento em forno ou a irradiação *laser*, altera as características cristalográficas da matriz mineral dos tecidos, tais como os parâmetros da rede cristalina e o tamanho dos cristais (vide referências da Tabela 2.3). Há ainda a formação de novos compostos cristalinos decorrentes da ação térmica sobre o tecido dental. Uma revisão das alterações que o aquecimento ou a irradiação *laser* provoca na estrutura cristalina pode ser observada na Tabela 2.3. Nessa tabela observa-se que após os tratamentos ocorrem o crescimento de cristais; a formação de novas fases cristalográficas e a alteração do parâmetro de rede.

As alterações observadas nos tecidos aquecidos podem ser classificadas de acordo com três regiões de temperaturas: I) $100-650$ °C; II) $650-1100$ °C e III) $T > 1100$ ° [8]. Na região I ($100-650$ °C) a hidro-

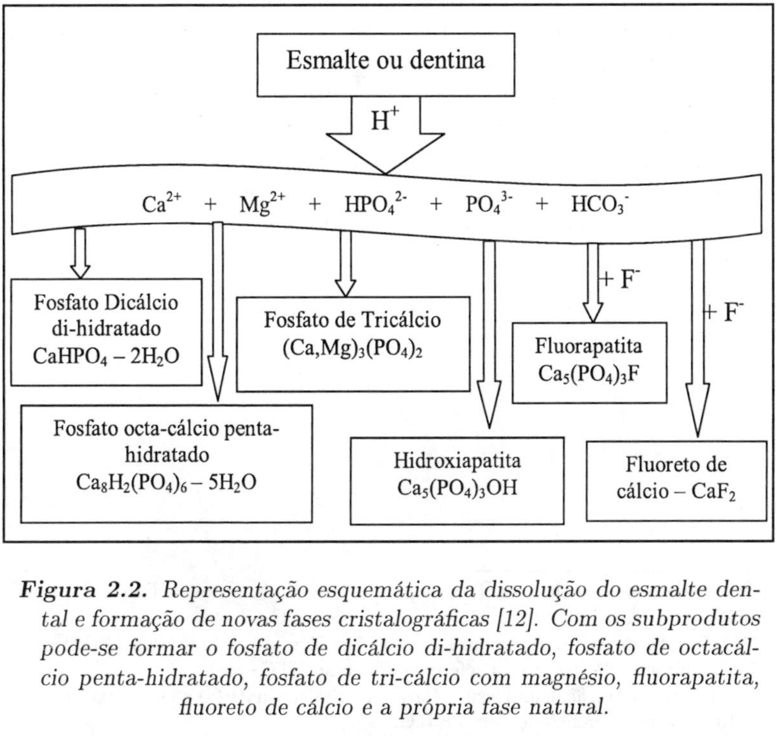

Figura 2.2. *Representação esquemática da dissolução do esmalte dental e formação de novas fases cristalográficas [12]. Com os subprodutos pode-se formar o fosfato de dicálcio di-hidratado, fosfato de octacálcio penta-hidratado, fosfato de tri-cálcio com magnésio, fluorapatita, fluoreto de cálcio e a própria fase natural.*

xiapatita é estável e apresenta apenas uma expansão do parâmetro de rede a. Na região II (650 – 1100 °C) ocorre o crescimento de cristais de hidroxiapatita, a expansão do parâmetro de rede a e a formação do fosfato de tricálcio na fase β [d]. Na região III ($T > 1100$ °C) a fase FTC$-\beta$ é convertida em fosfato de tricálcio na fase α [e] ocorre a fusão da hidroxiapatita (1280 °C) e a presença do fosfato de tetracálcio [f].

A irradiação *laser* produz alterações similares às observadas após o aquecimento, como: o aumento dos cristais da fase natural (Hap) e a formação de outras fases cristalográficas (FTC$-\beta$, FTC$-\alpha$ e FTeC). A estrutura cristalográfica dos tecidos irradiados apresenta, na grande parte dos trabalhos, uma fase majoritária associada ao tecido natural e uma fase adicional de menor quantidade percentual, atribuída a uma das três fases apresentadas anteriormente. A pequena fração da fase adicional apresenta picos de difração de baixa intensidade, dificultando a sua identificação. Essa baixa intensidade ocorre porque o sinal difratado proveniente do tecido fundido é menos intenso que o sinal proveniente do tecido subsuperficial (não-fundido) e correspondente a Hap, o que mascara os picos da fase formada com a irradiação.

Todos os trabalhos consultados, envolvendo a identificação das fases existentes nos tecidos após a irradiação com *lasers* emissores no infravermelho (CO_2 e neodímio), apresentaram padrões de difração de raios X compostos pela fase natural de maior intensidade e a fase formada após a fusão/ressolidificação, de menor intensidade. Essa diferença pode estar associada à natureza das fases formadas ou então à maior intensidade da difração do tecido não-fundido presente sob a parte fundida.

[d]O fosfato de tricálcio na fase β possui a fórmula química $Ca_3(PO_4)_2 - \beta$, JCPDF número 9-169, e será referenciado como FTC$-\beta$.

[e]O fosfato de tricálcio na fase α possui a fórmula química $Ca_3(PO_4)_2 - \alpha$; JCPDF número 29-359, e será referenciado como FTC$-\alpha$.

[f]O fosfato de tetracálcio possui a fórmula química $Ca_3(PO_4)_2O$; JCPDF número 25-1137, e será referenciado como FTeC.

Tabela 2.3. *Fases cristalográficas observadas nas amostras de hidroxiapatita, osso, dentina e esmalte aquecidos em forno e irradiados com laser de alta intensidade (Nd:YAG, Ho:YAG, Er:YAG, Rubi, Argônio e CO_2) utilizando diferentes comprimentos de onda.*

Tratamentos	Resultados observados	Ref.
HIDROXIAPATITA		
Aquecimento (1000 °C)	Crescimento dos cristais de Hap	[9]
Aquecimento (1500 °C)	Formação de $(Ca_3PO_4)_2 - \alpha$ e $Ca_4(PO_4)_2O$	[10]
Nd:YAG/CO_2 – 10, 6 μm (500 – 3230 J/cm^2)	Crescimento dos cristais; $(Ca_3PO_4)_2 - \alpha$	[11]
OSSO		
Aquecimento (100 – 1400 °C)	Crescimento dos cristais (600 °C); Formação de CaO (1000 – 1100 °C); $(Ca_3PO_4)_{2-\beta}$; $(Ca_3PO_4)_2 - \alpha$ e $Ca_4(PO_4)_2O$ (1200 – 1400 °C)	[12]
Aquecimento ($T <$ 1000 °C)	Formação dos $(Ca_3PO_4)_2 - \beta$; (850 – 900 °C)	[13]
Er:YAG (30 – 350 mJ/pulso)	Crescimento de cristais de Hap	[14]
CO_2 – 10, 6 μm (0, 5 – 5 W)	Formação de material amorfo	[19]
DENTINA		
Q-switched Nd:YAG (Δt = 15 ns; F = 40 J/cm^2)	Crescimento de cristais de Hap; Formação de β-$(Ca_3PO_4)_2$ e $Ca_4(PO_4)_2O$	[15]
Nd:YAG (150 mJ/pulso)	$(Ca_3PO_4)_2 - \beta$ e $(Ca_3PO_4)_2 - \alpha$	[16]
CO_2 – 10, 6 μm (50 W)	Crescimento dos cristais de Hap	[17]
Nd:YAG (207 J/cm^2)	Crescimento dos cristais de Hap	[18]

Tabela 2.3. *Fases cristalográficas. (continuação)*

Tratamentos	Resultados observados	Ref.
	ESMALTE	
Aquecimento (100 – 900 °C)	Contração do parâmetro de rede a entre 200 – 400 °C e expansão entre 500 – 900 °C	[19]
Aquecimento (100 – 1000 °C)	Variação na largura do pico (300) parâmetro de rede e formação de $(Ca_3PO_4)_2 - \beta$	[20]
Nd:YAG	Formação de $(Ca_3PO_4)_{2} - \alpha$	[21]
CO_2 – 10,6 μm (15–12 000 J/cm^2)	Formação de $(Ca_3PO_4)_2 - \alpha$	[22]
CO_2 – 10,6 μm (10 W)	Formação de $(Ca_3PO_4)_2 - \alpha$	[23]
Argônio (67 J/cm^2)	Contração do eixo a	[24]
CO_2 – 10,6 μm (4 W)	Formação de $(Ca_3PO_4)_2 - \alpha$	[25]
CO_2 – 10,6 μm (104 J/cm^2)	Aumento dos cristais de Hap; Formação de $(Ca_3PO_4)_2 - \alpha$ e $Ca_4(PO_44)_2O$	[26]
Rubi (694 nm) 1 W	Formação de $(Ca_3PO_4)_2 - \beta$	[27]
CO_2 – 9,3 μm (10 – 50 J/cm^2)	Formação de $Ca_4(PO_4)_3O$	[28]
Q-switched Nd:YAG (100 J/cm^2)	Formação de $(Ca_3PO_4)_2 - \beta$ e $(Ca_3PO_4)_2 - \alpha$	[29]

2.2 Justificativa

Conforme apresentado na tabela anterior, a ação térmica altera os parâmetros da rede cristalográfica, elimina impurezas presentes nos sítios do fosfato e da hidroxila e forma novas fases cristalinas. Essas alterações são obtidas tanto após o aquecimento como após a irradiação *laser*. Considerando que efeitos, como a eliminação de impurezas ou formação de outras fases cristalográficas, podem resultar em tecidos mais resistentes quimicamente, as suas características cristalográficas podem ser determinadas para auxiliar no desenvolvimento de procedimentos que visam à prevenção da cárie dental.

O *laser* de Ho:YLF, utilizado neste trabalho ($\lambda = 2,065$ μm), bem como o *laser* de Ho:YAG (2,1 μm), com determinados parâmetros de irradiação, fundem o esmalte e a dentina [30, 31]. A interação da radiação com esse comprimento de onda com o tecido apresenta algumas características que diferem do *laser* já utilizado em trabalhos de prevenção de cáries (Nd:YAG$-\lambda = 1,064$ μm) [32] e do *laser* em avaliação para tal procedimento ($CO_2 - \lambda = 9,3$ μm) [33].

A interação da radiação com a água é mais intensa para o *laser* de hólmio do que para o *laser* de neodímio. Essa característica pode ser vantajosa porque o aumento na temperatura do tecido-alvo provocado pela irradiação ficará mais restrito à superfície durante a irradiação com o *laser* de hólmio. Por outro lado, apesar da absorção da radiação do *laser* de CO_2 ser maior que a do *laser* de hólmio, este interage com o fosfato. Essa diferença no mecanismo de interação *laser*-tecido entre os *lasers* de hólmio e o de CO_2 gera um diferente processo de fusão e ressolidificação e pode levar a outros efeitos sobre a matriz mineral.

2.3 Objetivos

O objetivo deste estudo é determinar a estrutura cristalográfica do esmalte e da dentina, irradiados com *laser* de hólmio (Ho:YLF $-2,065$ μm). Nos trabalhos desta seção pretende-se, além de identificar as fases presentes no tecido, determinar características cristalográficas da nova estrutura, tais como o tamanho dos cristais que formam o tecido fundido e os parâmetros da sua rede cristalográfica.

2.4 Materiais e Métodos

2.4.1 Preparação das Amostras

Origem

A caracterização da estrutura cristalográfica foi conduzida utilizando dentes humanos e bovinos. Os dentes humanos foram utilizados para caracterizar somente a morfologia da superfície do esmalte, da dentina e do cemento irradiados com *laser* de hólmio. Os demais experimentos de caracterização cristalográfica foram conduzidos com dentes bovinos.

Os dentes humanos utilizados são pré-molares extraídos por indicação ortodôntica ou periodontal, enquanto os dentes bovinos são incisivos centrais de animais com aproximadamente 2 anos de idade.

Conservação

Os dentes utilizados neste trabalho, humanos e bovinos, foram mantidos em solução de cloreto de sódio à concentração de 0,9% desde a extração até a confecção de acordo com cada técnica de análise empregada. As amostras foram conservadas na solução até a irradiação, depois foram mantidos em frascos secos, para evitar a desmineralização da superfície irradiada.

Difração do Pó Fundido

A caracterização da estrutura cristalográfica foi conduzida com duas técnicas de difração de raios X (técnica de pó e $\theta/2\theta$) e a visualização das regiões irradiadas foi determinada por microscopia eletrônica de varredura.

A difração de raios X utilizando a técnica de difração de pó foi conduzida utilizando-se exclusivamente esmalte fundido. A obtenção das amostras foi realizada de acordo com o procedimento que será descrito a seguir.

Num primeiro momento os dentes bovinos foram cortados em fatias com espessura de aproximadamente 1 mm. Essas fatias foram irradiadas com *laser* de hólmio: cinco pulsos por posição e fluências entre 600 J/cm^2 e 800 J/cm^2. A irradiação se deu na região onde ocorreu o corte para evitar a presença de dentina nas regiões subsuperficiais, que poderia contaminar o esmalte fundido com a irradiação. O tecido fundido que se acumulou na borda das cavidades foi removido sob visão de um estereoscópio com aumento aproximado de cinco vezes. A remoção foi auxiliada utilizando-se ponta de agulha de seringas, a qual desprendia o tecido fundido da borda da cavidade e carregava a porção de material para um capilar de vidro (diâmetro = 3 mm), este procedimento foi repetido até se acumular uma certa quantidade, julgada suficiente, de material. Repetindo esse procedimento, obteve-se um total de três amostras, as quais foram irradiadas e preparadas de forma similar.

O pó do tecido natural foi obtido cortando o dente em fatias de aproximadamente $0,5$ mm. Os tecidos foram separados mecanicamente, trincando as amostras na junção entre o esmalte e a dentina. O esmalte foi triturado manualmente utilizando-se um gral e pistilo de ágata. Selecionaram-se somente grãos com dimensões entre 25 μm e 38 μm, utilizando-se um conjunto de peneiras.

Difração da Superfície Irradiada

A difração de raios X, com a técnica $\theta/2\theta$, foi empregada para caracterizar esmalte e dentina irradiados, sem que fosse necessária a remoção de material fundido. Prepararam-se blocos de tecidos com área superficial de aproximadamente 10×10 mm e altura em torno de 5 mm. O esmalte foi obtido da superfície vestibular e a dentina da região radicular do dente. A planicidade foi obtida com cortes mecânicos utilizando-se cortadeira com disco diamantado seguido de desgaste manual com o uso de lixas de carbeto de silício.

Microscopia Eletrônica de Varredura

A avaliação das superfícies irradiadas por meio do microscópio eletrônico de varredura foi conduzida nas mesmas amostras avaliadas por difração de raios X utilizando-se a técnica $\theta/2\theta$. Após a análise por difração de raios X os blocos de tecidos foram desidratados em solução de álcool durante 30 minutos com diferentes concentrações: 50%, 75%, 90% e 100%; resultando num total de duas horas de desidratação. A superfície a ser analisada foi coberta por um filme condutor para permitir a visualização no microscópio.

2.4.2 Técnicas de Análise

Microscopia Eletrônica de Varredura

A avaliação da morfologia das amostras foi realizada no Microscópio Eletrônico de Varredura – MEV (XL30, Philips) do Centro de Ciência e Tecnologia de Materiais (CCTM) do Instituto de Pesquisas Energéticas e Nucleares (IPEN). As imagens foram obtidas com aumentos entre 100 e 2400 vezes; no canto inferior esquerdo das imagens estão localizados a legenda e o aumento utilizado.

Difração de Raios X (Técnica de Pó)

Os experimentos de difração de raios X das amostras na forma de pó foram conduzidos na linha de Difração – I do Laboratório Nacional de Luz Síncrotron (LNLS). O diagrama experimental da linha pode ser visualizado na Figura 2.3. A luz branca é incidida num monocromador de dois cristais de silício orientados para a seleção do comprimento de onda de $0,148 \pm 0,005$ nm. A amostra foi mantida em um capilar de vidro, que se manteve girando durante a tomada dos dados. O detector, tipo cintilador, foi deslocado com passos de $0,02°$.

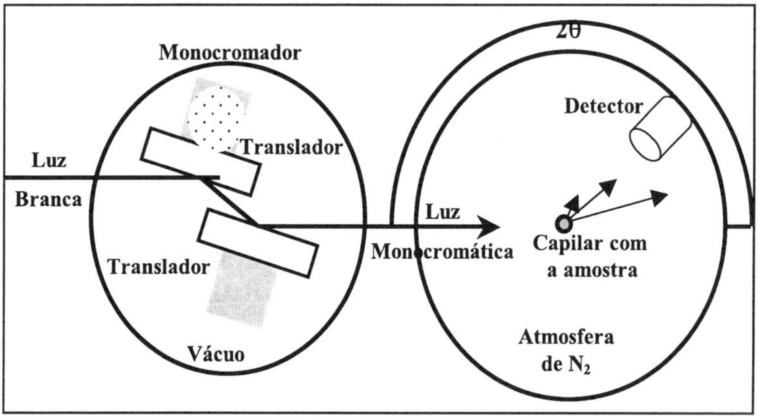

Figura 2.3. *Representação da linha de difração de raios X do Laboratório Nacional de Luz Síncrotron (LNLS) utilizado para obter os padrões de difração.*

Difração com Raios X (Técnica $\theta/2\theta$)

Os experimentos de difração de raios X com a técnica $\theta/2\theta$ foram conduzidos no difratômetro (RU 200B, Rigoko Rotaflex, Japão) do Laboratório de Cristalografia do Instituto de Física da Universidade de São Paulo IF-USP (São Carlos/SP). Nessa técnica a fonte de raios X (Ka do Cu, $\lambda = 0,15406$ nm) incidiu na posição θ do plano da superfície da amostra e o detector percorreu simultaneamente entre as posições $10°$ e $80°$, com passos de $0,02°$. Na Figura 2.4 observa-se a representação esquemática dessa técnica.

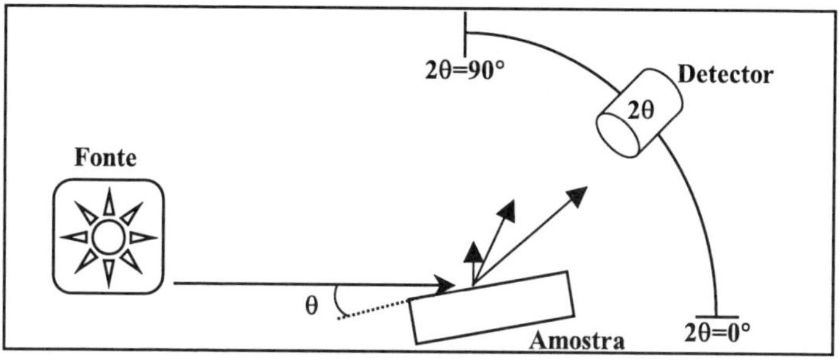

Figura 2.4. *Representação da técnica $\theta/2\theta$ do Laboratório de Cristalografia do Instituto de Física da Universidade de São Paulo (IF–USP/São Carlos).*

2.4.3 Lasers

Laser de Hólmio (Ho:YLF$-2,065\ \mu$m)

O laser de hólmio é um protótipo desenvolvido no Centro de *Lasers* e Aplicações (CLA) do Instituto de Pesquisas Energéticas e Nucleares (IPEN) e possui um meio ativo de estado sólido bombeado por lâmpadas de xenônio. O *laser* opera a uma freqüência máxima de 1 Hz e emite radiação com comprimento de onda de $2,065\ \mu$m numa largura temporal de $400\ \mu$s. O cristal utilizado nesse protótipo, de Er:Tm:Ho:$LiYF_4$, foi crescido com 35 mol% de Érbio, 6 mol% de Túlio e 0,5 mol% de Hólmio em uma matriz de $LiYF_4$ [34]. A irradiação das amostras foi realizada com o feixe proveniente diretamente da cavidade, sem a utilização de fibra ou braço articulado, somente com a utilização de uma lente convergente.

O *laser* de hólmio apresenta uma grande variação na energia de saída, dessa forma a fluência utilizada é apresentada geralmente entre uma região e não com referência a um valor específico. A taxa de repetição dos pulsos foi mantida fixa em $0,5$ Hz e a área foi selecionada utilizando diferentes lentes convergentes. Para calcular a fluência utilizada determinava-se a energia antes e após a irradiação de cada amostra.

Laser de Neodímio (Nd:YAG $-1,064\ \mu$)

O laser de neodímio é um sistema comercial (American Dental Technologies, Pulse Master 1000, Estados Unidos da América) pertencente ao Laboratório Especial de Lasers em Odontologia (LELO) da Faculdade de Odontologia da Universidade de São Paulo (FOUSP/USP). O sistema de entrega do feixe é realizado por uma fibra de 300 μm de diâmetro interno. Este emite radiação com comprimento de onda de $1,064$ μm e largura temporal de 100 μs.

2.4.4 Irradiação da Amostras

Esmalte, Dentina e Cemento Humanos Irradiados com Laser de Hólmio (F = 25 – 35 J/cm^2)

Previamente a cada irradiação aplicou-se uma fina camada de nanquim para aumentar a absorção da radiação *laser* e maximizar a ação térmica do *laser* nas primeiras camadas da superfície irradiada. A irradiação foi conduzida com espaçamento de 500 μm entre os pontos irradiados e uma mesma região foi irradiada duas vezes.

O ***esmalte*** e a ***dentina*** humanos foram irradiados com fluências em torno de $30 - 35$ J/cm^2, enquanto o ***cemento*** foi irradiado com duas fluências, $10 - 20$ J/cm^2 e $25 - 35$ J/cm^2. Essas amostras foram avaliadas somente por microscopia eletrônica de varredura.

Dentina Bovina Irradiada com Laser de Hólmio (F = 18 J/cm^2)

A ***dentina*** bovina irradiada com fluência de 18 ± 3 J/cm^2 foi analisada por difração de raios X utilizando-se a técnica $\theta/2\theta$ e microscopia eletrônica de varredura (MEV). As amostras também receberam uma camada prévia de nanquim e procedimento de irradiação similar ao descrito anteriormente. Os resultados obtidos foram comparados com a dentina irradiada com o *laser* de neodímio. Utilizaram-se duas amostras para cada tecido, todas foram analisadas por difração de raios de X (técnica $\theta/2\theta$), enquanto somente uma amostra de cada tecido foi analisada por microscopia de varredura.

Esmalte Irradiado com Laser de Hólmio (F = 600 – 800 J/cm^2)

A irradiação do ***esmalte*** bovino com *laser* de hólmio utilizando-se fluências em torno de $600 - 800$ J/cm^2 foi conduzida com cinco pulsos por posição. O material fundido com essa fluência foi analisado com a técnica de difração de pó. Nessa irradiação não foi aplicado o nanquim como descrito para as demais amostras.

Esmalte e Dentina Irradiados com Laser de Neodímio (F = 85 J/cm^2)

As irradiações, do ***esmalte*** e da ***dentina*** com o *laser* de neodímio, foram realizadas selecionando-se 100 mJ no painel, o que resultou numa energia de 60 mJ na ponta da fibra. Com uma fibra de 300 μm de diâmetro e freqüência de 10 Hz obteve-se potência média de $0,6$ W e fluência de 85 J/cm^2. A mesma superfície da amostra foi irradiada duas vezes e antes de cada irradiação aplicou-se uma fina camada de nanquim. Utilizaram-se duas amostras para cada tecido, todas foram analisadas por difração de raios de X (técnica $\theta/2\theta$), enquanto somente uma amostra de cada tecido foi analisada por microscopia de varredura.

2.5 Resultados

2.5.1 Morfologia dos Tecidos Irradiados com o Laser de Neodímio

Com parâmetros de irradiação específicos, o *laser* de hólmio (Ho:YLF $-2,065$ μm) bem como o *laser* de neodímio (Nd:YAG – $1,064$ μm) fundem os tecidos dentais duros [35, 36]. Na micrografia da Figura 2.5 visualiza-se o esmalte não irradiado. O padrão de fusão do esmalte irradiado com *laser* de neodímio ($0,6$ W e 85 J/cm^2) pode ser observado na Figura 2.6. Essa amostra juntamente com outra de esmalte irradiada com os mesmos parâmetros foram analisadas por difração de raios X utilizando-se a técnica $\theta/2\theta$.

A dentina natural pode ser observada na Figura 2.7, nessa micrografia observam-se a presença dos túbulos dentinários (pontos claros) e algumas ranhuras em razão do corte do tecido. A dentina foi irradiada com os mesmos parâmetros descritos para o esmalte e a sua micrografia pode ser visualizada na Figura 2.8.

A região superficial do esmalte fundido com o *laser* de neodímio apresenta uma superfície fundida de forma homogênea. Por outro lado, na dentina observam-se uma superfície irregular composta pelo tecido fundido e pequenas áreas com supostas depressões onde num plano abaixo da superfície estaria localizado o tecido não-fundido.

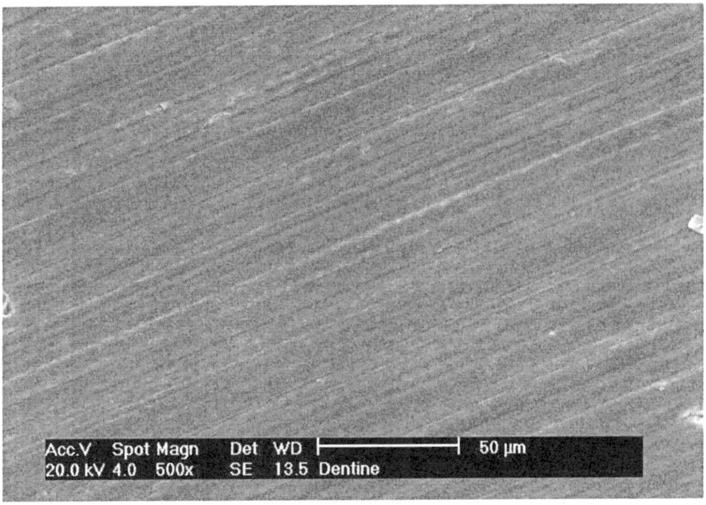

Figura 2.5. *Esmalte bovino natural (não irradiado); observa-se apenas a presença de ranhuras originárias do corte do tecido com disco diamantado.*

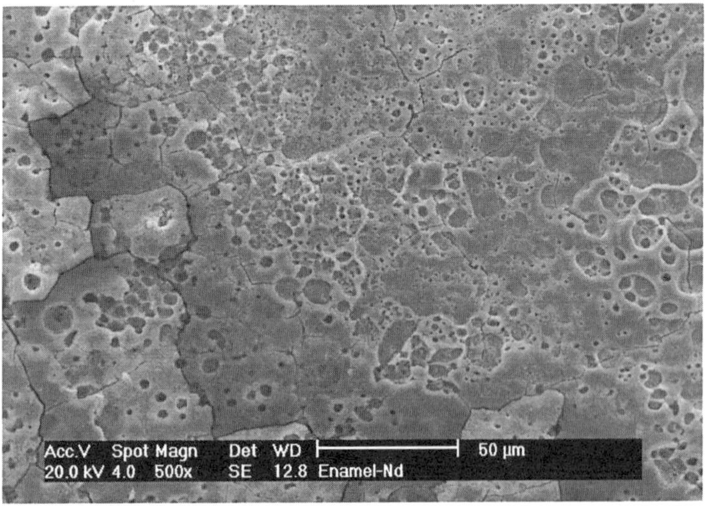

Figura 2.6. *Esmalte bovino irradiado com laser de neodímio (Nd:YAG −1,064 µm) com potência média de 0,6 W e fluência de 85 J/cm^2; observa-se uma superfície fundida de forma homogênea.*

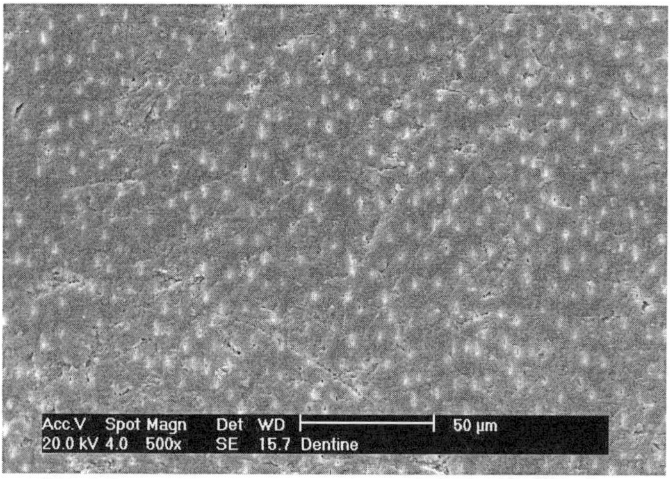

Figura 2.7. *Dentina bovina natural (não irradiada), observam-se algumas ranhuras originárias do corte do tecido com disco diamantado e a presença de túbulos dentinários. Esses túbulos não são muito bem visualizados, mas os pontos claros indicam a sua presença.*

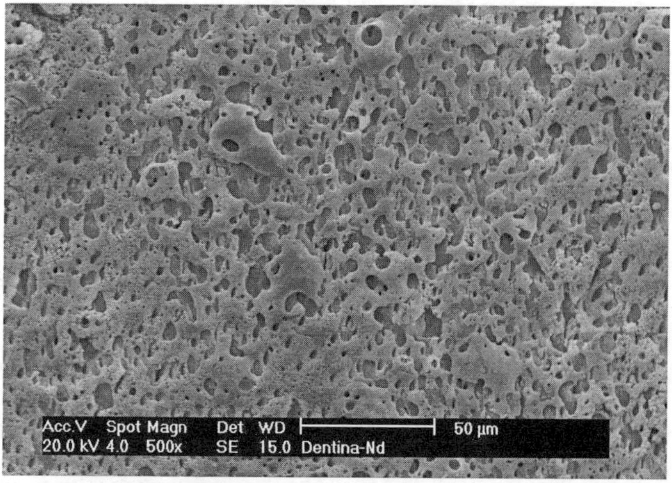

Figura 2.8. *Observa-se a fusão da superfície de dentina irradiada com laser de neodímio (Nd:YAG$-1,064$ μm) com potência média de $0,6$ W e fluência de 85 J/cm^2. Observam-se uma superfície irregular composta pelo tecido fundido e pequenas áreas com supostas depressões onde num plano abaixo da superfície estaria localizado o tecido não-fundido.*

2.5.2 Morfologia do Cemento Irradiado com o Laser de Hólmio

A superfície radicular externa do dente é composta por uma fina camada de cemento e abaixo desta se encontra a dentina. Na Figura 2.9 visualizam-se as micrografias obtidas de cemento humano natural; nas imagens indicadas como A e B, observam-se respectivamente as micrografias obtidas com aumento de 300 e 1200 vezes. Os túbulos dentinários estão expostos e é possível designar um diâmetro aproximado entre 1 μm e 5 μm.

Após a irradiação do cemento com *laser* de Ho:YLF (10 – 20 J/cm^2) observa-se na Figura 2.10 uma superfície mais suavizada, sobretudo nas regiões onde se encontram os túbulos dentinários ocorre o início de uma possível oclusão. Nas imagens indicadas como A e B, observam-se respectivamente as micrografias do cemento com aumentos de 300 e 2400 vezes. A superfície irradiada com essa fluência não foi totalmente fundida, apenas ocorre um indicativo de fusão em algumas regiões das áreas analisadas.

O cemento irradiado com fluência mais alta (25 – 35 J/cm^2) pode ser visualizado na Figura 2.11. A irradiação com essa fluência produziu um padrão de fusão em toda a superfície analisada, ocluindo os túbulos dentinários observados na amostra de cemento natural. Nas imagens indicadas como A e B, observam-se respectivamente as micrografias do cemento com aumentos de 600 e 2400 vezes. As amostras de cemento não foram analisadas com a técnica de difração de raios X, nesse trabalho objetivava-se apenas a avaliação qualitativa do *laser* de hólmio na oclusão dos túbulos.

2.5.3 Morfologia da Dentina Irradiada com o Laser de Hólmio

No primeiro grupo irradiou-se a dentina humana com fluências entre 25 J/cm^2 e 35 J/cm^2, a mesma fluência utilizada na irradiação das amostras de cemento. A micrografia da dentina irradiada é visualizada na Figura 2.12, nesta imagem a superfície apresenta um aspecto similar ao observado nas amostras irradiadas com *laser* de Nd:YAG da Figura 2.8. No segundo grupo a dentina bovina foi irradiada com *laser* de Ho:YLF e fluências de 18 ± 3 J/cm^2, a imagem da superfície irradiada com essa fluência pode ser visualizada na Figura 2.13. A dentina não irradiada pode ser visualizada na Figura 2.7.

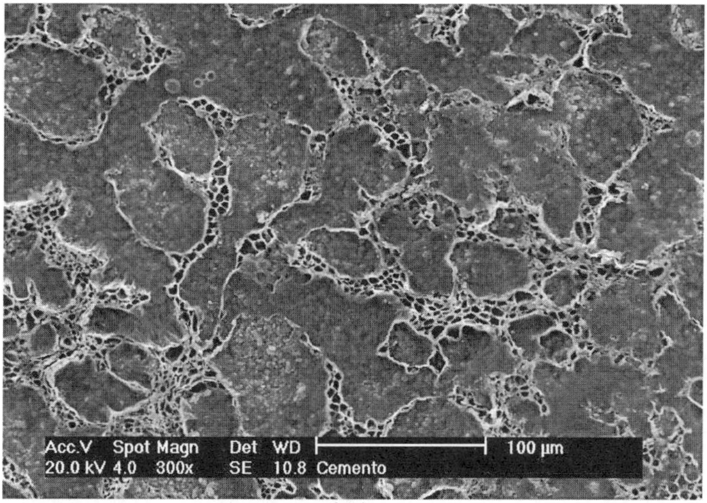

(A)

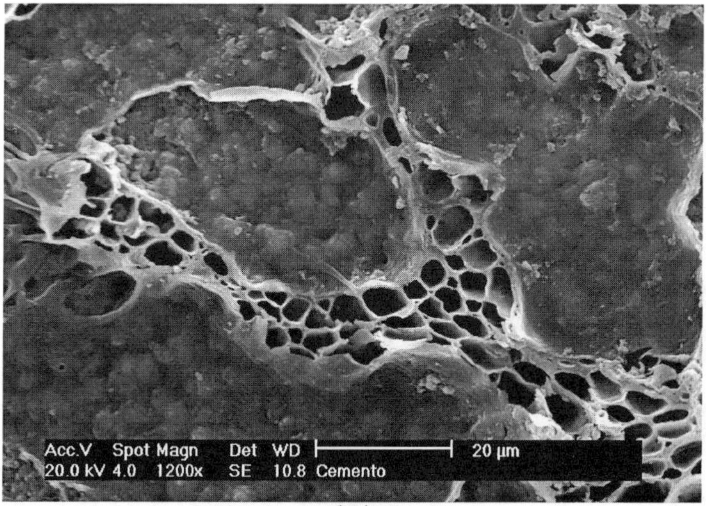

(B)

Figura 2.9. *Cemento natural (não irradiado) obtido da superfície externa radicular de dente humano (**A**). Observa-se em **B** a mesma amostra que em **A** com aumento maior; os túbulos estão abertos e apresentam um diâmetro entre 1 μm e 5 μm.*

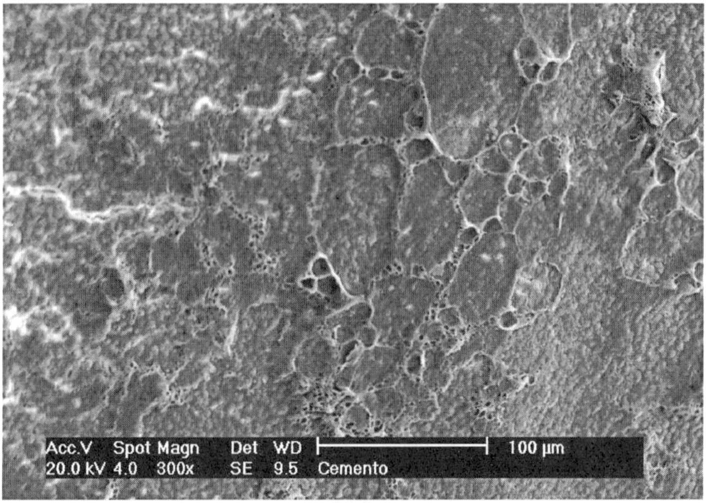

(A)

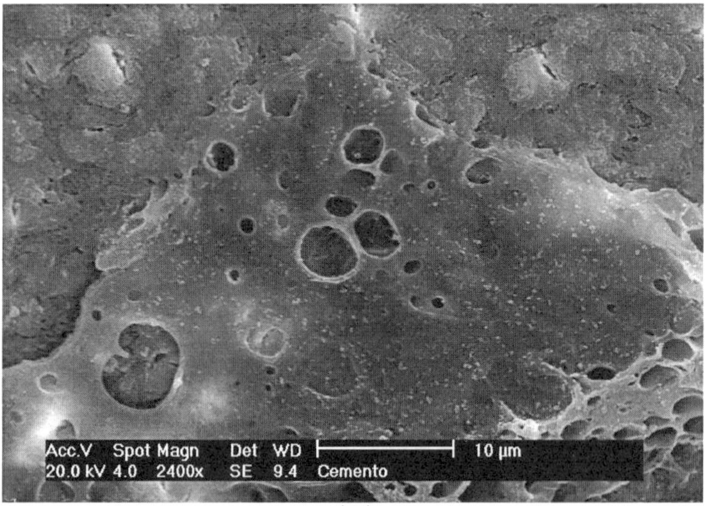

(B)

Figura 2.10. *Cemento irradiado com laser de hólmio utilizando-se (10 J/cm² e 20 J/cm²); observa-se em ambas as imagens,* **A** *(aumento de 300×) e* **B** *(aumento de 2400×), o início da fusão da superfície, principalmente nas regiões próximas aos túbulos dentinários.*

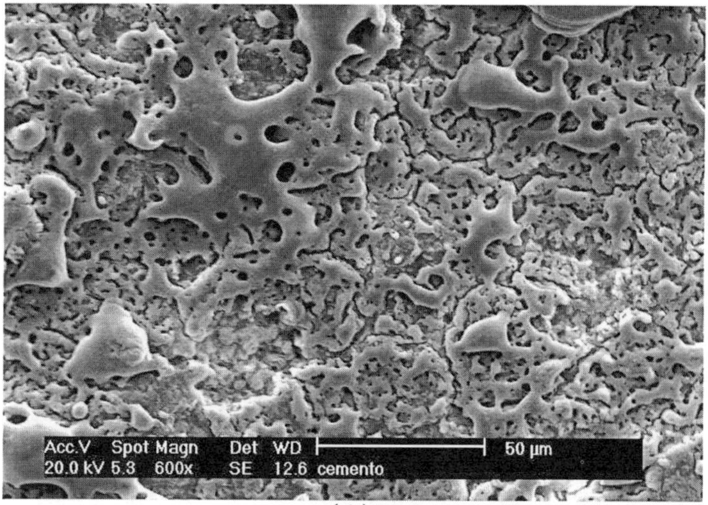

(A)

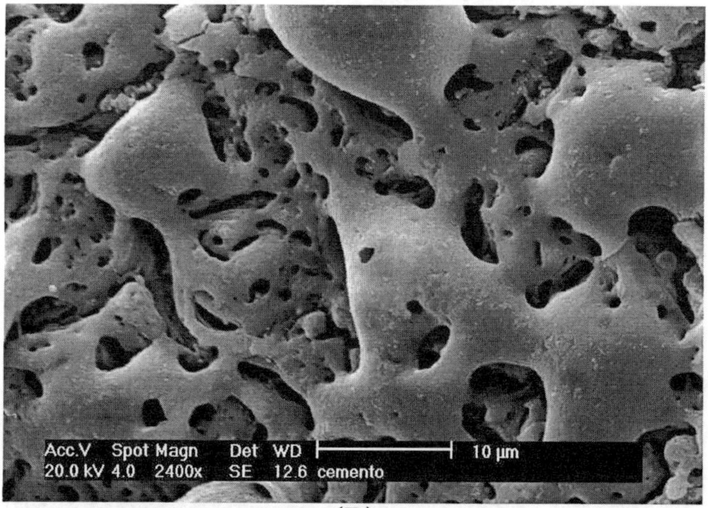

(B)

Figura 2.11. *Cemento irradiado com laser de hólmio (25 J/cm^2 e 35 J/cm^2); observam-se a fusão de toda a superfície e a oclusão dos supostos túbulos dentinários observados no cemento não irradiado (em* **A**, *aumento de 600×; em* **B**, *aumento de 2400×).*

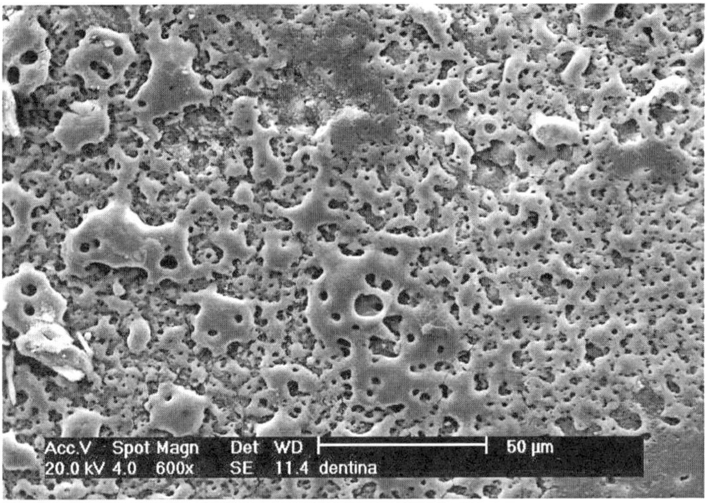

Figura 2.12. *Dentina humana irradiada com* laser *de Ho:YLF e fluência variando entre 25 J/cm² e 35 J/cm².*

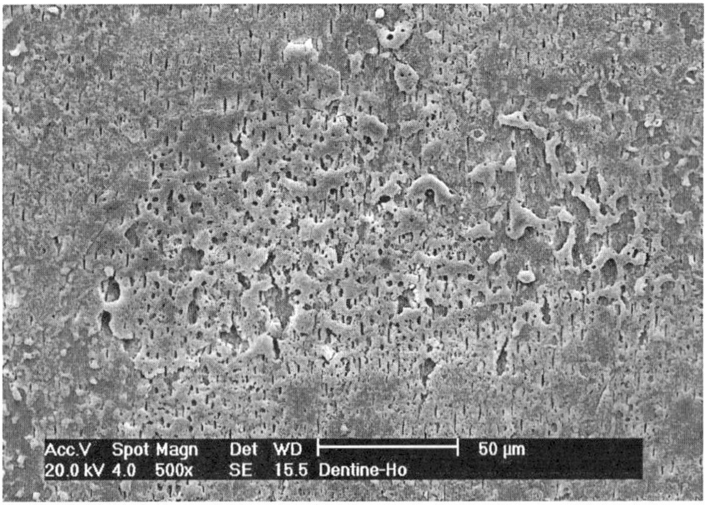

Figura 2.13. *Dentina bovina irradiada com* laser *de Ho:YLF e fluência de* 18 ± 3 *J/cm², observa-se a fusão parcial do tecido irradiado.*

2.5.4 Morfologia do Esmalte Irradiado com o Laser de Hólmio

O esmalte humano natural pode ser visualizado na Figura 2.14, nessa micrografia observam-se algumas ranhuras que são originárias do corte do tecido. A micrografia da superfície do esmalte irradiado com fluência de $30 - 35$ J/cm^2 pode ser visualizada na Figura 2.15 e comparada com o esmalte não irradiado na Figura 2.14. Essas amostras não foram avaliadas por difração de raios X.

A segunda fluência empregada ($600 - 800$ J/cm^2) foi conduzida em esmalte bovino. Essa fluência produz cavidades similares às observadas na Figura 2.16. Nessa amostra ocorreu a irradiação de cinco pulsos no mesmo local. Com tal fluência ocorre o acúmulo de tecido fundido na borda da cavidade formada. Esse tecido foi removido e analisado por difração de raios X utilizando-se a técnica de difração de pó. Na Figura 2.17 observa-se a remoção parcial do tecido fundido que se acumulou durante a irradiação. Nota-se que ocorrem a exclusiva remoção do tecido fundido e a preservação do esmalte natural não-fundido.

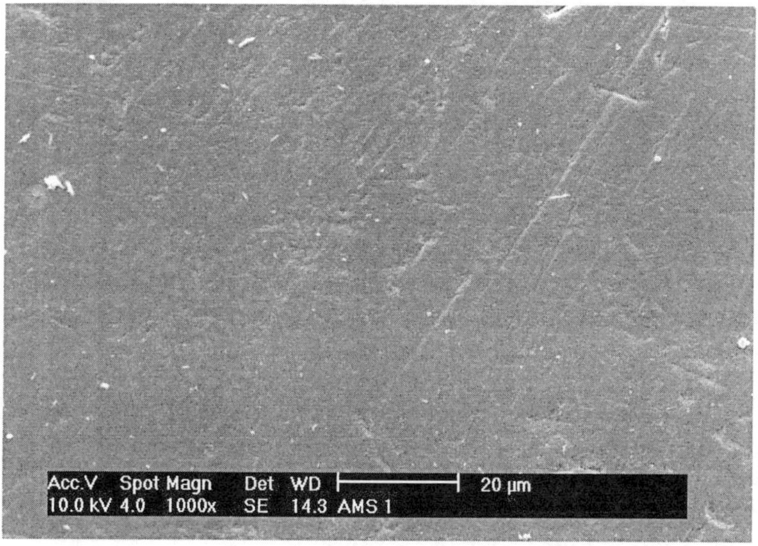

Figura 2.14. *Esmalte humano natural (não irradiado), as ranhuras são originárias do disco diamantado utilizado para cortar a amostra.*

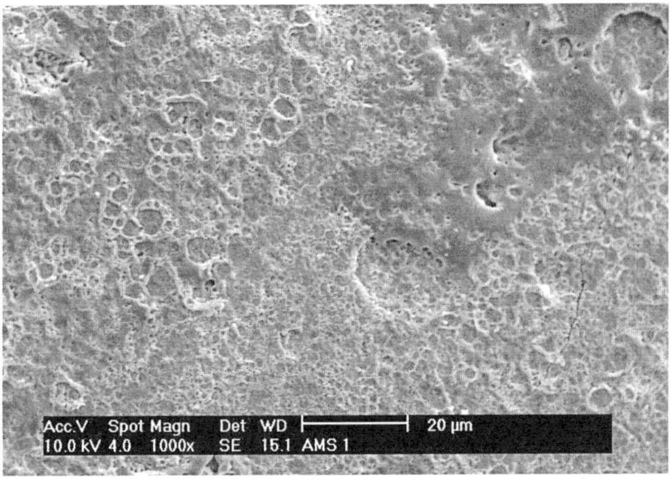

Figura 2.15. *Esmalte irradiado com laser de hólmio utilizando fluência entre 30 J/cm² e 35 J/cm²; observam-se a fusão do tecido e o aspecto similar ao descrito para o esmalte irradiado com laser de neodímio.*

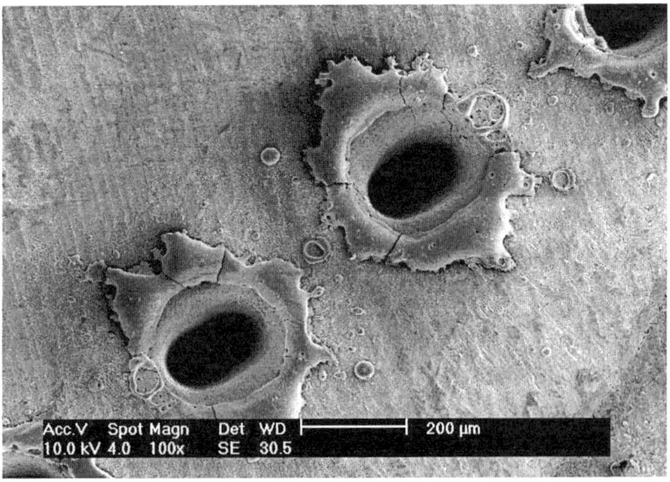

Figura 2.16. *Cavidades formadas em esmalte irradiado com o laser de hólmio utilizando fluências entre* 600 *J/cm*² *e* 800 *J/cm*²*, cinco pulsos por posição e taxa de repetição de* 0,5 *Hz. Observam-se a formação de cavidades com aproximadamente* 200 *μm de diâmetro e o acúmulo de material fundido na borda destas.*

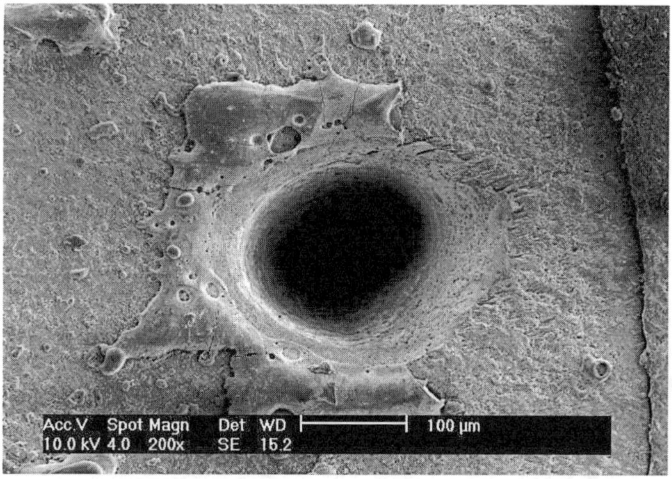

Figura 2.17. *Para análise do tecido fundido por meio da técnica de difração de pó, o material fundido e acumulado na borda durante a ressolidificação foi removido sob visão de um estereoscópio com o auxílio de uma ponta de agulha.*

2.5.5 Estrutura Cristalográfica de Esmalte Irradiado com Laser de Hólmio (Ho:YLF)

O padrão de difração do esmalte natural apresentado na Figura 2.18 foi determinado com pó de granulometria entre 25 μm e 38 μm. Na Tabela 2.4 observam-se as reflexões do esmalte natural e da Hap sintética. Ocorre um deslocamento das reflexões do esmalte para distâncias interplanares maiores. Na última coluna estão listadas as diferenças entre as posições do esmalte e da hidroxiapatita sintética. Para os planos (002), (210) e (300) determinou-se o tamanho médio dos cristais de hidroxiapatita. Utilizou-se a equação de Sherrer:

$$D = \frac{K\lambda}{B\cos\theta}, \tag{2.1}$$

em que D é o tamanho médio dos cristais na direção dos planos correspondentes, λ é o comprimento de onda da fonte de raios X, θ o ângulo e B a largura do pico à meia-altura. As incertezas na posição, na largura e no tamanho médio dos cristais foram determinadas a partir da propagação do erro experimental do difratômetro $\Delta\theta = 0,01°$.

Tabela 2.4. *Reflexões do esmalte natural, hidroxiapatita sintética com a identificação de seus respectivos planos cristalinos; para os planos (002), (210) e (300) determinou-se o tamanho médio dos cristais presentes no esmalte. Na última coluna da tabela está listada a diferença entre a posição dos picos de difração do esmalte e a dos picos da hidroxiapatita.*

Esmalte natural						
Posição (nm) $\pm 0,0002$	Largura (nm) $\pm 0,0002$	Ângulo (°) $\pm 0,01$	Cristais (nm) $\pm 0,0004$	Hidroxiapatita sintética	Planos ($h\ k\ l$)	Δd (nm) $\pm 0,0004$
0,3446	0,0022	12,40	62,560	0,3440	(002)	0,0006
0,3176	0,0016	—-	—	0,3170	(102)	0,0006
0,3095	0,0020	13,83	69,989	0,3080	(210)	0,0015
0,2821	0,0016	—	—	0,2814	(211)	0,0007
0,2784	0,0014	—	—	0,2778	(112)	0,0006
0,2725	0,0020	15,75	68,855	0,2720	(300)	0,0005
0,2636	0,0016	—	—	0,2631	(202)	0,0005

A análise cristalográfica do esmalte irradiado com *laser* de hólmio por meio de difração de raios X apresentou duas fases cristalinas: $Ca_5(PO_4)_3OH$, hidroxiapatita (Hap) e $Ca_4(PO_4)_2O$, fosfato de óxido de cálcio. O composto $Ca_4(PO_4)_2O$ é conhecido também como monóxido difosfato de tetracálcio ou fosfato de tetracálcio (FTeC) [35]. O FTeC possui estrutura monoclínica e os seus parâmetros são comparados com a Hap na Tabela 2.5.

Na Tabela 2.6 estão listadas as posições das reflexões, entre 0,26 nm e 0,36 nm, extraídas do padrão de difração no esmalte irradiado com *laser* de hólmio. Nessa mesma tabela estão indicadas as posições e os planos cristalográficos da Hap e do FTeC.

As reflexões da Hap podem ser comparadas com o padrão de difração do esmalte irradiado na Figura 2.20, enquanto as reflexões do FTeC com o mesmo padrão na Figura 2.21. No padrão de difração do esmalte irradiado ocorre apenas uma reflexão sem sobreposição, que permite comparar a rede cristalina da Hap sintética e determinar o tamanho de seus cristais; enquanto para o FTeC ocorre um total de

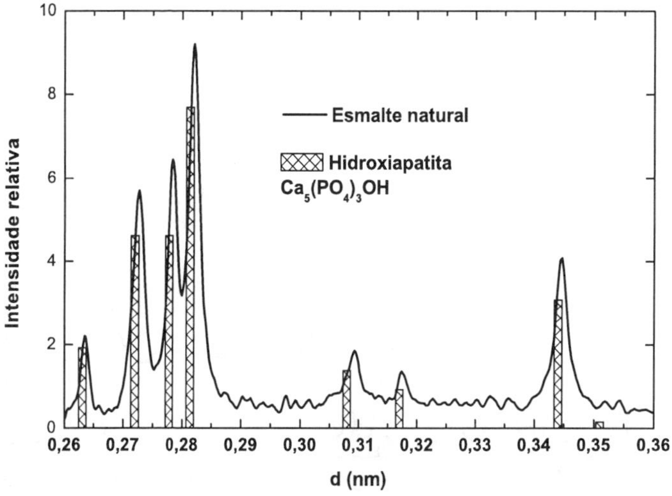

Figura 2.18. *Padrão de difração do esmalte natural obtido por difração de pó entre* 0,26 *nm e* 0,36 *nm e indicação dos picos da hidroxiapatita sintética. Observa-se a precisa concordância do padrão de difração obtido com o padrão da hidroxiapatita; ocorre apenas um pequeno deslocamento, estatisticamente não significante (*$p < 0,05$*), dos picos do esmalte para valores maiores que os observados para a Hap.*

três reflexões sem sobreposições. Com essas reflexões, uma proveniente da Hap e três do FTeC é possível determinar o tamanho médio dos cristais nas respectivas direções dos planos cristalográficos.

Tabela 2.5. *Parâmetros cristalográficos da hidroxiapatita (Hap) e fosfato de tetra-cálcio (FTeC).*

Parâmetros	Hap	FTeC
a	0,9432 nm	0,9462 nm
b	0,9432 nm	1,1962 nm
c	0,6881 nm	0,7023 nm
α	90°	90°
β	90°	$90,9°$
δ	120°	90°
Rede	Hexagonal	Monoclínica
Grupo espacial	$P6_3/m$	$P2_1$

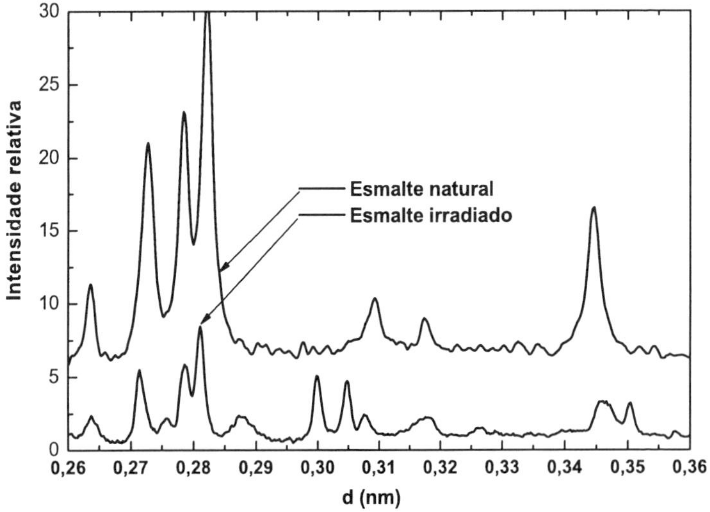

Figura 2.19. *Padrões de difração do esmalte natural e irradiado com laser de hólmio ($600-800$ J/cm^2). Observa-se a presença de novos picos de difração em torno de $0,300$ nm, $0,305$ nm e $0,335$ nm; esses novos picos são associadoas à fase cristalográfica do fosfato de tetracálcio.*

Tabela 2.6. *Reflexões do esmalte irradiado com laser de hólmio e respectivas posições dos planos cristalográficos das fases da hidroxiapatita (JCPDF#09-0432) e do fosfato de tetracálcio (JCPDF#25-1137).*

Esmalte irradiado	Fases cristalográficas			
	Hidroxiapatita		Fosfato de tetracálcio	
Posição (nm) [g]	Posição (nm)	Planos ($h\ k\ l$)	Posição (nm)	Planos ($h\ k\ l$)
0,3505	—	—	0,3511	(200)
0,3455	0,3440	(002)	0,3473	(130)
0,3268	—	—	0,3268	(-131)
0,3176	0,3170	(102)	0,3190/0,3160	(-211)/(211)
0,3076	0,3080	(210)	—	—
0,3048	—	—	0,3053	(032)
0,2998	—	—	0,2995	(040)
0,2873	—	—	0,2895/0,2872	(-103)/(221)
0,2810	0,2814	(211)	0,2811	(-132)
0,2786	0,2778	(112)	0,2789/0,2784	(132)/(113)
0,2756	—	—	0,2763	(-212)
0,2714	0,2720	(300)	0,2724	(212)
0,2636	0,2631	(202)	0,2649/0,2642	(-141)/(141)

[g]Erro experimental de $\pm 0,0002$ nm.

O padrão de difração do esmalte irradiado é composto por três amostras, o cálculo do tamanho dos cristais foi realizado considerando os padrões de difração separadamente. Na Tabela 2.7 estão listadas as posições, as larguras e os planos dos picos utilizados para determinar o tamanho dos cristais.

O valor médio (69 ± 1 nm) da seção transversal dos cristais de Hap do tecido natural foi determinado a partir dos picos na direção dos planos (210) e (300); observa-se, após a irradiação com o *laser* de hólmio, um aumento para 87 ± 15 nm. Este último valor foi determinado a partir do pico na direção dos planos (210) da média de três amostras. O FTeC, apesar de não estar presente no tecido não irradiado, apresentou cristais com seção transversal em torno de 106 ± 25 nm. Os tamanhos médios dos cristais antes e após irradiação podem ser observados na Figura 2.22.

Na Figura 2.18 observa-se a reflexão dos planos (210) do esmalte natural em 0,3095 nm, enquanto a posição da Hap sintética apresenta essa reflexão em 0,3080 nm. Por outro lado, observa-se na Figura 2.20

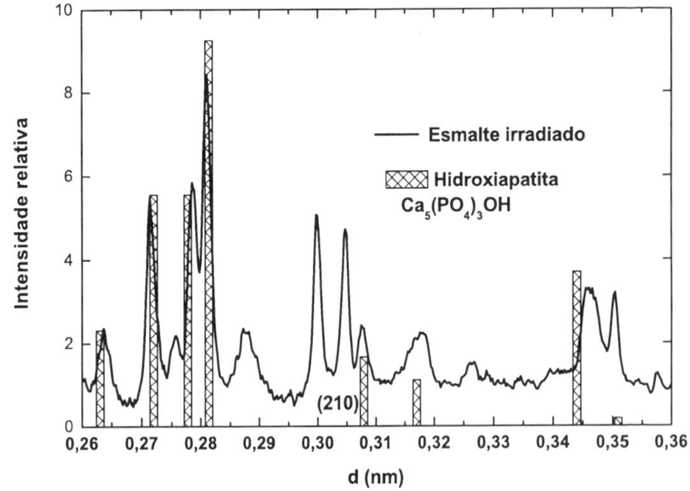

Figura 2.20. *Padrão de difração do esmalte irradiado com laser de hólmio (0,26-0,36 nm) e indicação dos picos de difração da hidroxiapatita sintética (JCPDF#09-0432). Ocorre a sobreposição dos picos provenientes da hidroxiapatita e da nova fase cristalográfica formada com a irradiação; somente os picos em torno de 0,309 nm e plano (210) não apresentam sobreposições com os demais.*

que após a irradiação com o *laser* de hólmio ocorre um deslocamento desse pico para distâncias interplanares menores e apresenta um valor (0, 3076 nm) mais próximo do observado na Hap sintética.

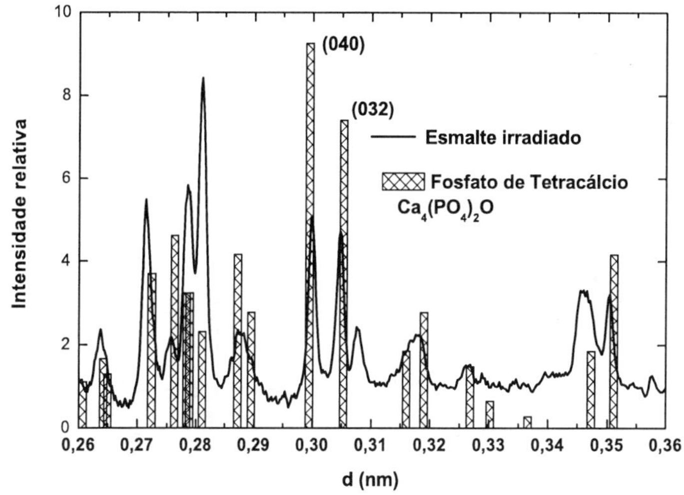

Figura 2.21. *Padrão de difração do esmalte irradiado com laser de hólmio (0, 26 – 0, 36 nm) e indicação dos picos do fosfato de tetracálcio (FTeC) [Ca4O(PO4)2; JCPDF#25-1137]. Apenas os picos em 0, 300 nm e 0, 305 nm com respectivos planos (040) e (032) não apresentaram sobreposições com outros da mesma estrutura ou da hidroxiapatita.*

2.5.6 Estrutura Cristalográfica do Esmalte Irradiado com Laser de Neodímio (Nd:YAG)

A análise da estrutura cristalográfica do esmalte irradiado com o *laser* de neodímio foi realizada utilizando-se a técnica de difração $\theta/2\theta$. Com essa técnica o sinal difratado é proveniente de uma camada de tecido mais espessa, provavelmente composto por material fundido e não-fundido. Na Figura 2.23 observa-se o padrão de difração do esmalte natural e na Figura 2.24, o padrão do esmalte irradiado com *laser* de neodímio e fluência de 85 J/cm^2. Nesse padrão observa-se a presença de quatro novos picos de difração com baixa intensidade: 0, 286 nm, 0, 291 nm, 0, 297 nm e 0, 367 nm. A identificação desses picos não foi possível, mas, nas figuras subseqüentes compararam-se os padrões

Tabela 2.7. *Cálculo do tamanho médio dos cristais de hidroxiapatita e fosfato de tetracálcio no esmalte irradiado com laser de hólmio. Após a irradiação com o laser de hólmio observa-se um aumento no tamanho médio dos cristais de Hap e a formação de cristais de FTeC também maiores que os valores da Hap no tecido natural.*

Fase	Plano (*hkl*)	Amostra	Posição (nm) $\pm 0,0002$	Posição (°) $\pm 0,01$	Largura (nm) $\pm 0,0002$	Tamanho (nm) $\pm 0,0004$	Média (nm)
Hidroxiapatita	(210)	1	0,3065	13,97	0,0017	79,8022	87 ± 15
		2	0,3070	13,95	0,0017	79,7951	
		3	0,3061	13,99	0,0013	106,4122	
Fosfato de tetra-cálcio	(040)	1	0,2986	14,35	0,0016	84,3496	104 ± 17
		2	0,2988	14,34	0,0012	113,6225	
		3	0,2986	14,35	0,0012	112,6966	
	(032)	1	0,3033	14,12	0,0015	93,4351	122 ± 37
		2	0,3038	14,10	0,0013	108,1394	
		3	0,3038	14,10	0,0008	163,4972	
	(200)	1	0,3490	12.24	0,0017	81,1300	108 ± 23
		2	0,3491	12.24	0,0011	121,6940	
		3	0,3490	12.24	0,0011	121,6950	

de difração do esmalte irradiado com alguns padrões de difração de fosfatos de cálcio.

Nas Figuras 2.25 *A* e *B* observa-se o padrão de difração entre 0,28 nm e 0,40 nm do esmalte irradiado com *laser* de Nd:YAG e a presença de novos picos de difração, não observada no padrão de difração do esmalte natural. Nessas figuras estão identificados os picos de difração da rede cristalográfica do esmalte natural e os picos mais intensos do FTeC em *A* e da *bruxite* em *B*. Na parte *A* da Figura 2.26 estão identificados os picos mais intensos da *whitelockite* (FTC$-\beta$) e em *B* os picos da *moneitita*. Na parte *A* da Figura 2.27 estão identificados os picos de difração da fase cristalográfica do fosfato de cálcio (JCPDF#09.0347) e em *B* o FTC$-\alpha$. Essas fases apresentam picos próximos aos observados após a irradiação com o *laser* de neodímio, mas nenhuma estrutura apresentou uma correlação perfeita com os valores experimentais.

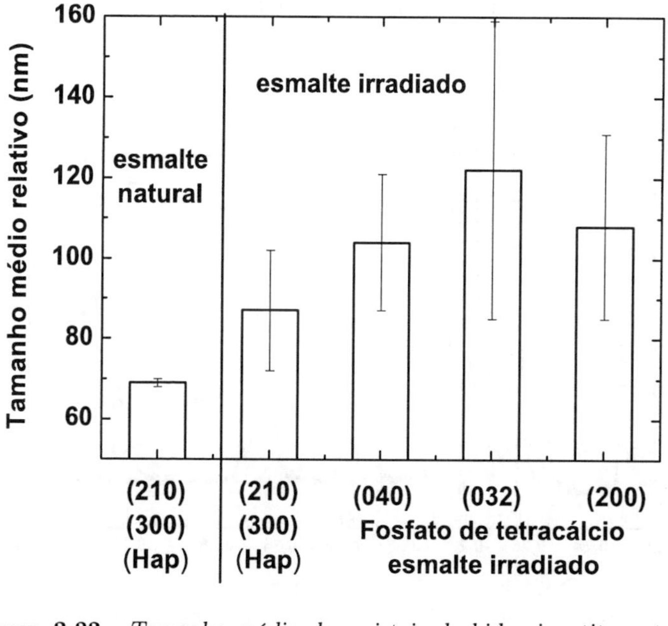

Figura 2.22. *Tamanho médio dos cristais de hidroxiapatita antes e após a irradiação com o laser de Ho:YLF e do fosfato de tetracálcio formado após a irradiação. Ocorre um aumento no tamanho médio dos cristais de hidroxiapatita e os cristais de fosfato de tetracálcio também são maiores que os cristais de hidroxiapatita observados no esmalte natural.*

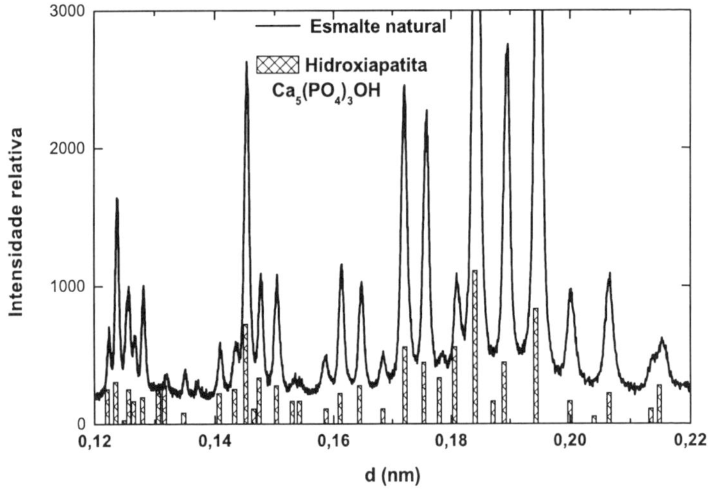

(A)

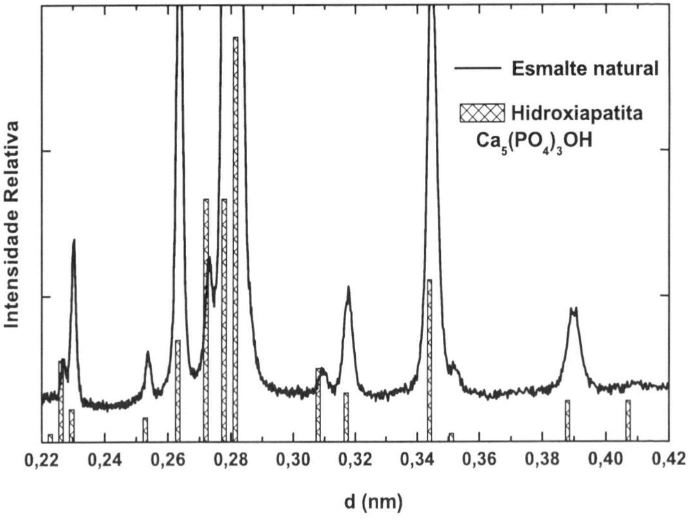

(B)

Figura 2.23. *Padrão de difração do esmalte natural:* **(A)** *entre 0,12 nm e 0,22 nm;* **(B)** *entre 0,22 nm e 0,42 nm. Observa-se a correlação dos picos experimentais com os da hidroxiapatita sintética.*

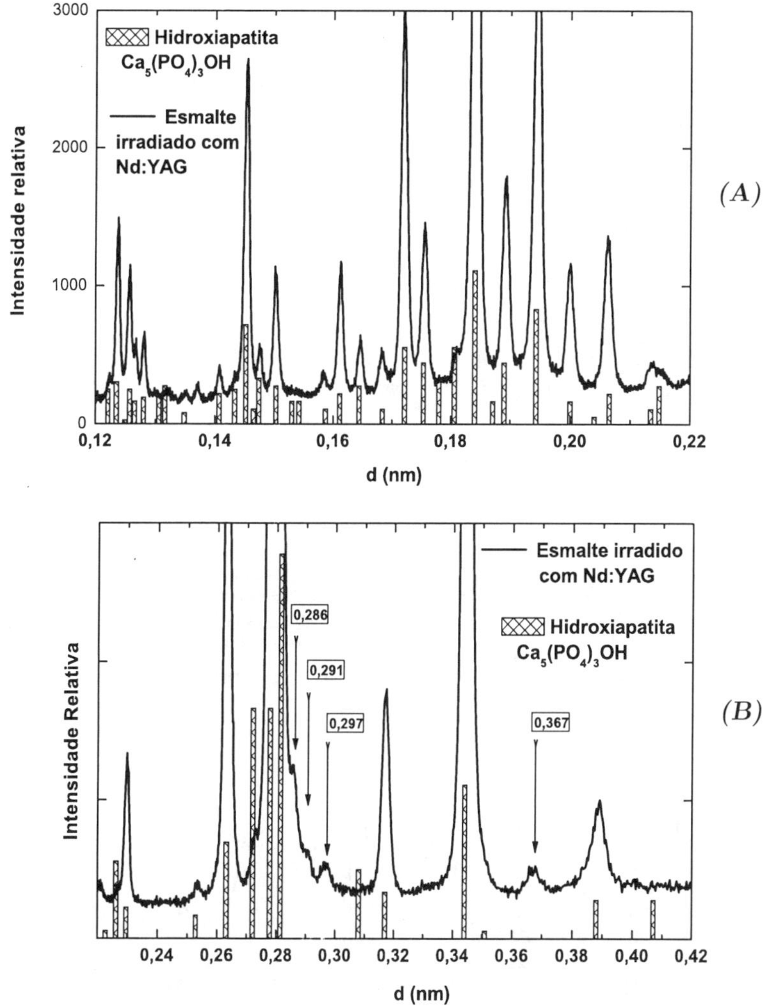

Figura 2.24. *Padrão de difração do esmalte irradiado com laser de neodímio (85 J/cm*^{2}*):* ***(A)*** *entre 0,12 nm e 0,22 nm;* ***(B)*** *entre 0,22 nm e 0,42 nm. Observa-se em* ***(B)*** *a presença de quatro novos picos no padrão de difração do esmalte irradiado com laser de neodímio: 0,286 nm, 0,291 nm, 0,297 nm e 0,367 nm; estes estão indicados por setas.*

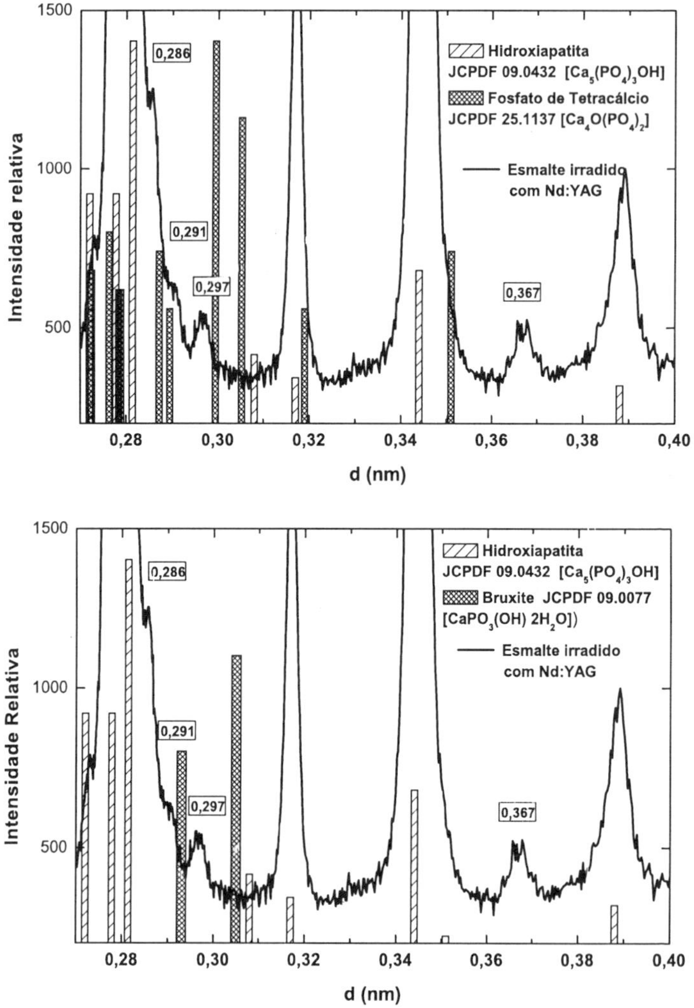

(A)

(B)

Figura 2.25. *Padrão de difração entre 0,28 e 0,40 nm do esmalte irradiado com laser de Nd:YAG e a identificação dos picos de difração da nova fase formada. Estão identificados os picos de difração da fase da Hap e do FTeC em* **(A)** *e da Bruxite em* **(B)**.

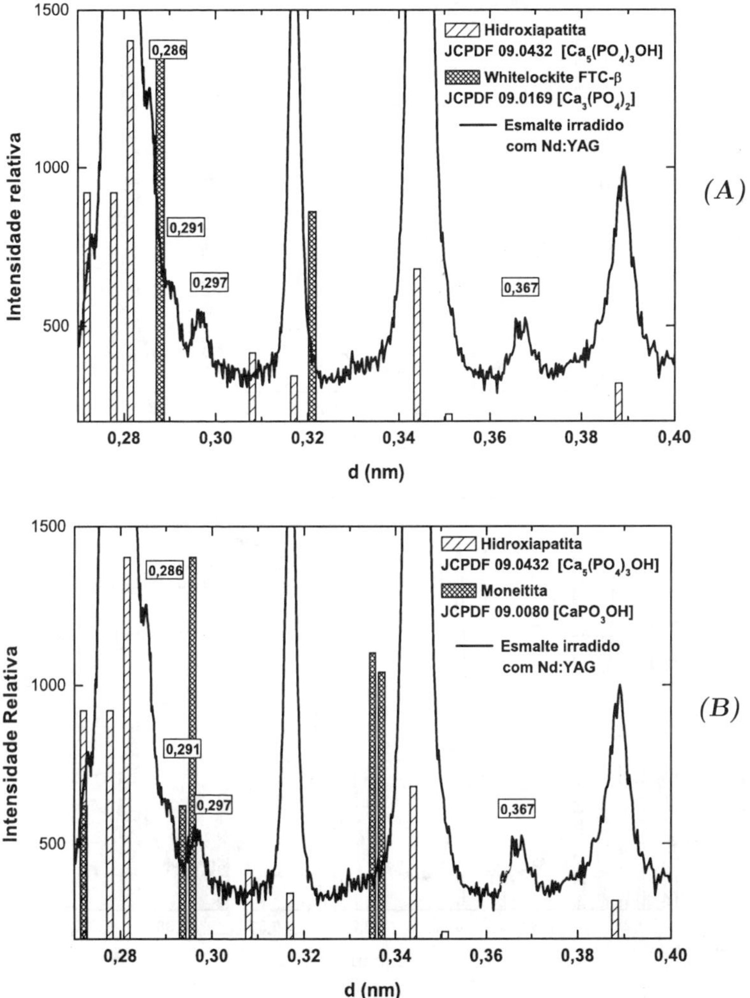

Figura 2.26. *Padrão de difração entre 0,28 nm e 0,40 nm do esmalte irradiado com laser de Nd:YAG e a presença de novos picos de difração. Estão identificados os picos de difração da fase cristalográfica, da hidroxiapatita e da whitelockite em* **(A)** *e da moneitita, em* **(B)**.

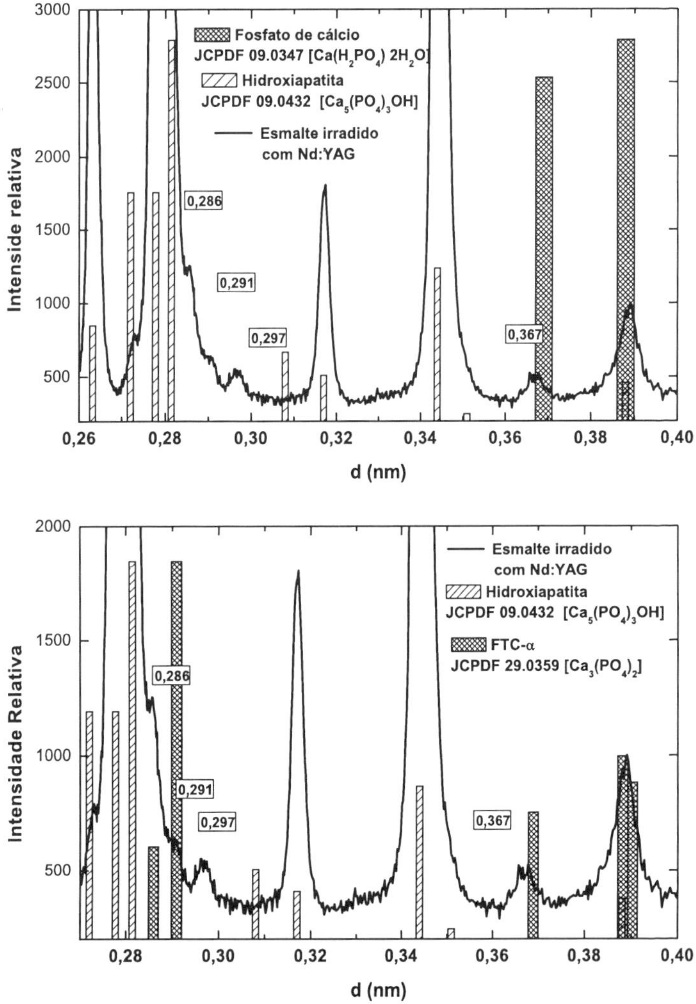

(A)

(B)

Figura 2.27. *Padrão de difração entre 0,28 nm e 0,40 nm do esmalte irradiado com laser de Nd:YAG. Estão identificados os picos de difração da fase cristalográfica da hidroxiapatita e de fosfatos de cálcio (JCPDF#09.0347) em* ***(A)*** *e da hisdroxiapatita e do FTC−α, em* ***(B)****.*

2.5.7 Estrutura Cristalográfica da Dentina Irradiada com Laser de Hólmio e Laser de Neodímio

O padrão de difração da dentina natural apresenta picos de difração mais largos que os observados no esmalte. Na Figura 2.28 *(A)*, observam-se padrões entre 0,12 nm e 0,22 nm e, na Figura 2.28 *(B)*, os padrões entre 0,22 nm e 0,42 nm. Após a irradiação com *laser* de hólmio (18 J/cm^2) ou neodímio (85 J/cm^2) ocorre o estreitamento dos picos de difração, este processo é mais evidente para o *laser* de neodímio. Os padrões de difração apresentados nestas figuras são referentes à média de três amostras.

Na Figura 2.29 observa-se o tamanho dos cristais, calculados pela equação de Scherrer, para diferentes direções: (002), (222) e o tamanho médio considerando os planos (310), (211) e (221) simultaneamente.

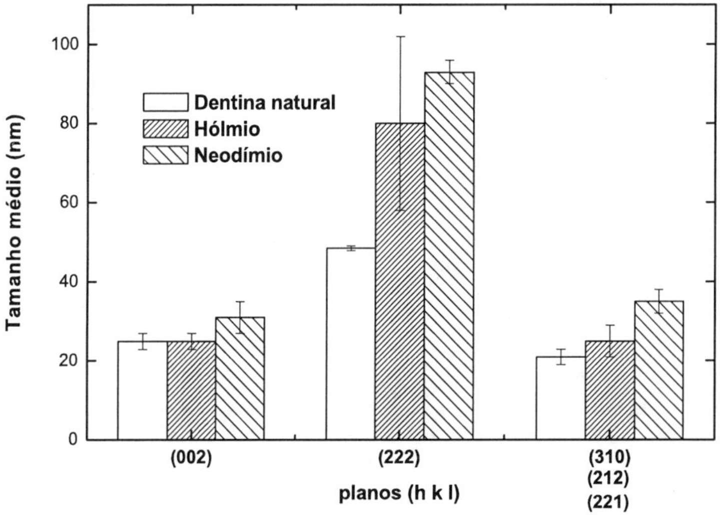

Figura 2.29. *Tamanho dos cristais de hidroxiapatita na dentina natural e irradiada com laser de hólmio e neodímio. O tamanho médio dos cristais na direção dos planos (002) formados após a irradiação com o laser de Ho:YLF não apresenta diferença significativa ($n = 3$; $p < 0{,}05$) em relação ao tamanho dos cristais observado no tecido não irradiado.*

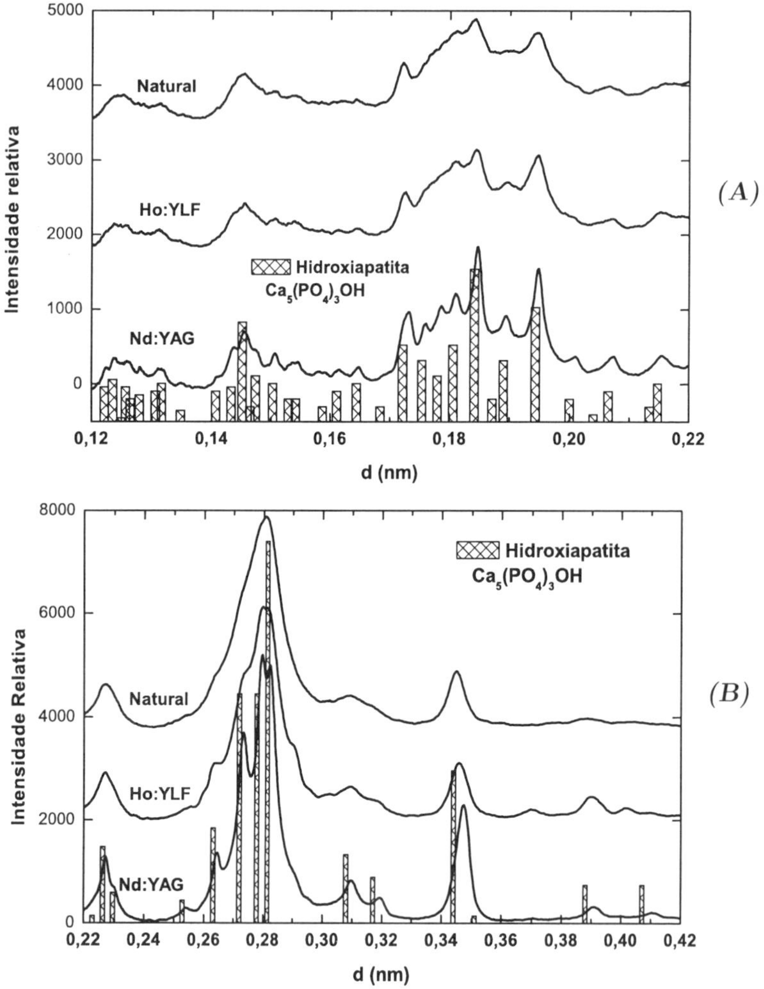

Figura 2.28. *Padrão de difração da dentina natural, irradiada com laser de hólmio (18 J/cm^2), neodímio (85 J/cm^2) e os picos da hidroxiapatita sintética. Em **(A)** visualizam-se os padrões entre 0,12 nm e 0,22 nm e em **(B)**, entre 0,22 nm e 0,42 nm. Os largos picos de difração observados na dentina natural apresentam um estreitamento após a irradiação com laser de hólmio e neodímio, após a irradiação com o laser de neodímio o estreitamento é mais evidente.*

Com exceção do pico (002) observado após a irradiação com o *laser* de hólmio, os demais apresentaram um aumento estatisticamente significativo ($p < 0,05$) após a irradiação. Os valores da Figura 2.29 são originários de médias com três amostras, devido ao baixo número de amostras por grupo, o cálculo das médias apresentou um grande desvio padrão. Esses planos foram escolhidos porque seus picos não apresentaram sobreposições.

As interferências da instrumentação do sistema de medida podem alargar os picos de difração, mas esse efeito não foi avaliado. Dessa forma, os valores do tamanho dos cristais obtidos após a irradiação são valores relativos aos determinados na dentina natural.

Nas Figuras 2.30 *(A)* e *(B)* visualiza-se a posição dos picos de difração da dentina natural e após a irradiação com *laser* de hólmio (18 J/cm^2) e neodímio (85 J/cm^2). Após a irradiação ocorre um deslocamento significativo ($p < 0,05$) dos picos para distâncias interplanares maiores, especificamente após a irradiação com *laser* de neodímio, esse deslocamento é mais pronunciado. A posição dos picos da família de planos (222), após a irradiação com ambos os *lasers*, e a posição dos planos (310), após a irradiação com *laser* de hólmio, não apresentaram diferenças significativas ($p < 0,05$) comparadas à posição observada nas amostras não irradiadas.

2.6 Discussão

2.6.1 Formação do Fosfato de Tetracálcio após a Irradiação do Esmalte com o Laser de Hólmio

Os resultados de difração de raios X demonstraram que a irradiação do esmalte com o *laser* de hólmio (600 J/cm^2 – 800 J/cm^2) produziu, além da fase (hidroxiapatita) encontrada no esmalte natural, um novo composto cristalino: fosfato de tetracálcio. Os cristais dessa nova fase cristalina estão provavelmente embebidos na fase natural, composta por cristais de hidroxiapatita.

Esse resultado difere do encontrado após a irradiação com o *laser* de neodímio (Nd:YAG), que é aplicado na clínica para a prevenção da cárie dental [32]. Nesse caso ocorre a formação de FTC$-\alpha$ e FTC$-\beta$ [21, 29]. A diferença quanto à fase cristalina observada após a irradiação com o *laser* de hólmio e neodímio se deve principalmente à temperatura gerada durante a irradiação, já que o *laser* de neodímio apresenta uma absorção menor que o de hólmio.

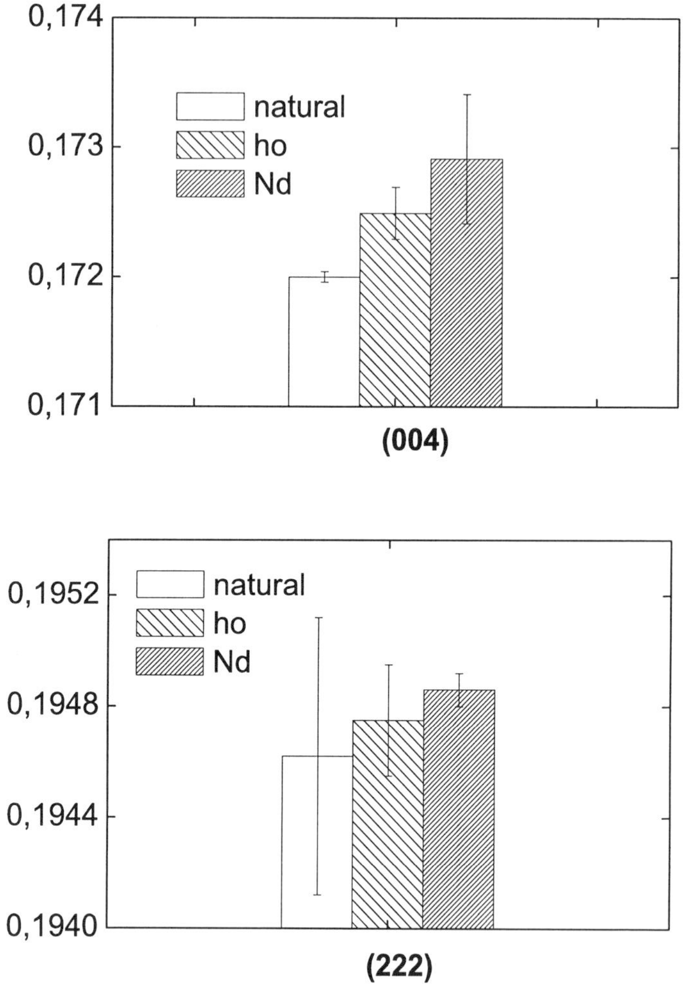

Figura 2.30. A. *Posição dos picos de difração da dentina natural e irradiada com laser de hólmio (18 J/cm^2). Observa-se que após a irradiação ocorreu um deslocamento dos picos para distâncias interplanares maiores. Entretanto, esse deslocamento não é significativo ($p < 0{,}05$) para os picos associados aos planos (222) do tecido irradiado com ambos os lasers e para o pico associado aos planos (310) após a irradiação com o laser de Ho:YLF.*

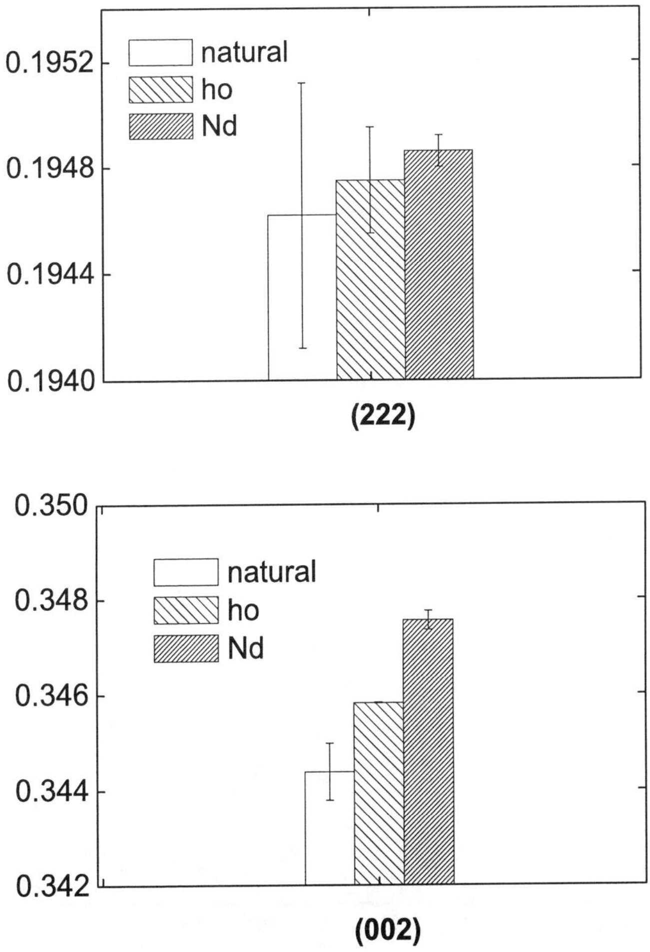

Figura 2.30. B. *Posição dos picos de difração da dentina natural e irradiada com laser de hólmio (18 J/cm²) e de neodímio (85 J/cm²).*

O FTeC é detectado após a irradiação com o *laser* de $CO_2 - 9,6$ μm [28], CO_2 – 10, 6 μm [26], Nd:YAG – *Q-switched* [15] e após aquecimento do esmalte a 1100 °C [20]. A presença do FTeC após a irradiação com *laser* de CO_2 e aquecimento está associada à similar elevação térmica produzida pelo *laser* de hólmio.

As diferentes fases formadas após a irradiação *laser* podem ser comparadas com as fases formadas após o aquecimento em forno. Na Figura 2.31 observa-se um diagrama representando as fases cristalinas que compõem os tecidos (esmalte, dentina e osso) após aquecimento sob diferentes temperaturas e resfriamento sob temperatura ambiente. Esse diagrama foi elaborado com base nos resultados apresentados na literatura e listados na Tabela 2.3.

A quantidade percentual da fase formada após a irradiação do esmalte com o *laser* de hólmio é similar à quantidade de hidroxiapatita, observada no mesmo padrão de difração. Por outro lado, os trabalhos que detectaram novas fases após a irradiação *laser* observaram fases com volume de material muito menor que o volume associado à fase do esmalte natural. Essa diferença se deve ao procedimento de coleta de material fundido. No presente trabalho, o esmalte fundido com o *laser* de hólmio foi removido sob visão de um estereoscópio, evitando a presença de material não-fundido.

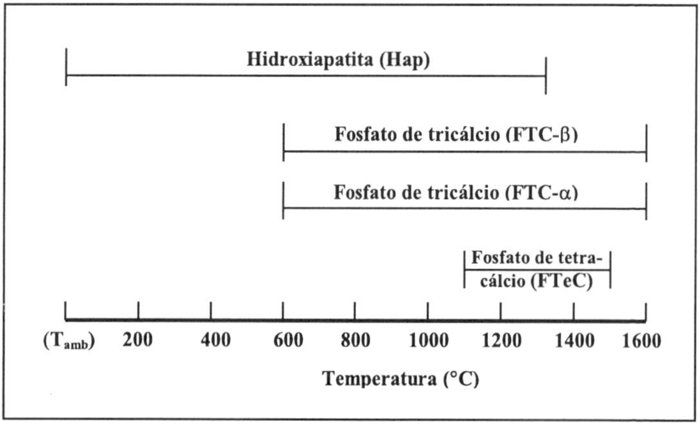

Figura 2.31. *Diagrama representando a fase cristalográfica observada nos tecidos duros (esmalte, dentina e osso) após aquecimento e resfriamento sob temperatura ambiente; esse diagrama foi elaborado com base nos resultados apresentados na literatura e listados na Tabela 2.3.*

2.6.2 Solubilidade das Fases Cristalográficas Formadas

As fases observadas após a irradiação com os *lasers* mencionados anteriormente (FTC$-\alpha$, FTC$-\beta$ e FTeC) apresentam uma maior solubilidade que a fase natural (Hap) [8]. Mas, por outro lado, superfícies irradiadas com o *laser* de Nd:YAG e $CO_2 - 9,6\mu m$, que apresentam tais fases, supostamente mais solúveis, proporcionam superfícies de esmalte mais resistentes que o esmalte natural [36].

Essa maior resistência aos ácidos produzidos pela cárie está associada a outras alterações, tais como a composição química do esmalte irradiado e tamanho médio dos cristais formados. Um exemplo de alteração que pode provocar um aumento na resistência ácida é a eliminação de carbonato [6, 33] observada após a irradiação com o *laser* de CO_2. Dessa forma, para verificar a aplicabilidade desse *laser* na prevenção da cárie dental é necessário realizar experimentos que avaliem simultaneamente a taxa de dissolução do tecido, a concentração de carbonato e a estrutura cristalográfica do tecido. Assim, será possível avaliar a efetividade da aplicação do *laser* de hólmio na prevenção da cárie dental.

2.6.3 Crescimento de Cristais e Eliminação de Impurezas

No esmalte, observou-se um aumento no tamanho médio dos cristais de Hap após a irradiação com o *laser* de hólmio. Na nova fase formada com a irradiação, FTeC, os cristais também são maiores que os observados na fase da Hap, tanto no tecido natural como no irradiado. O padrão de difração da dentina irradiada com os *lasers* de neodímio ou hólmio também apresentou um aumento no tamanho médio dos cristais de Hap.

O comportamento observado na dentina irradiada com *laser* de hólmio e neodímio converge com os resultados apresentados na literatura: estreitamento dos picos de difração após aquecimento em forno [12, 20] ou irradiação com *laser* de CO_2, [11] Nd:YAG [15] e Ho:YAG [18]. Entre os resultados observados na literatura selecionaram-se (Tabela 2.8) aqueles que apresentavam valores numéricos e não apenas relatavam um aumento no tamanho dos cristais. Considerando o aquecimento do osso [12], que apresenta uma estrutura e composição similar à dentina, observa-se um aumento no tamanho dos cristais mais pronunciado

Tabela 2.8. *Tamanho médio dos cristais de tecidos aquecidos e irradiados; os resultados foram obtidos por difração de raios X (DRX) e microscopia eletrônica de transmissão (MET).*

Amostra	Tratamento	Método	Resultados: largura	Resultados: comprimento	Ref.
Dentina	Natural	DRX	$80,80 \pm 0,04$	162 ± 4	[18]
	Neodímio		152 ± 13	182 ± 8	
	Hólmio		102 ± 19	165 ± 5	
Osso	Natural	DRX	$6,4 \pm 1,1$	$25,2 \pm 2,3$	[12]
	200 °C		$8,7 \pm 1,6$	$29,3 \pm 1,4$	
	400 °C		$8,3 \pm 1,6$	$26,7 \pm 0,9$	
	600 °C		$44,5 \pm 33,8$	$53,3 \pm 19,4$	
Dentina	Nd:YAG	MET	Cristais 3 a 20 vezes maiores que o tecido natural		[15]
Esmalte	Aquecimento	DRX	Alargamento dos picos em 200 °C e contração em 1000 °C		[20]
Hidroxiapatita	Nd:YAG/CO_2	MET	60×120 nm (Hap) e 300×600 nm (FTC-β)		[11]

após o aquecimento a 600 °C. Esse aumento no tamanho dos cristais pode estar associado com a eliminação de impurezas na matriz mineral, por exemplo, água estrutural e carbonato que são eliminados com o aquecimento a essa temperatura [37].

Dessa forma, o estreitamento dos picos do padrão de difração da dentina pode ser resultante de dois efeitos: crescimento dos cristais de Hap e eliminação de impurezas da rede cristalina. Uma forma de validar tal suposição é conduzir experimentos de difração de raios X de amostras aquecidas e irradiadas, correlacionar esses resultados com as imagens dos cristais obtidas com microscopia eletrônica de transmissão (MET) e com a composição química da matriz mineral. Assim, se o estreitamento observado por difração de raios X em função da temperatura não for coeso com o tamanho dos cristais observado por MET, esse estreitamento pode ser associado à eliminação de impurezas.

2.7 Conclusões

O esmalte bovino irradiado com *laser* de hólmio e fluências entre 600 J/cm^2 e 800 J/cm^2 apresentou uma estrutura bifásica composta pela hidroxiapatita e pelo fosfato de tetracálcio. Essa estrutura está associada a elevações térmicas superiores a 1280 °C (ponto de fusão do esmalte) e a ressolidificação em duas fases cristalográficas: hidroxiapatita e fosfato de tetracálcio.

A dentina bovina irradiada com *laser* de hólmio com fluências em torno de 18 J/cm^2 e irradiada com *laser* de Nd:YAG com fluências em torno de 85 J/cm^2 apresentou um estreitamento nos picos de difração. Esse estreitamento está associado com o aumento no tamanho dos cristais que compõem o tecido e com a eliminação de defeitos cristalinos.

Capítulo 3

Composição Química

3.1 Introdução

3.1.1 Composição Química dos Tecidos

Os tecidos podem ser divididos em matriz inorgânica e matriz orgânica; juntamente com a água, essas duas matrizes coexistem no tecido de tal forma que constroem as características químicas e mecânicas necessárias para o bom funcionamento do dente [6]. Os valores percentuais de cada matriz estão apresentados na Tabela 3.1, para os tecidos de esmalte e dentina. A matriz orgânica do esmalte está reduzida a, aproximadamente, 1% em peso do tecido e é composta por 58% de proteínas, 40% de lipídeos e traços de açúcares, citratos e íons de lactato. A dentina possui uma matriz orgânica, cerca de 20% em peso do tecido. Dessa matriz 90% são constituídos de colágeno tipo I e 10% de outras proteínas não-colágenas.

O esmalte dental possui uma matriz mineral de 97% em peso do tecido, enquanto na dentina esta porcentagem é de 69%. A matriz mineral tanto do esmalte como da dentina é geralmente chamada de hidroxiapatita carbonatada porque o carbonato é o seu maior substituinte, em torno de 3,5%. Além do carbonato, a fórmula química da hidroxiapatita, $[Ca_5(PO_4)_3OH]$, apresenta a incorporação de outros substituintes: no sítio do cálcio pode-se observar a presença de Na^+; K^+; Mg^{2+} e nos sítios do fosfato ou das hidroxilas a presença de CO_3^{2-}; F^-; HPO_4^{2-}; Cl^-; H_2O. A quantidade e natureza desses substituintes dependem do processo de mineralização dos tecidos e por causa da

Tabela 3.1. *Composição química do esmalte e da dentina com o percentual em volume e em peso do tecido [6, 38].*

	Dentina		Esmalte	
	% em volume	% em peso	% em volume	% em peso
Inorgânico	48	69	92	97
Orgânico	29	20	2	1
Água	23	11	6	2

heterogeneidade desse processo, os tecidos de diferentes dentes apresentam pequenas variações na sua composição química.

3.1.2 Estabilidade Térmica dos Tecidos

A estabilidade térmica dos radicais químicos que compõem os tecidos dentais duros pode ser vista na Figura 3.1. Esse diagrama foi elaborado de acordo com os resultados de trabalhos da literatura conduzidos com amostras de esmalte, dentina, osso e produtos sintéticos que serão apresentados com mais detalhes nos próximos parágrafos.

A análise termogravimétrica assistida por espectrometria de massa [39] do esmalte humano entre 25 °C e 1000 °C apresentou maior evaporação de elementos químicos em três diferentes faixas de temperatura. Entre 100 °C e 140 °C ocorre a eliminação de material com massas atômicas de 1, 16 e 18 atribuídos ao H^+, O^{2-} e H_2O respectivamente. Para o aquecimento até 150 °C, a eliminação percentual é de 0,3% em peso da amostra. A eliminação do segundo grupo de elementos ocorreu com um máximo em 350 °C, fato atribuído ao material orgânico. Os elementos químicos que foram detectados de maneira mais significativa entre 250 °C e 400 °C são o carbono e o monóxido de carbono com respectivas massas atômicas de 12 e 28. Esses dois elementos junto com a água e o dióxido de carbono são produtos da oxidação do carbono presente no tecido. Na terceira região, entre 500 °C e 900 °C, ocorre a eliminação de material devido à oxidação do carbono proveniente da fase orgânica e/ou da decomposição e subseqüente oxidação do carbono da fase inorgânica. Dentro dessa região mencionada ocorre ainda um aumento na eliminação do carbono e monóxido de carbono entre 700 °C e 800 °C. Na dentina a eliminação do material ocorre nas mesmas regiões apresentadas para o esmalte [40]. Por causa da composição química da dentina (alta concentração de água e material orgânico), a perda de massa é mais pronunciada que no esmalte. Na dentina ocorre a perda de 10,7% em peso entre a temperatura ambiente e 200 °C [40], contra 0,3% do esmalte [39]. A estabilidade térmica de um determinado radical depende da sua particularidade no tecido e da atmosfera em que esse tecido é aquecido. A atmosfera utilizada durante um tratamento térmico pode oxidar o radical e propiciar a sua eliminação de forma acelerada. Como exemplo, temos as diferentes formas de ligação da água no tecido, a sua eliminação se inicia a temperaturas inferiores a 100 °C, mas é totalmente eliminada do esmalte somente após aquecimento a 1300 °C [41, 42, 19]. Essa estabilidade é atribuída à ligação dessa molécula ao tecido: adsorvida ou ligada fortemente à estrutura mineral do tecido, provavelmente armadilhada em algum sítio da hidroxiapatita.

A matriz orgânica do esmalte e da dentina é eliminada com tempe-

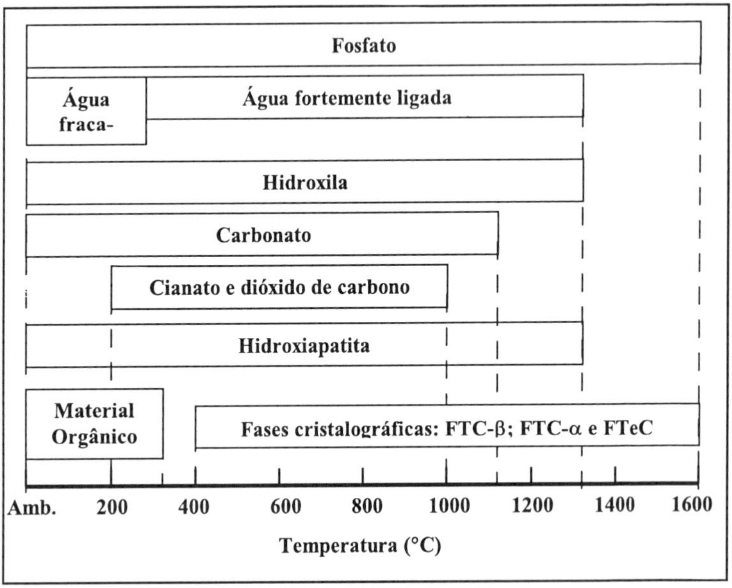

Figura 3.1. *Diagrama representando a estabilidade térmica do esmalte e da dentina aquecidos entre 100 °C e 1600 °C [6, 38, 39, 40, 41, 42, 43]. A faixa de temperatura associada às fases cristalográficas é a temperatura na qual ocorre a conversão da hidroxiapatita em outro composto.*

raturas inferiores a 350 °C [40]. O cianato e o dióxido de carbono são produtos da degradação da matriz orgânica. Estes são formados com o aquecimento e especificamente a concentração do dióxido de carbono apresenta um máximo em torno de 400 °C esmalte [37], enquanto o cianato apresenta uma concentração máxima em torno de 700 °C em ambos os tecidos [43].

Os constituintes da matriz mineral são mais estáveis termicamente. O fosfato não apresenta grandes variações na sua concentração, somente após a fusão da hidroxiapatita (~1280 °C) e a formação de novas estruturas cristalográficas, tais como fosfato de tricálcio na fase a, b e fosfato de tetracálcio. Por outro lado, a eliminação do carbonato, radical da matriz mineral, é observada após aquecimentos a 100 °C e o qual é totalmente eliminado após aquecimento a 1100 °C [37]. O radical de hidroxila apresenta um aumento na sua intensidade em torno de 400 °C [37], enquanto aquecimentos acima desse valor reduzem o seu valor percentual no tecido.

3.1.3 Bandas de Absorção no Infravermelho do Esmalte e da Dentina

Água

A água presente nos tecidos apresenta duas bandas de absorção: uma banda larga entre 3700 cm^{-1} e 2200 cm^{-1} e outra posicionada em torno de 1640 – 1670 cm^{-1}. A primeira banda é composta por diferentes modos de vibração da molécula da água, e por causa da presença de pontes de hidrogênio, como observado nos espectros dos tecidos, ocorre o alargamento dessa banda. Nessa região ocorrem também bandas mais estreitas e de menor intensidade pertencentes à hidroxila e bandas de C–H da matriz orgânica [44].

Matriz Inorgânica

As bandas atribuídas à matriz inorgânica dos tecidos apresentam algumas diferenças, mas podem-se listar as regiões espectrais onde ocorrem bandas atribuídas aos radicais dessa matriz [44]:

- 3600 – 3500 cm^{-1} e 750 – 650 cm^{-1}: hidroxila (OH^-);
- 1600 – 1300 cm^{-1} e ~870 cm^{-1}: carbonatos (CO_3^{2-});

- 1300 – 900 cm^{-1}, 750 – 500 cm^{-1} e 460 – 470 cm^{-1}: fosfatos (PO_4^{3-});

Matriz orgânica

Como já apresentado anteriormente, a matriz orgânica do esmalte apresenta um pequeno valor percentual do tecido ($\sim$ 1 – 2 %), enquanto a dentina apresenta um valor percentual maior ($\sim$ 20%). Essa diferença se reflete na intensidade das bandas dos espectros de absorção, de forma que, na dentina a intensidade das bandas, comuns ao esmalte, apresenta uma maior intensidade. As bandas dessa matriz comuns ao esmalte e à dentina são observadas entre [44, 45]:

- 3000 – 2800 cm^{-1}: C– H;
- 2600 – 2400 cm^{-1}: P–OH, S–H ou N– H;
- 2200 – 1900 cm^{-1}: ligações duplas e triplas entre N, C e O;

enquanto as bandas observadas exclusivamente na dentina são detectadas entre:

- 3400 – 3000 cm^{-1}: amidas A e B;
- 1600 – 1400 cm^{-1}: amidas I e II (sobrepostas ao carbonato);
- 1400 – 1200 cm^{-1}: amida III e estrutura do colágeno.

3.1.4 Interação do Laser de Er:YAG $-2,94$ μm com o Tecido

Como pode ser observado na Figura 3.2, os *lasers* de érbio (Er:YAP $-2,73$ μm, Er:YSGG $-2,79$ μm, Er:YLF $-2,81$ μm e Er:YAG - $-2,94$ μm) emitem radiação de comprimento de onda próxima à banda de absorção da água (3600 – 2800 cm^{-1}). Na Figura 3.3 observa-se a ampliação dessa região espectral, mostrando a larga banda de água (H_2O) e do radical de hidroxila (OH^-) da matriz mineral do esmalte. O *laser* de Er:YAG possui um comprimento de onda ressonante com a freqüência de vibração da molécula de água presente no tecido, enquanto que os demais *lasers* apresentam comprimentos de onda próximos a essa freqüência.

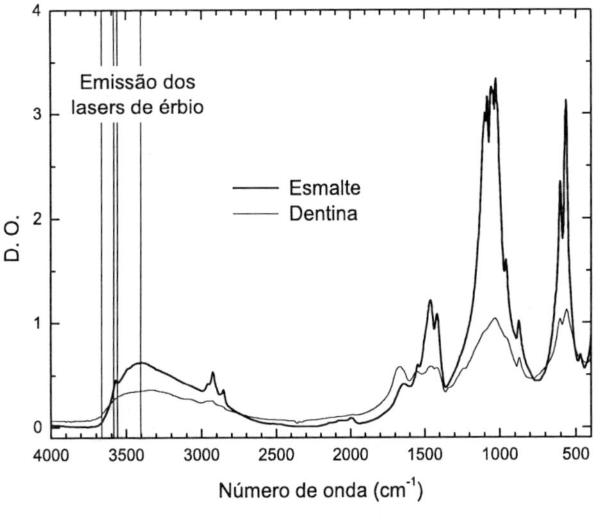

Figura 3.2. *Linhas de emissão dos lasers de érbio (Er:YAP, Er:YSGG, Er:YLF e Er:YAG) e espectro de absorbância (4000–400 cm^{-1}) do esmalte e da dentina bovinos. As emissões se concentram próximo à banda de absorção da água.*

Para visualizar a interação dos *lasers* de érbio com os constituintes que formam os tecidos, na Figura 3.4 é possível comparar seus comprimentos de onda com os espectros da água e hidroxiapatita sintética (4000 – 400 cm^{-1}). A ampliação da região, onde ocorre a emissão dos *laser* (3600–2800 cm^{-1}), pode ser observada na Figura 3.5. Como descrito anteriormente, o *laser* de Er:YAG é ressonante com a freqüência de vibração da molécula da água, enquanto os demais *lasers* possuem comprimentos de onda deslocados do centro dessa banda. Especificamente os *lasers* de Er:YSGG e Er:YLF estão próximos à banda da hidroxila, mas não são ressonantes com esse radical.

3.2 Justificativa

A determinação da composição química do tecido irradiado com *laser* ou tratado termicamente em forno poderá fornecer informações que auxiliarão na identificação dos processos químicos que ocorrem durante os tratamentos. Essa identificação será melhor compreendida correlacionando os resultados a serem obtidos com os das demais técnicas empregadas.

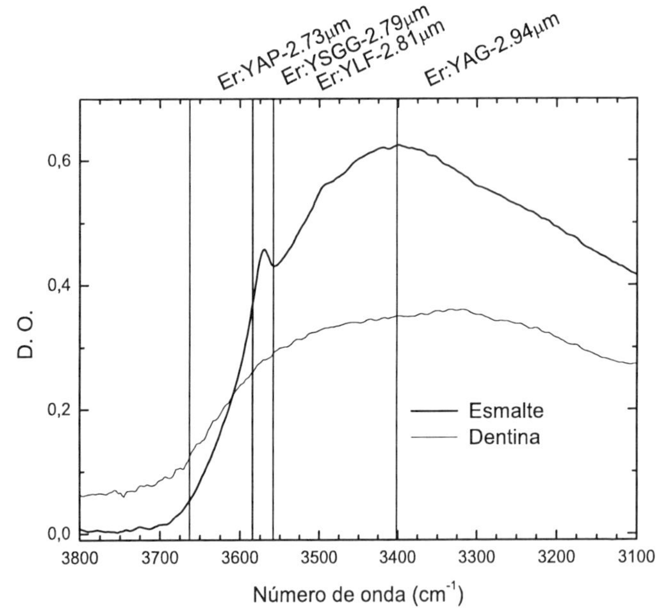

Figura 3.3. *Comparação das linhas de emissão dos diferentes lasers de érbio com as bandas de absorção da molécula de água e do radical de hidroxila presentes no esmalte e na dentina. O comprimento de onda de emissão do laser de Er:YAG está centrado na banda de absorção da água.*

Devido à natureza covalente das ligações que compõem os tecidos e a presença de bandas de absorção na região do infravermelho associadas aos seus constituintes, a técnica a ser empregada mapeará simultaneamente a concentração química tanto da matriz inorgânica como orgânica durante os tratamentos.

A determinação química dos tecidos irradiados com *laser* ou aquecidos em forno permite identificar a estabilidade térmica durante a evolução da fluência de irradiação e temperatura de aquecimento, e assim correlacionar a estabilidade térmica dos constituintes dos tecidos em função da fluência e temperatura do tratamento.

Para correlacionar os dois tratamentos, irradiação *laser* e aquecimento, é necessário citar as semelhanças e diferenças entre esses tratamentos. Durante a irradiação *laser*, a temperatura na qual o tecido é submetido dependerá da largura temporal do pulso *laser* (μs-ms) e das propriedades térmicas do tecido, enquanto em fornos, o processo apresenta uma maior lentidão, algo em torno de segundos, ou seja, 10^3 a 10^6 vezes mais lento que a irradiação *laser*.

Outra diferença observada entre os dois tipos de tratamento térmico é sua homogeneidade espacial. No aquecimento em fornos a temperatura desejada é homogênea em toda a amostra, enquanto a temperatura alcançada durante a irradiação apresentará um perfil tal que será máxima na região irradiada e menor nas regiões circunvizinhas. Dessa forma, o produto de uma suposta reação química terá maior concentração nessa região, enquanto no aquecimento em forno o produto formado apresentará uma concentração homogênea em toda a amostra tratada.

Apesar das diferenças que podem ocorrer entre o aquecimento convencional em forno e o aquecimento provocado pela irradiação de *lasers* emissores no infravermelho, a hipótese a ser levantada é que tal diferença pode ser mínima e as alterações seriam majoritariamente as mesmas, em ambos os tratamentos. Ou seja, as alterações observadas seriam associadas a maior ou menor temperatura alcançada durante a irradiação e seriam então diferentes para várias regiões do tecido irradiado ou submetido ao calor gerado pela irradiação.

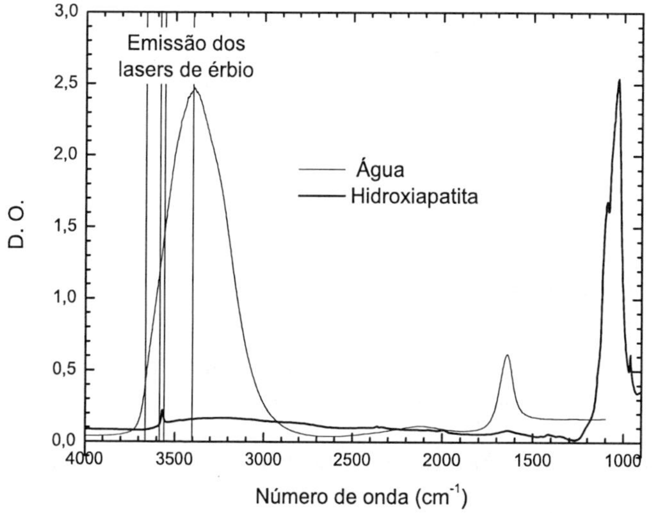

Figura 3.4. *Linhas de emissão dos lasers de érbio (Er:YAP, Er:YSGG, Er:YLF e Er:YAG) e espectro de absorbância (4000–400 cm^{-1}) da água líquida e da hidroxiapatita sintética.*

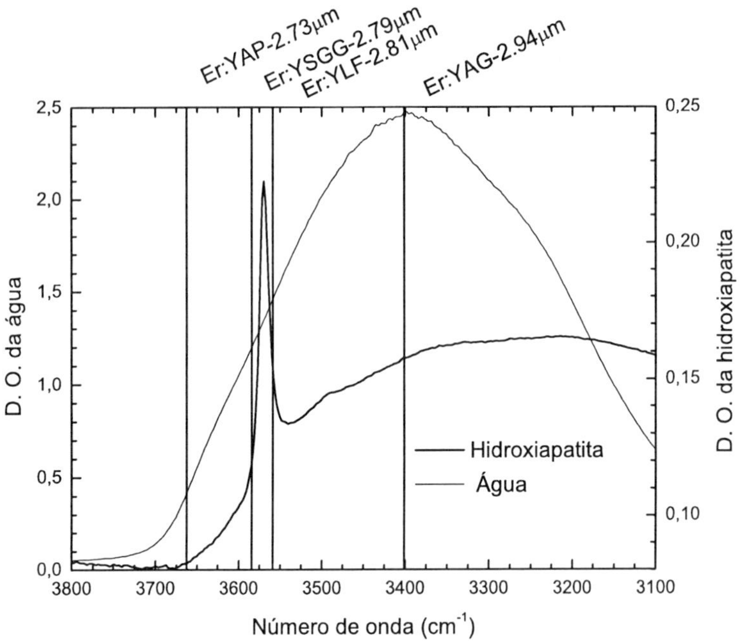

Figura 3.5. *Comparação das linhas de emissão dos diferentes lasers de érbio com as bandas de absorção da molécula de água e do radical de hidroxila presente na hidroxiapatita. O comprimento de onda de emissão do laser de Er:YAG está centrado na banda de absorção da água, enquanto os demais lasers apresentam menor interação tanto com a água como com a hidroxila da hidroxiapatita.*

3.3 Objetivos

Com este trabalho pretende-se monitorar a composição química do esmalte e da dentina tratados termicamente em forno ($T < 1000$ °C) ou irradiados com *laser* de érbio (Er:YAG – 2,94 μm). Com a técnica de espectroscopia no infravermelho é possível avaliar a estabilidade térmica de diversos radicais químicos, que possuem bandas de absorção entre 4000 cm^{-1} e 400 cm^{-1}: Água, matriz inorgânica (fosfato, carbonato e hidroxila), orgânica (amidas, estrutura do colágeno) e demais radicais compostos por ligações covalentes entre átomos de C, N, O e H.

3.4 Materiais e Métodos

3.4.1 Preparação das Amostras

Nessa etapa utilizaram-se amostras provenientes de dentes incisivos bovinos e terceiros molares humanos. As amostras humanas foram utilizadas somente para determinar as bandas de absorção dos tecidos naturais e detectar possíveis diferenças entre os tecidos humanos e bovinos. Dessa forma, ao longo deste capítulo, quando não se nomear a origem das amostras, trata-se de amostras bovinas, enquanto as amostras humanas serão devidamente identificadas, já que elas foram utilizadas em casos específicos do trabalho. As amostras utilizadas para análise por meio da técnica de espectroscopia no infravermelho foram preparadas de duas formas, para uso por transmissão e reflexão.

Para a avaliação da irradiação *laser* e do tratamento térmico com temperaturas entre 100 °C e 300 °C, em que se avaliou a hidratação e a correlação entre a água e a estrutura orgânica, utilizaram-se amostras em forma de fatias com espessuras variando entre 20 μm e 80 μm. Para obter essas amostras os dentes foram primeiro cortados em fatias de 0,5 mm utilizando uma cortadeira com serra circular diamantada e espessura de 0,3 mm. As fatias foram desgastadas até espessuras desejáveis utilizando-se lixas de carbeto de silício como abrasivo e água como irrigante. Após o desgaste, antes de realizar as medidas no espectrômetro as amostras foram polidas com lixas #6000 (granulometria de 2 μm).

Para o tratamento térmico com temperaturas entre 100 °C e 1000 °C utilizaram-se amostras preparadas em pó com granulometria entre 38 μm e 180 μm. Pó com granulometria menor que o comprimento de onda em questão produz espalhamento da radiação, o que compromete a avaliação da intensidade das bandas de absorção [46]. Para obter o pó os dentes foram cortados em fatias de aproximadamente 0,54 mm, os tecidos foram separados mecanicamente partindo-se as fatias na junção amelodentinária. Após a separação mecânica, cada tecido foi moído manualmente utilizando-se um almofariz e pistilo e em seguida peneirado para obter pó com a granulometria desejada. Para obter amostras homogêneas entre si, o pó obtido de diferentes dentes foi triturado e misturado e só então separado em diferentes alíquotas, sendo que cada uma é composta de 5 mg. Essa quantidade de pó foi misturada com 100 mg de brometo de potássio (KBr) e então prensadas sob 4 toneladas num molde de meia polegada de diâmetro.

A mistura com o KBr e a produção da pastilha é realizada após o tratamento térmico, evitando o aquecimento do KBr.

3.4.2 Espectrômetro de Transformada de Fourier

Nesse trabalho utilizaram-se dois espectrômetros de transformada de Fourier cobrindo a mesma região espectral: 4000 cm^{-1} a 400 cm^{-1} Na Figura 3.6 observa-se o espectro de emissão da fonte de um dos espectrômetros (Magna-IR System 850 Series II, Nicolet, Estados Unidos da América) utilizados nesse trabalho. Os resultados obtidos da irradiação com o *laser* de érbio da seção 3.6 e correlação da água com a estrutura do material orgânico da dentina aquecida da seção 3.7.1 foram conduzidos com um espectrômetro (Magna-IR System 850 Series II, Nicolet, Estados Unidos da América) do Instituto de Lasers em Medicina e Metrologia da Universidade de Ulm na Alemanha (Institut für Lasertechnologien in der Medizin und Messtechnik – Ulm Universität). Os demais trabalhos foram conduzidos utilizando-se um espectrômetro (MB-Series, Bomem Hartmann & Braun, Quebec, Canadá) do Departamento de Física da Universidade Federal de Pernambuco. Os espectros foram obtidos com resolução em torno de 1 cm^{-1}.

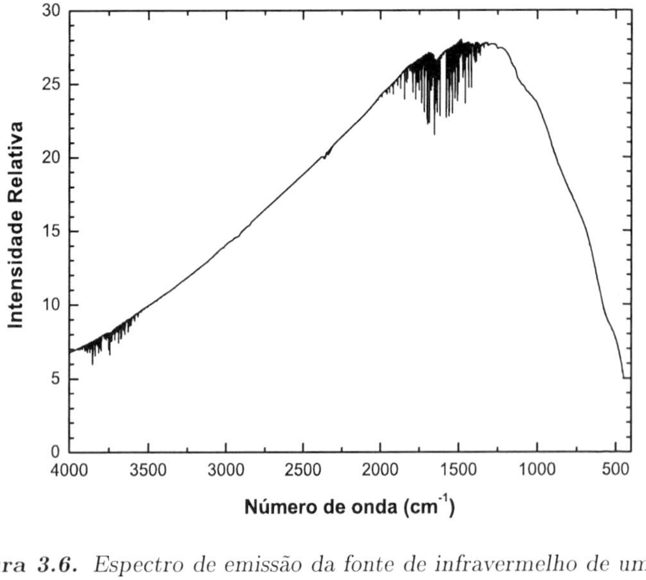

Figura 3.6. *Espectro de emissão da fonte de infravermelho de um dos espectrômetros utilizados (Magna-IR System 850 Series II).*

Espectroscopia de Transmissão

O diagrama esquemático do espectrômetro por transformada de Fourier está ilustrado na Figura 3.7.

Tanto no modo de transmissão como no de reflexão, que será descrito no próximo parágrafo, ocorre a influência de bandas de absorção provenientes da molécula de água (vapor atmosférico) e da molécula de CO_2. Na Figura 3.8 observa-se um espectro do ar ambiente, determinado pelo modo de transmissão, em que ocorre a acentuada presença das bandas pertencentes ao vapor de água e CO_2. A área sob as bandas, tanto de transmissão como de reflexão, foi determinada subtraindo a área de bandas vizinhas e largas, que poderiam interferir no cálculo da área.

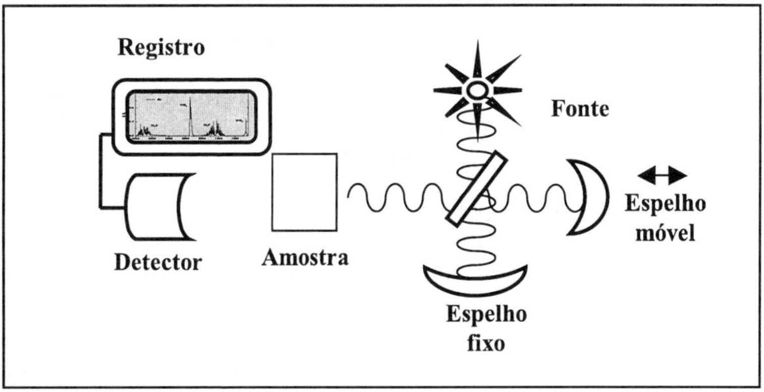

Figura 3.7. *Diagrama experimental que ilustra o espectrômetro de transformada de Fourier.*

Espectroscopia de Reflexão

Para a técnica de reflexão também se utilizou máscara que permitisse analisar somente a área desejada. Para evitar reflexões indesejáveis, as máscaras foram cobertas por uma tinta preta e fosca, mesmo assim a cobertura de tinta apresenta bandas de reflexão. A Figura 3.9 mostra o espectro de reflexão da tinta preta, onde se podem notar, com maior intensidade, três bandas situadas em 2910 cm^{-1}, 1722 cm^{-1} e em 696 cm^{-1} nos espectros dos tecidos.

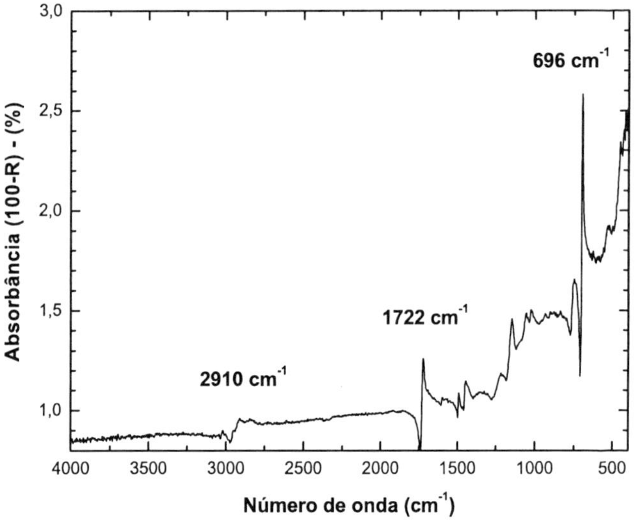

Figura 3.8. *Espectro de transmissão do ar ambiente onde se visualizam as bandas de absorção do vapor de água e gás carbônico presentes na atmosfera.*

3.4.3 Laser de Érbio

Para a irradiação das amostras com o *laser* de érbio utilizou-se um sistema comercial pertencente ao Instituto de Lasers em Medicina e Metrologia da Universidade de Ulm na Alemanha. A entrega do feixe foi realizada utilizando-se um braço articulado e a energia de saída foi calibrada por intermédio de um detector piroelétrico. O feixe *laser* possui comprimento de onda em 2,94 μm com largura temporal de 400 μs. As amostras foram irradiadas sem o uso da refrigeração.

3.4.4 Irradiação das Amostras

A irradiação das amostras foi conduzida com fluências menores que 4,28 J/cm^2 e freqüência de 2 Hz. A irradiação ocorreu com fluências crescentes e acumulativas, ou seja, após a determinação do espectro natural, irradiou-se o tecido com menor fluência (0,365 J/cm^2), analisou-se através da espectroscopia, e assim sucessivamente até a irradiação com fluência maior (4,2804 J/cm^2). A análise pela técnica de transmissão foi aplicada nas amostras irradiadas somente com fluências subablativas ($F < 2$ J/cm^2).

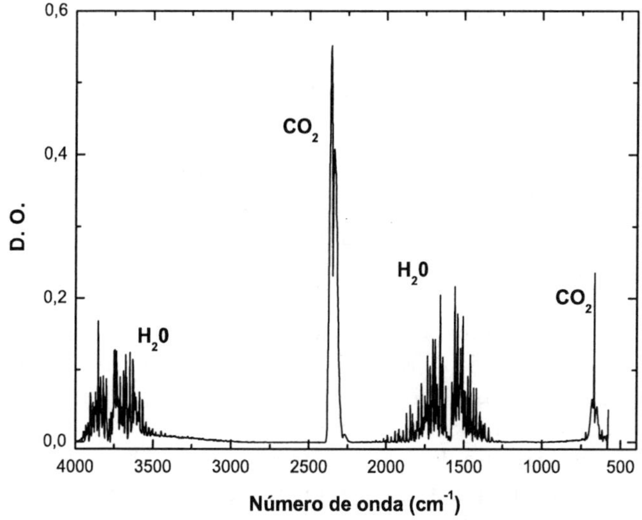

Figura 3.9. Espectro de absorção da tinta preta fosca utilizada na confecção das máscaras utilizadas para selecionar determinadas regiões das amostras. Observam-se três bandas mais intensas em 2910 cm^{-1}, 1722 cm^{-1} e 696 cm^{-1}, as quais eram observadas nas amostras.

3.4.5 Estocagem, Tratamento Térmico e Hidratação das Amostras

Os dentes bovinos foram extraídos de animais com aproximadamente 2 anos de idade. Após a extração os dentes foram estocados em solução de água e cloreto de sódio a 0,9% até a preparação das amostras. Após a preparação as amostras em forma de fatias foram mantidas em solução de cloreto de sódio, e as amostras em forma de pó foram mantidas em frascos secos. As amostras foram estocadas de forma similar.

O tratamento térmico foi conduzido em estufas e fornos tipo mufla com aquecimento automatizado. As temperaturas utilizadas estão compreendidas entre 80 °C e 300 °C quando se objetivava a avaliação da água, material orgânico e hidratação dos tecidos. Para os demais trabalhos utilizaram-se temperaturas compreendidas entre 100 °C e 1000 °C. A hidratação foi conduzida na mesma solução utilizada na estocagem: solução de água e cloreto de sódio a 0,9%.

3.5 Resultados – Tecidos Naturais

3.5.1 Espectroscopia de Transmissão

A escolha das amostras, pó ou fatia, foi realizada de acordo com o objetivo de cada experimento. Utilizando-se as amostra em fatia, não é possível monitorar as bandas com grande intensidade, como as bandas de fosfato, carbonato, e dependendo da espessura até a água apresenta saturação do sinal. Para avaliar tais bandas é necessário utilizar amostras em forma de pó ou amostras muito delgadas. Por outro lado, as bandas que apresentam pouca intensidade podem ser mais bem observadas nos espectros de amostras em fatias. Como exemplo podem ser listadas as bandas associadas à ligação de C–H (3000 – 2800 cm^{-1}), ligações triplas e duplas de C, N e O (2300 – 1900 cm^{-1}) e bandas associadas à estrutura do colágeno e amida III (1400 – 1100 cm^{-1}).

Os espectros das amostras de esmalte humano e bovino, preparadas em forma de pó, podem ser vistos na Figura 3.10, e os da dentina

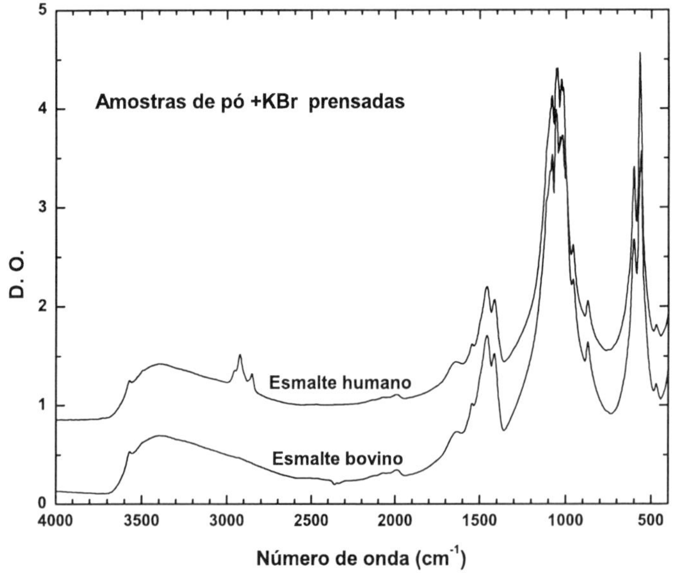

Figura 3.10. *Espectro de absorbância do esmalte humano e bovino em pó obtido pelo modo de transmissão. A posição de cada banda pode ser vista na Tabela 3.2 e comparada com as bandas observadas na dentina.*

humana e bovina, na Figura 3.11. Na Tabela 3.2 a posição dessas bandas são comparadas com as amostras preparadas em fatias.

Na Figura 3.12 observa-se o espectro de absorbância do esmalte humano e bovino preparado em forma de fatias. A amostra humana foi preparada com espessura aproximada de 100 μm e a bovina de aproximadamente 70 μm. Os espectros de dentina humana e bovina também preparadas em forma de fatias podem ser vistos na Figura 3.13. Nesse caso, as fatias utilizadas são mais delgadas, a amostra humana possui, aproximadamente 30 μm e a bovina, 20 μm.

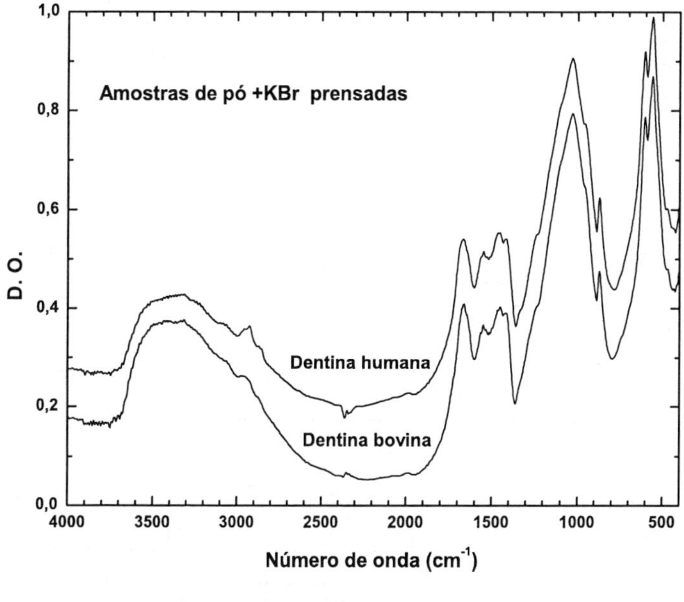

Figura 3.11. *Espectro de absorbância da dentina humana e bovina em pó obtido pelo modo de transmissão. A posição de cada banda pode ser vista na Tabela 3.2 e comparada com as bandas observadas no esmalte.*

Tabela 3.2. *Posição das bandas de absorção da matriz mineral, orgânica e água do esmalte. Amostras provenientes de dentes humanos ou bovinos, analisados em pó ou fatias dos espectros já descritos.*

Composto químico	Esmalte			
	Humano		Bovino	
	Fatia	Pó	Fatia	Pó
Estiramento	3573	3571	3573	3572
	3494^F	3498^F	3496	3494
OH^-	3441^F	$3453/3441^F$	3421	—
	3404^F	$3423/3405^F$	3386	—
	753	$752/720^F$	753	754
Libração	Saturado	638^F	Saturado	—
PO_4^{3-} ν_3	$1300-900^S$	$1300-900$	$1300-900^S$	$1300-900$
ν_1	$1300-900^S$	959	$1300-900^S$	956
ν_4	$740-490^S$	604/569	$740-490^S$	603/563
ν_2	467	470	472	470
CO_3^{2-} ν_3	$1600-1300^S$	1416	$1600-1300^S$	1415
ν_3	$1600-1300^S$	1459	$1600-1300^S$	1458
ν_3	$1600-1300^S$	1502^F	$1600-1300^S$	1502^F
ν_3	1545	1549	1544	1548
ν_2	874	874	874	872
Água	$3700-2200$	$3700-2200$	$3700-2200$	$3700-2200$
	1650	1650	1650	1646
C–H	2968^F	2959	2959	2958^F
	2929^F	2923	2925	2925^F
	2875^F	2854	2866	2854^F
Amida A	—	—	—	—
Amida B	—	—	—	—
P–OH; S–H ou N–H	$2540^F/2510^F$	—	$2547^F/2508^F$	2509^F
	2468	2470	2466	2464
Lig. tripl. e dup. entre N, C e O	2137	2144	2135	2141
	2076	2075	2075	2075
	1992	1994	1992	1990
Estrutura do colágeno	—	—	—	—
	—	—	—	—
	—	—	—	—
	—	—	—	—

S = sinal saturado e F = sinal fraco.

Tabela 3.2. *Posição das bandas de absorção, idem para a Dentina.*

Composto químico	Dentina			
	Humana		Bovina	
	Fatia	Pó	Fatia	Pó
Estiramento	3580	—	—	—
	—	—	—	—
OH^-	—	—	—	—
	—	—	—	—
	720/754	754	715/754	748/700^F
Libração	704/666^F	—	667/702	—
PO_4^{3-} ν_3	1300 – 900	1112/1169 1032	1300 – 900	1114/1167 1032
ν_1	961	945	960	947
ν_4	604/563	606/561	604/565	604/561
ν_2	470	468	468	466
CO_3^{2-} ν_3	1418	1408	1418	1413
ν_3	1449/1470^F	1450^F/1477	1450/1470	1449/1467
ν_3	1508	—	1504	1501^F
ν_3	1544	1550/1565	1546	1551/1568^F
ν_2	873/879	870	875	870
Água	3700 – 2200	3700 – 2200	3700 – 2200	3700 – 2200
	1663	1675	1662	1670
	2960/2976	2965^F	2961	—
C–H	2931	2925	2931	2938
	2874	2861	2875	2875
Amida A	3326	—	3318	—
Amida B	3066^F	3064^F	3066^F	3058^F
P–OH; S–H	—	—	—	—
ou N–H	2470	2480^F	2468	2468^F
Lig. tripl.	2135	—	2137	—
e dup. entre	2079	2079	2079	2075
N, C e O	1993	1993	1988	1990
	1202	1205^F	1201/1203	1204^F
Estrutura do	1232	1248^F	1234/1241	1245^F
colágeno	1281	1285^F	1281/1283	1288^F
	1335	1341^F	1335/1339	1338^F

S = sinal saturado e F = sinal fraco.

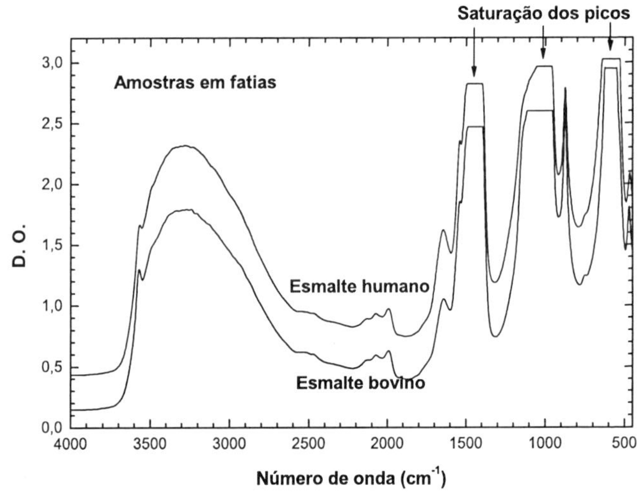

Figura 3.12. *Espectro de absorbância do esmalte humano e bovino em fatia obtido pelo modo de transmissão. Observa-se a saturação das bandas mais intensas: carbonato e fosfato. A posição de cada banda pode ser vista na Tabela 3.2.*

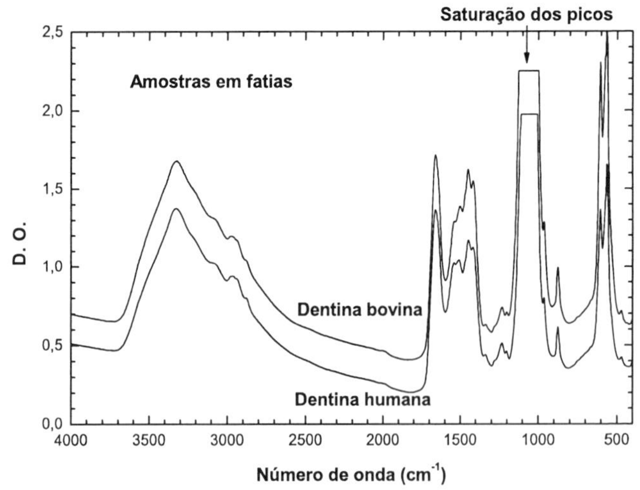

Figura 3.13. *Espectro de absorbância da dentina humana e bovina em fatia obtido pelo modo de transmissão. Neste espectro ocorre a saturação da banda do fosfato. A posição de cada banda pode ser vista na Tabela 3.2.*

3.5.2 Espectroscopia de Reflexão

O espectro de refletância do esmalte entre 4000 cm^{-1} e 400 cm^{-1} é apresentado na Figura 3.14-A. No espectro B dessa figura observa-se a ampliação da região entre 2000 cm^{-1} e 400 cm^{-1} onde são indicadas as bandas de carbonato e fosfato. Na Figura 3.15 observa-se o espectro do esmalte bovino polido e do esmalte vestibular. O esmalte denominado polido foi desgastado e polido, desta forma o esmalte corresponde ao tecido subsuperficial, ao contrário do espectro da superfície vestibular que representa o esmalte mais externo ao dente.

O espectro da dentina pode ser observado na Figura 3.16, considerando a mesma região espectral descrita para o esmalte (4000 – 400 cm^{-1}). O espectro da dentina polida pode ser comparado com o espectro do cemento na Figura 3.17. Observam-se as bandas do carbonato e do material orgânico mais intensas no cemento do que na dentina.

As comparações realizadas entre esmalte vestibular, subsuperficial, dentina e cemento foram conduzidas com espectros de uma única amos-

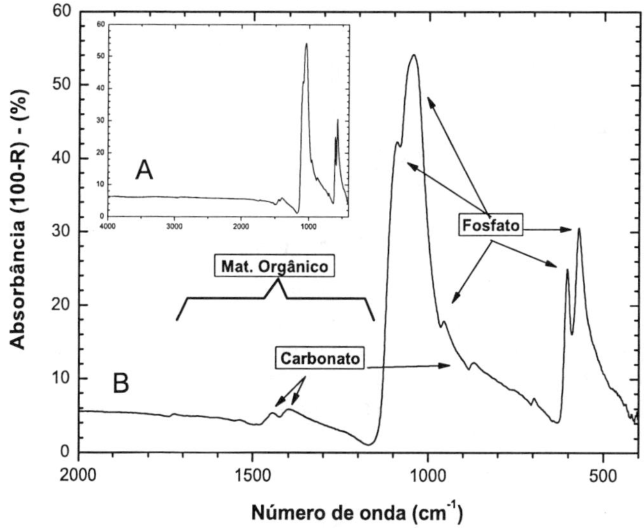

Figura 3.14. *Espectro de refletância do esmalte bovino obtido pela técnica de reflexão especular. Em (A) observa-se o espectro entre 4000* cm^{-1} *e 400* cm^{-1} *e em (B) a ampliação da região 2000–500* cm^{-1}*, onde são observadas as principais bandas de reflexão do tecido.*

tra, ou seja, essas comparações têm o objetivo de descrever qualitativamente as diferenças e semelhanças entre tais tecidos. As bandas observadas por espectroscopia de reflexão podem ser observadas na Tabela 3.3 com suas respectivas atribuições aos radicais químicos.

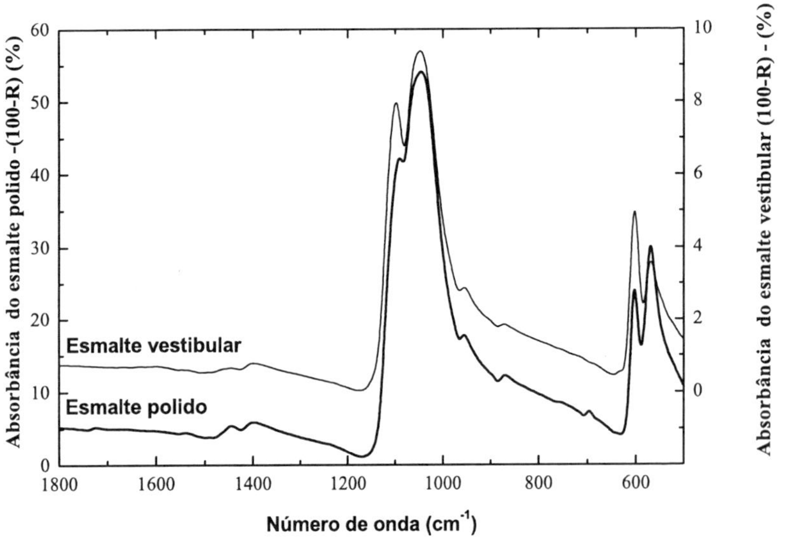

Figura 3.15. *Espectro de refletância do esmalte polido e vestibular bovinos entre 1800 cm^{-1} e 500 cm^{-1}. Observa-se que as bandas de reflexão do carbonato (1500–1200 cm^{-1}) são menos intensas e largas no esmalte vestibular, enquanto as bandas de fosfato são mais intensas nessa amostra.*

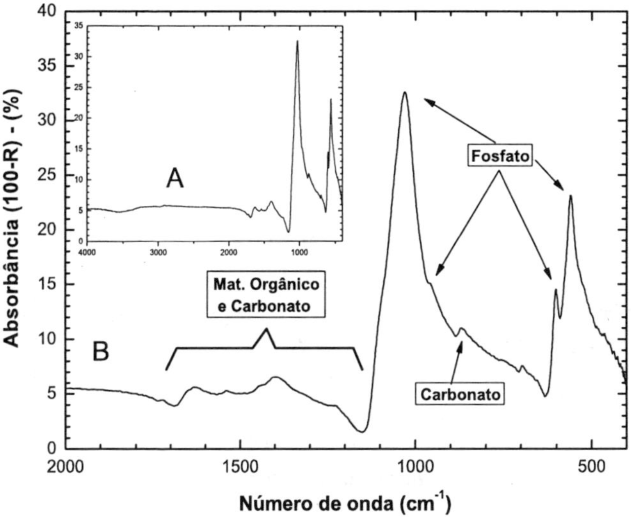

Figura 3.16. *Espectro de refletância da dentina bovina; em (A) observa-se o espectro entre 4000 cm^{-1} e 400 cm^{-1} e em (B), a ampliação da região 2000–500 cm^{-1}, onde são observadas as principais bandas do tecido.*

Tabela 3.3. *Posição das bandas de reflexão do esmalte e da dentina bovinos.*

Descrição das bandas	Esmalte (cm^{-1})	Dentina (cm^{-1})
Fosfato	570	560
	603	601
Carbonato	868	868
Fosfato	956	~960 (ombro)
	1047	1031
	1092	~1100 (ombro)
Amida III	1236	1224
Carbonato mais Amida II	1395	1393
	1443	1442
	1534	1540
Água mais Amida I	1634	—
	1650	—

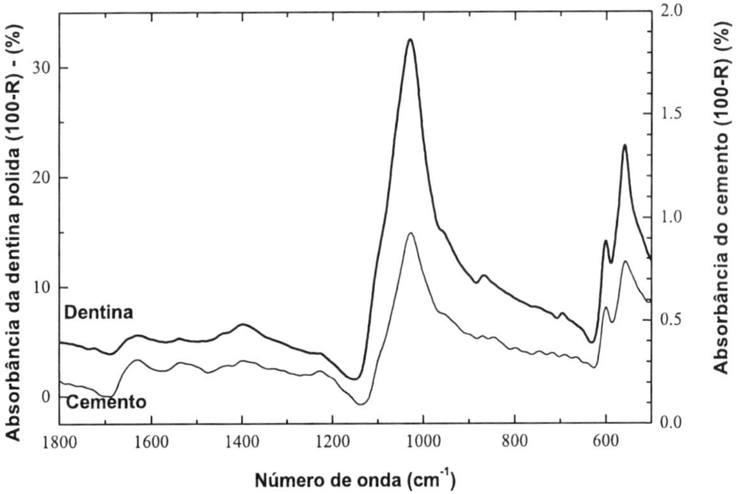

Figura 3.17. *Espectro de refletância entre 1800 cm^{-1} e 500 cm^{-1} da dentina polida e cemento bovinos. Observa-se um maior número de bandas na região entre 1700 cm^{-1} e 1100 cm^{-1} no cemento; essas bandas são associadas à maior presença de material orgânico no tecido, enquanto na dentina, devido à menor quantidade, esse material apresenta bandas pouco intensas.*

3.5.3 Bandas de Absorção das Amostras em Pó e em Fatias

Com a condução de diversos experimentos utilizando amostras em pó e fatias, observou-se o deslocamento da posição das bandas da estrutura do colágeno quando as amostras foram preparadas por diferentes procedimentos: pó e fatias. Na Figura 3.18-B e Tabela 3.4 observam-se as bandas pertencentes ao carbonato, ao fosfato e à matriz orgânica da dentina preparada em pó e em fatia. As bandas apresentadas na Figura 3.18-B foram obtidas a partir da média de todas as amostras do grupo, assim como as posições da Tabela 3.4. Nessa tabela observa-se a posição das bandas preparadas em pó e em fatias considerando dois grupos: fatias-1 e fatias-2. A distinção dos grupos de amostras em fatias foi realizada para diferenciar os resultados obtidos com os dois espectrômetros: as amostras do grupo fatias-1 foram determinadas utilizando-se o espectrômetro Bomem da Universidade Federal de Pernambuco e do grupo fatias-2, o espectrômetro da Nicolet da Universidade de Ulm.

As posições das bandas da matriz mineral, fosfato e carbonato, apresentaram valores similares entre as amostras dos grupos fatias-1 e fatias-2. Por outro lado, as bandas da matriz orgânica das mesmas amostras apresentaram variações nas suas posições. As bandas da matriz orgânica do grupo 1 apresentaram bandas com freqüências de vibração maiores que as das bandas do grupo 2, de forma que ocorreram deslocamentos entre 2,5 cm^{-1} e 7 cm^{-1} entre os dois grupos.

As amostras em pó produziram alterações nas posições das bandas tanto da matriz mineral como da orgânica. As bandas de fosfato e carbonato apresentaram números de onda menores nas amostras em pó (κ = 2,5 – 7 cm^{-1}), enquanto as bandas da matriz orgânica apresentaram valores maiores ($\kappa = 0,9 - 4,6$ cm^{-1}). Somente duas dessas bandas apresentaram deslocamentos estatisticamente significativos ($p < 0,05$).

Nas Figuras 3.19 e 3.19-B correlaciona-se a espessura das amostras do grupo fatias-2 com a posição de duas bandas. As amostras do grupo fatias-1 possuem espessuras entre 30 μm e 40 μm, o que impossibilitou a verificação de uma possível correlação entre posição das bandas com espessura das amostras. Apesar de os resultados experimentais não se correlacionarem perfeitamente com o ajuste linear, é possível observar nas Figuras 3.19 e 3.19-B que as amostras mais delgadas (20 – 40 μm) produzem bandas centradas em números de onda menores ($\sim$ 1232 cm^{-1} e 1280,5 cm^{-1}), enquanto as amostras mais espessas produzem números de onda maiores (1234 – 1238 cm^{-1} e 1281,5 – 1282,5 cm^{-1}).

Tabela 3.4. *Posição das bandas de absorção da matriz orgânica, fosfato e carbonato da dentina em pó e fatia (erro experimental de ± 1).*

Bandas	Posição (cm^{-1})		
Grupos	Pó	Fatias-1	Fatias-2
n.º de amostras	14	07	12
Carbonato	871,5±0,2	874,0±0,4	874,0±0,2
Fosfato	953±1	960,2±0,4	960,4±0,5
Hidroxila	754±1	Pouco intensa	753,7±0,2
Matriz orgânica	1203,6±0,1	1202,7±0,1	1201,1±0,1
	1245,2±0,1	1240,7±0,1	1234,0±0,5
	1288,1±0,1	1283,5±0,1	1281,0±0,2
	1338,5±0,1	1339,3±0,1	1335,0±0,2

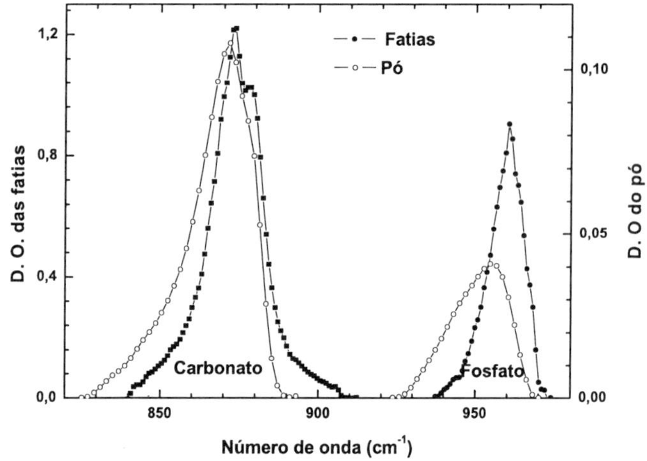

Figura 3.18. A. *Bandas de absorção do fosfato, carbonato de dentina preparada em pó e fatia pertencentes ao grupo fatias-1. Observa-se o deslocamento das bandas de carbonato e fosfato para números de onda menores quando a amostra é triturada; duas bandas da matriz orgânica deslocam-se para números de onda maiores.*

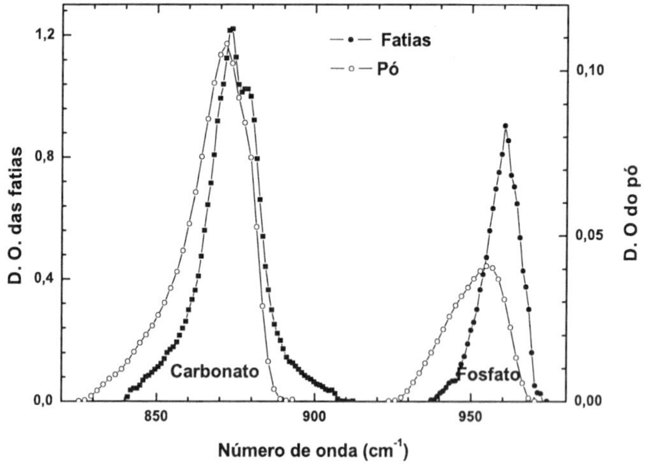

Figura 3.18. B. *Bandas de absorção da matriz orgânica de dentina preparada em pó e fatia pertencentes ao grupo fatias-1. Observa-se que as duas bandas da matriz orgânica deslocam-se para números de onda maiores.*

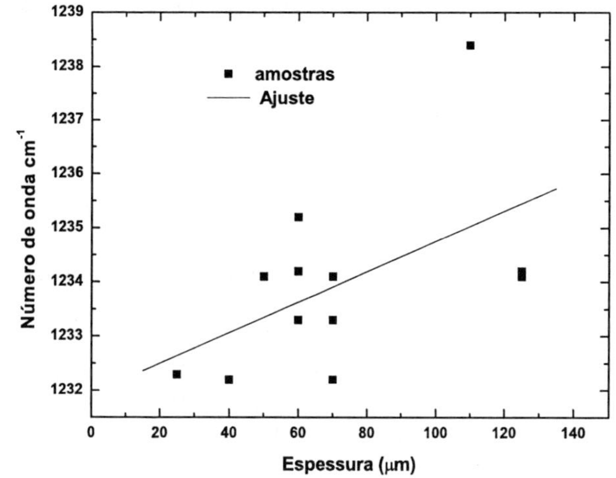

Figura 3.19. A. *Correlação da posição das bandas da matriz orgânica da dentina com a espessura das amostras do grupo fatias-2. Observa-se que as amostras mais delgadas (20–40 μm) apresentam bandas com números de onda menores, enquanto as amostras mais espessas (100–130 μm) apresentam valores maiores.*

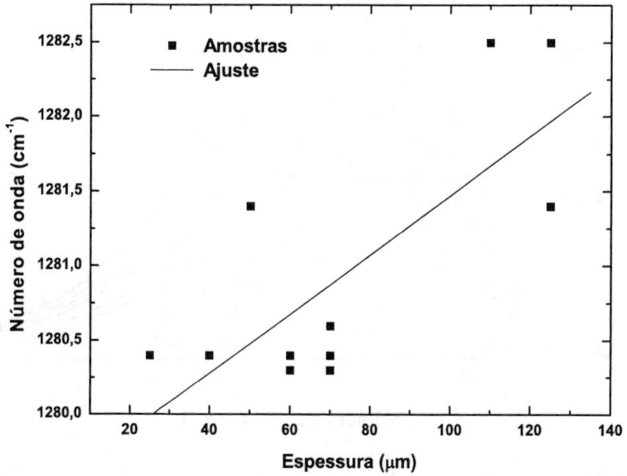

Figura 3.19. B. *Correlação da posição das bandas da matriz orgânica da dentina com a espessura das amostras do grupo fatias-2.*

3.6 Resultados – Irradiação com Laser de Érbio

3.6.1 Dentina Irradiada – Espectroscopia de Transmissão

Água

A água presente na dentina irradiada foi monitorada a partir de duas bandas de absorção: uma situada entre 3800 cm^{-1} e 2500 cm^{-1} sobreposta pelas bandas de amida A, amida B, ligações de C–H, hidroxila e outra centrada em 1660 cm^{-1} sobreposta pela banda da amida I. Na Figura 3.20 observam-se os espectros da dentina natural e irradiada com fluências entre $0,365\ J/cm^2$ e $1,94\ J/cm^2$.

Com o aumento da fluência observa-se na Figura 3.21 o comportamento da área sob as duas bandas da água, a área apresentada é normalizada pela área observada inicialmente na amostra natural. As bandas de menor intensidade e presentes entre 3800 cm^{-1} e 2500 cm^{-1}

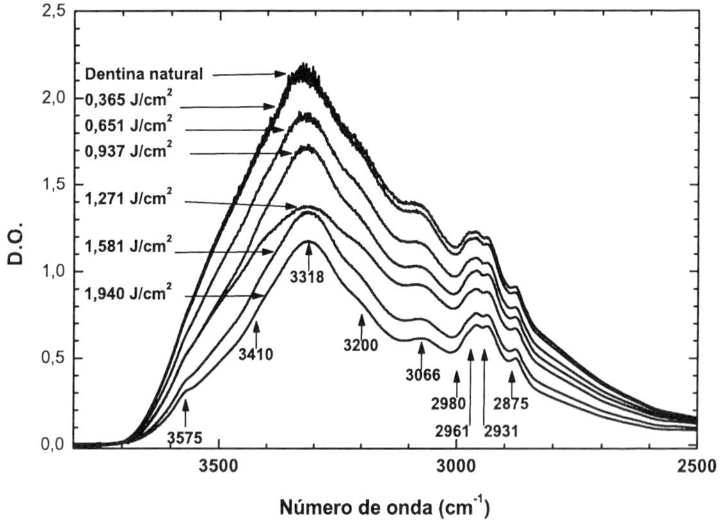

Figura 3.20. *Espectro de absorbância entre 3800 cm^{-1} e 2500 cm^{-1} da dentina natural e irradiada com laser de Er:YAG utilizando-se fluências entre 0,365 J/cm^2 e 1,94 J/cm^2. Observa-se o decréscimo da banda da água com o aumento da fluência aplicada.*

foram subtraídas da banda da água. Por outro lado, a área da amida I em 1660 cm^{-1} não foi subtraída, pois apresenta uma grande intensidade e sua posição coincide exatamente com a posição da banda da água. As bandas da amida A e amida I são atribuídas ao modo de estiramento do N–H e dessa forma observa-se um comportamento similar entre as duas bandas, comprovando que a banda em 1660 cm^{-1} é majoritariamente composta pela amida I. Como conseqüência, não se observa na Figura 3.20 um decaimento da área da banda em 1660 cm^{-1} com o aumento da fluência, assim como foi observado na banda da água entre 3800 cm^{-1} e 2500 cm^{-1}.

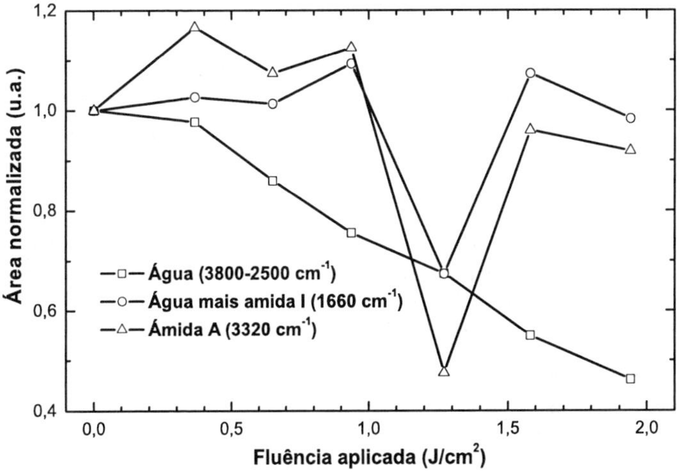

Figura 3.21. *Área sob a banda da água (3800 cm^{-1} e 2500 cm^{-1}), água e amida I (1660 cm^{-1}) e amida A (3320 cm^{-1}) da dentina irradiada com laser de érbio. Observa-se um decréscimo de apenas uma banda da água com o aumento da fluência aplicada; a banda da água em 1660 cm^{-1} se mantém aproximadamente constante, pois é composta majoritariamente pela banda da amida I.*

Matriz Orgânica

A matriz orgânica da dentina é formada predominantemente pelo colágeno e dessa forma o espectro dessa matriz é composto por bandas de amidas. Observa-se na Tabela 3.5 a posição das bandas situadas entre 3800 cm^{-1} e 2500 cm^{-1} da dentina, estas, ilustradas na Figura

3.20, podem ser comparadas com as da água e do colágeno obtidas da literatura [47, 48, 49].

Com o aumento da fluência de irradiação observa-se, na Figura 3.22, a diminuição das bandas da amida B e na Figura 3.23, a diminuição da banda da amida A. O decréscimo é similar ao observado para a banda da água (Figura 3.21). A posição da banda da amida B sofre um deslocamento para números de onda menores: passa de 3070,5 cm^{-1} na dentina natural para 3067,5 cm^{-1} na dentina irradiada com 1,94 J/cm^2, resultando num deslocamento de 3 cm^{-1}.

As demais bandas da matriz orgânica estão situadas entre 3000 cm^{-1} e 2800 cm^{-1} (modos de estiramento das ligações de C–H) e entre 2150 cm^{-1} e 1950 cm^{-1} (ligações duplas e triplas de carbono, nitrogênio e oxigênio) não apresentaram alterações com a irradiação. O comportamento da área sob essas bandas juntamente com as áreas da amida A, amida B e água na dentina natural e irradiada pode ser observado na Figura 3.24.

Tabela 3.5. *Posição das bandas de absorção entre 3800 cm^{-1} e 2500 cm^{-1} da dentina bovina; comparação com o espectro da água [47] e do colágeno [48, 49] obtidos da literatura.*

Descrição	Dentina (cm^{-1})	Água (cm^{-1})	Colágeno (cm^{-1})
Estiramento do O-H	3575	—	—
(ν_3) Água	3410	3490	—
($\nu_1 + 2\nu_2$) Água ou amida A	3318	3280	3330
($\nu_1 + 2\nu_2$) água	3200		3293
Amida B	3066	—	3075
—	2980		—
Estiramento do C–H	2961	—	2960
	2931	—	2925
	2875	—	2875

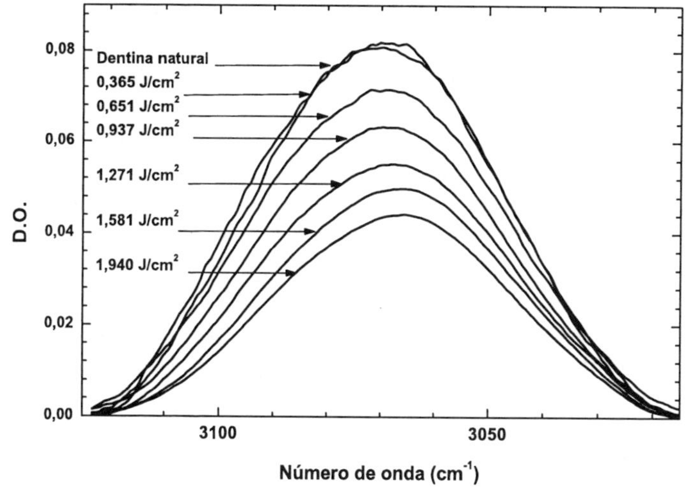

Figura 3.22. Em (A) observa-se a banda de absorção associada à amida B observada na dentina natural e irradiada com *laser* de érbio utilizando-se fluências entre 0,365 J/cm^2 e 1,94 J/cm^2.

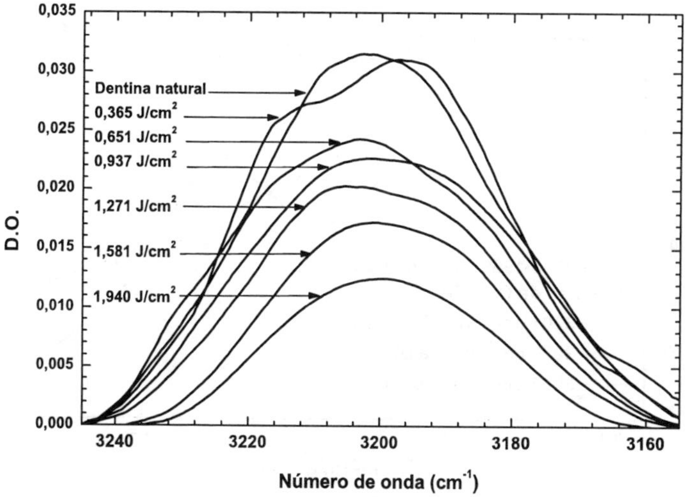

Figura 3.23. Banda de absorção da amida A observada na dentina natural e irradiada com *laser* de érbio utilizando-se fluências entre 0,365 J/cm^2 e 1,94 J/cm^2. Observa-se um decréscimo da área com o aumento da fluência aplicada.

Na Figura 3.25 observam-se bandas entre 2580 cm^{-1} e 2400 cm^{-1} que não são associadas definitivamente a um radical químico. Nessa região pode ocorrer a formação de bandas provenientes de modos de estiramento da ligação de S–H e N–H [44]. As bandas dessa região são detectadas na amostra não irradiada e crescem linearmente com a fluência aplicada. O aumento dessa banda com irradiação é acompanhado na Figura 3.26. Após a irradiação da dentina com fluências acima de 1,2 J/cm^2 observa-se a formação de duas novas bandas de absorção. Estas são formadas em 2219 cm^{-1} e 2182 cm^{-1} e são associadas ao radical cianato (–N=C=O). Elas podem ser vistas nas Figuras 3.27-A e 3.27-B, e o comportamento da área dessas bandas em função da fluência, na Figura 3.26.

Na dentina irradiada, a banda da amida II (Figura 3.28) sofre influência das bandas do carbonato e dos modos rotacionais do vapor de água presente no ar. A variação da área sob essas bandas, após a irradiação, pode ser acompanhada na Figura 3.29. Na região espectral 1485 – 1455 cm^{-1} ocorre uma banda fraca (Figura 3.28-B) atribuída ao modo vibração de deformação do radical CH_2.

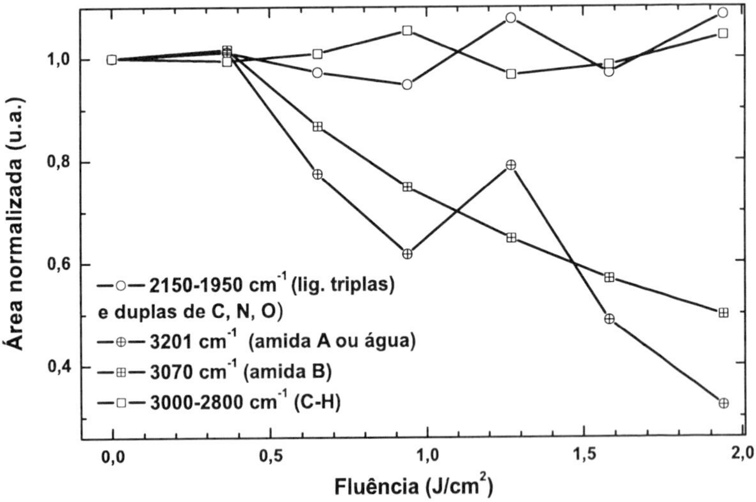

Figura 3.24. *Área das bandas na dentina após a irradiação, associadas a amida A, amida B, ligações de C–H e bandas entre 2150* cm^{-1} *e 1950* cm^{-1}*. Com o aumento da fluência observa-se a diminuição da banda associada à amida A e à amida B, o decréscimo é similar ao observado para abanda da água.*

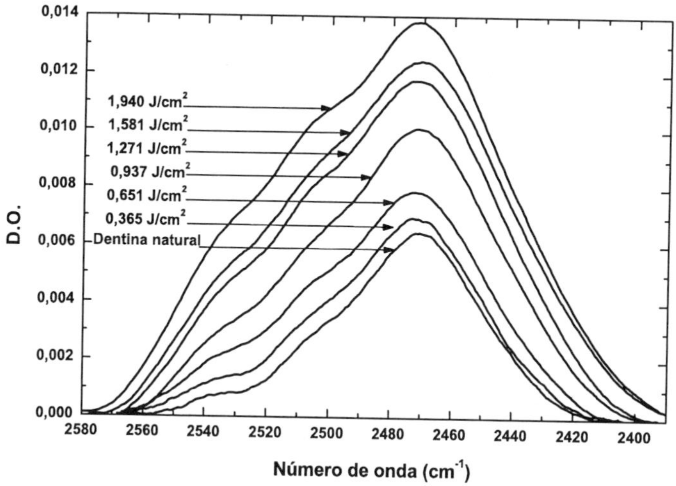

Figura 3.25. *Conjunto de bandas entre 2580 cm^{-1} e 2400 cm^{-1} presente na dentina irradiada. Essas bandas não foram atribuídas a um radical químico mas nessa região podem ocorrer bandas provenientes dos modos de estiramento do S–H, acoplamento desse estiramento com pontes de hidrogênio ou estiramento do N–H.*

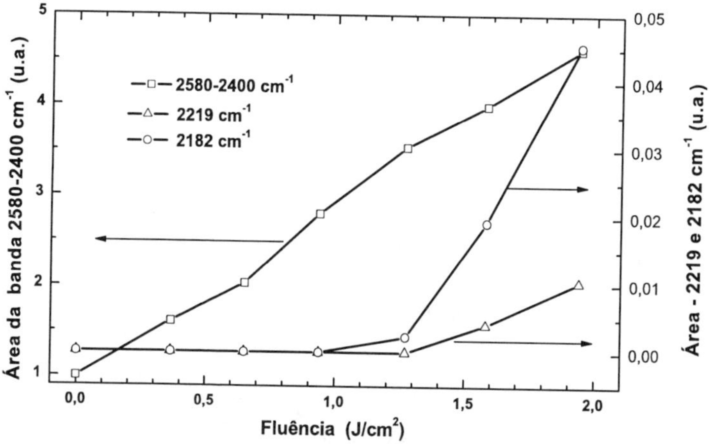

Figura 3.26. *Com o aumento da fluência do laser de érbio durante a irradiação da dentina observa-se a formação de novas bandas de absorção: 2580–2400 cm^{-1} (possivelmente associadas às ligações S–H ou N–H), 2219 cm^{-1} e 2182 cm^{-1} (associadas ao radical de cianato –N=C=O).*

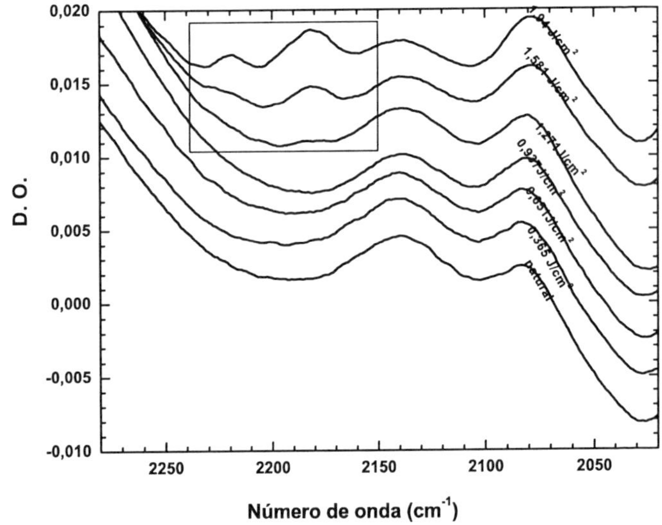

Figura 3.27.A. *As bandas formadas após a irradiação da dentina, são associadas ao cianato (−N=C=O). Elas foram ampliadas da região tracejada da parte, e são melhor visualizadas na figura 3.25-B. Observa-se a formação das bandas após irradiação com fluências superiores a 1,271 J/cm*^{2}.

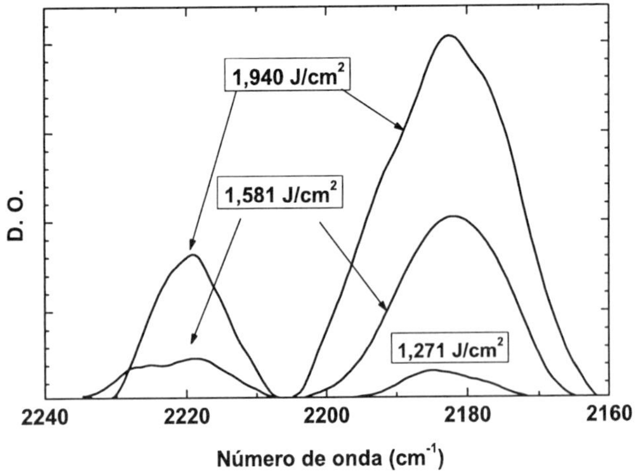

Figura 3.27.B. *Ampliação das bandas de cianato na dentina irradiada com o laser de Er:YAG .*

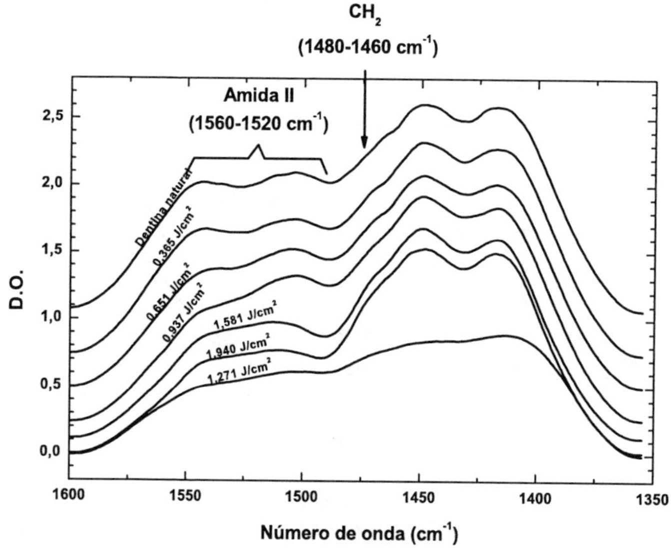

Figura 3.28. A. *Bandas de absorção entre 1600 cm^{-1} e 1350 cm^{-1} da dentina irradiada. Entre 1560 cm^{-1} e 1520 cm^{-1} ocorre a presença da amida II e entre 1480 cm^{-1} e 1460 cm^{-1}, bandas do CH_2.*

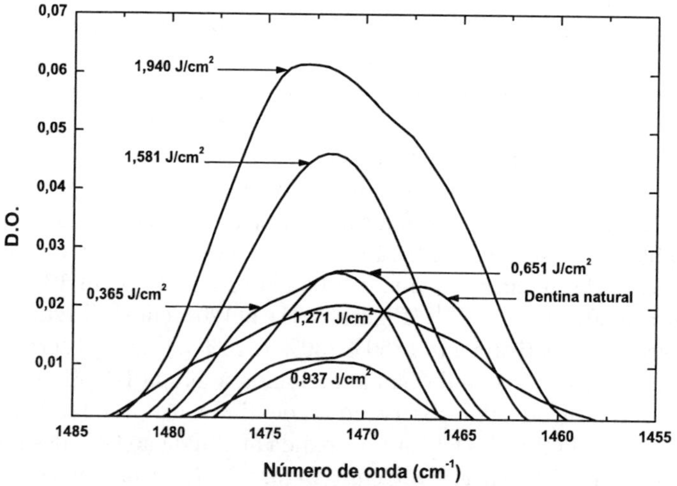

Figura 3.28. B. *Observam-se as bandas de absorção do radical CH_2 da dentina irradiada; observa-se o aumento da área da banda com o aumento da fluência.*

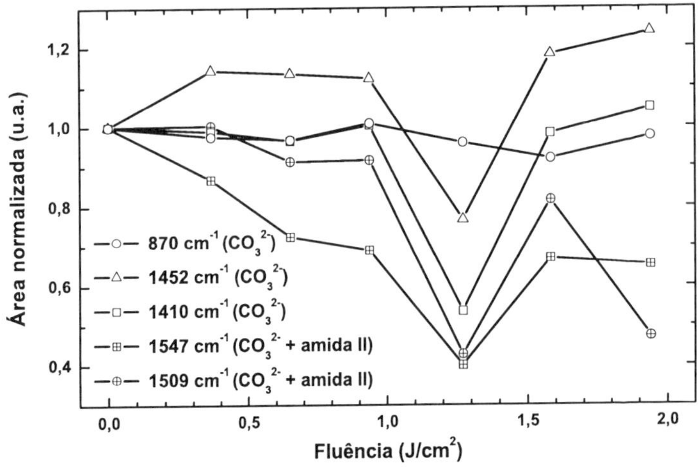

Figura 3.29. *A) Área sob as bandas do carbonato, com destaque para as bandas centradas em 1547 cm^{-1} e 1509 cm^{-1}, que sofrem um decréscimo nas suas áreas após a irradiação; esse decréscimo ocorre devido à influência da banda da amida II. B) Aumento da área entre 1485 cm^{-1} e 1455 cm^{-1} em função da fluência aplicada.*

As bandas compreendidas entre 1400 cm^{-1} e 1100 cm^{-1} são associadas a modos de vibração, abano[a] do CH_2, estiramento do C−N (amida III), deformação do N−H (amida III) e modos de vibração associados à estrutura do colágeno. As posições dessas bandas estão listadas na Tabela 3.6, onde se pode compará-las com as bandas da dentina determinadas neste trabalho e com as bandas do colágeno presentes na pele de rato e no osso humano [50].

Com a irradiação da dentina com o *laser* de érbio, a área de todas as cinco bandas observadas entre 1400 cm^{-1} e 1100 cm^{-1} decrescem com o aumento da fluência. A área das bandas observadas em 1335 cm^{-1} (Figura 3.30), 1281 cm^{-1} (Figura 3.31) e 1201 cm^{-1} (Figura 3.32) decrescem respectivamente a 50%, 30% e 10% da área observada na dentina natural. A área da banda atribuída à amida III (Figura 3.33) decresce a 50% do valor observado na dentina natural, quando a dentina é irradiada com 1,94 J/cm^2 e a banda atribuída ao CH_2 desaparece após a irradiação com 1,581 J/cm^2 (Figura 3.34). A área normalizada de todas as bandas pode ser observada na Figura 3.35.

A água é eliminada na dentina irradiada de forma similar a dena-

[a]Tradução do inglês *wagging*.

turação da matriz orgânica. Para avaliar esta dependência, na Figura 3.36 observa-se esta correlação para as amostras irradiadas com o *laser* de érbio.

Associada ao decréscimo das bandas, a irradiação *laser* produz o deslocamento de três bandas, as quais são atribuídas à estrutura do colágeno. O deslocamento mais pronunciado ocorre de 1336 cm^{-1} (dentina natural) para 1333 cm^{-1} (dentina irradiada com 1,94 J/cm^2), enquanto as demais apresentam um deslocamento mais discreto: de 1280,5 cm^{-1} para 1279 cm^{-1} e de 1201 cm^{-1} para 1199,5 cm^{-1}. Apesar de esses deslocamentos estarem próximos do erro experimental de $\pm$0,5 cm^{-1}, eles ocorrem na mesma direção, ou seja, na direção dos números de onda menores.

Tabela 3.6. *Posição das bandas de absorção, entre 1400 cm^{-1} e 1100 cm^{-1}, da dentina que são atribuídas à estrutura do colágeno e comparadas com a posição das bandas observadas no colágeno presentes na pele de rato e no osso humano [50].*

Dentina bovina (cm^{-1})		Pele (cm^{-1})		Osso (cm^{-1})		Descrição
Pó	Fatia	Pó	Fatia	Pó	Fatia	
1338	1335	1334	1337	1334	1342	Estrutura do colágeno
—	1315	—	1306	—	—	CH_2 (abano)
1288	1281	1277	1281	1276	—	Estrutura do colágeno
1245	1234	1233	1232	1238	1233	CONH (amida III), CN (estiramento) e NH (deformação)
1204	1201	1206	1201	—	1204	Estrutura do colágeno

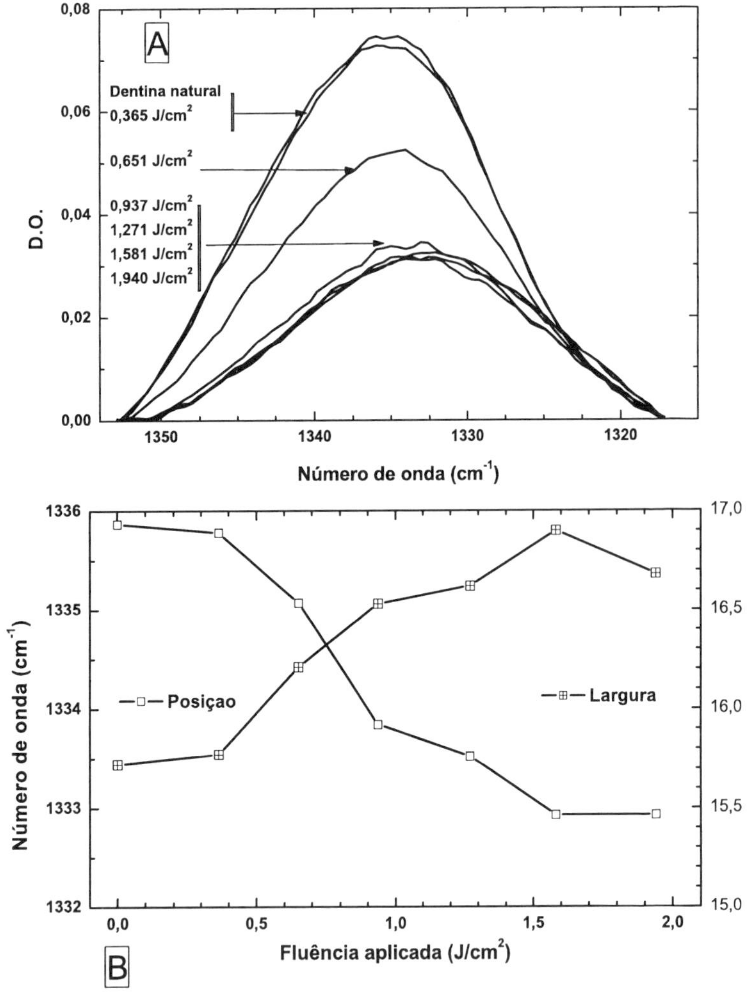

Figura 3.30. *A) Essa banda de absorção é observada na dentina natural em torno de 1335 cm^{-1} e associada ao modo de vibração da estrutura do colágeno. Após a irradiação da dentina ocorre o decréscimo da banda (para 50% da área inicial). Em (B) observa-se um deslocamento da posição (de 1336 cm^{-1} para 1333 cm^{-1}) e alargamento da banda de acordo com o aumento da fluência aplicada.*

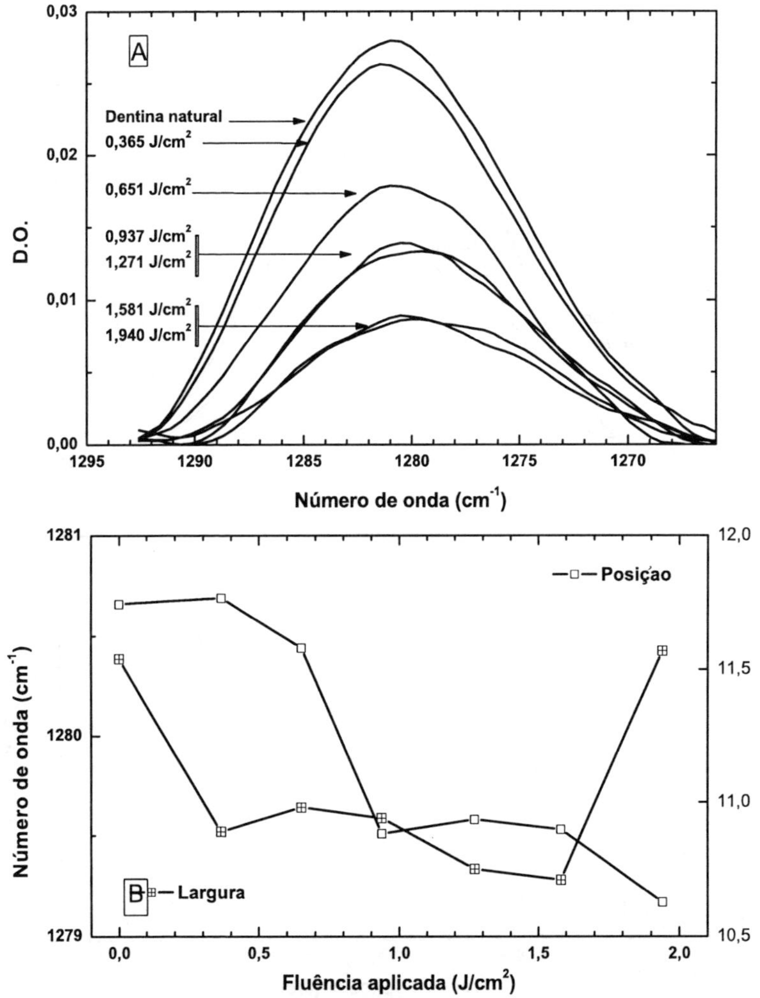

Figura 3.31. *A) Essa banda de absorção é observada na dentina natural em torno de 1281 cm^{-1} e associada ao modo de vibração da estrutura do colágeno. Com a irradiação da dentina ocorre o decréscimo da banda (para 30% da área inicial). Em (B) observa-se um deslocamento da posição (de 1280,5 cm^{-1} para 1279 cm^{-1}) com o aumento da fluência aplicada.*

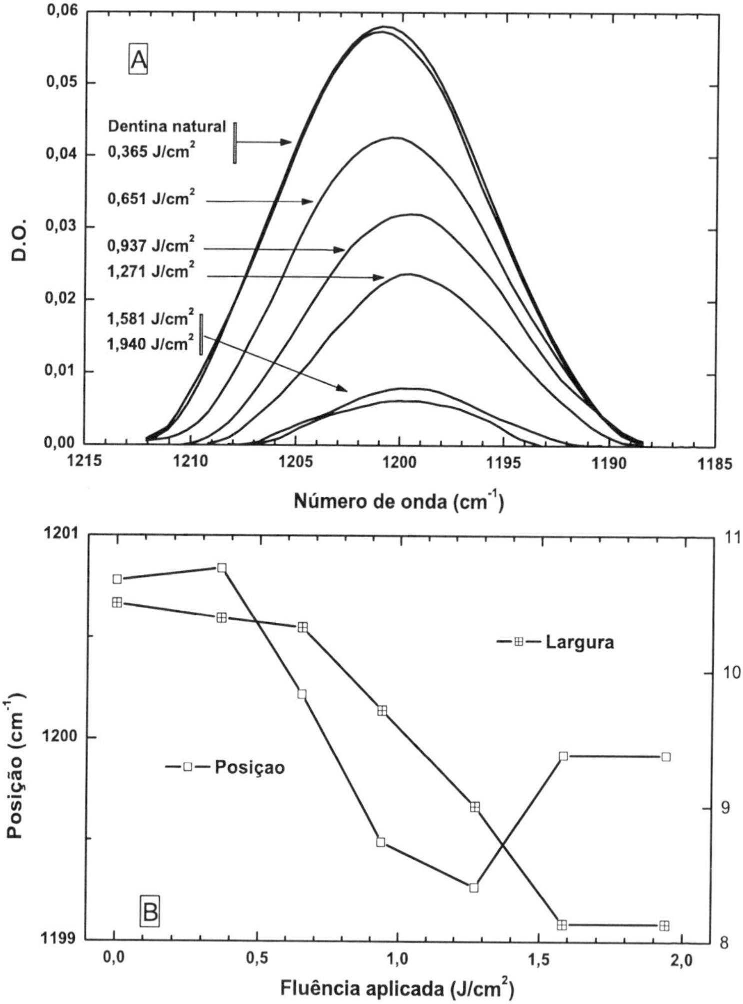

Figura 3.32. *A) Essa banda de absorção é observada na dentina natural em torno de 1201 cm^{-1} e associada ao modo de vibração da estrutura do colágeno. Após a irradiação da dentina ocorre o decréscimo da banda (para 10% da área inicial). Em (B) observa-se um deslocamento da posição (de 1201 cm^{-1} para 1199,5 cm^{-1}) e estreitamento da banda com o aumento da fluência aplicada.*

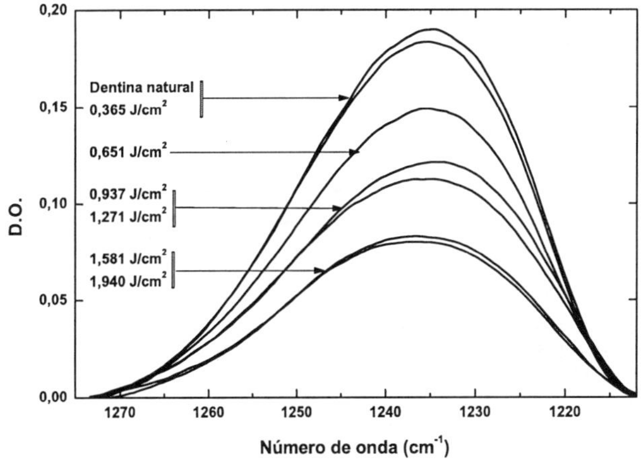

Figura 3.33. *Essa banda de absorção é observada na dentina natural em torno de 1334 cm^{-1} e associada ao modo de vibração estiramento do C–N e deformação da ligação N–H (amida III). Após a irradiação da dentina ocorre o decréscimo da banda (para 50% da área inicial) com o aumento da fluência aplicada; não ocorre o deslocamento da posição como descrito para as bandas da estrutura do colágeno.*

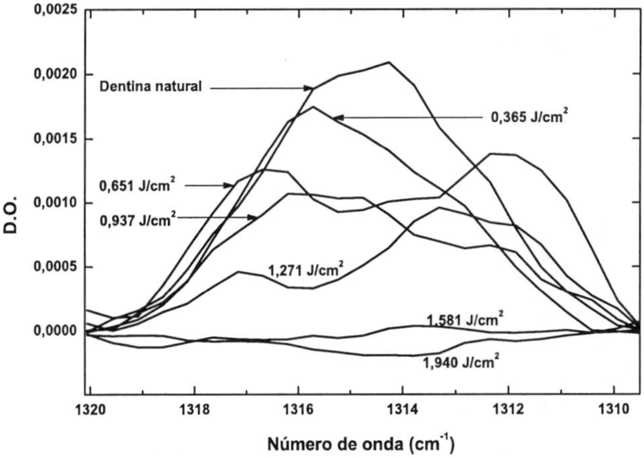

Figura 3.34. *Essa banda de absorção é observada na dentina natural em torno de 1315 cm^{-1} e associada ao modo de vibração abando do radical CH_2. A intensidade da banda é fraca no tecido natural e decresce rapidamente após a irradiação da dentina (desaparece após a irradiação com 1,581 J/cm^2); por se tratar de uma banda com pouca intensidade não foi possível determinar a sua posição e largura.*

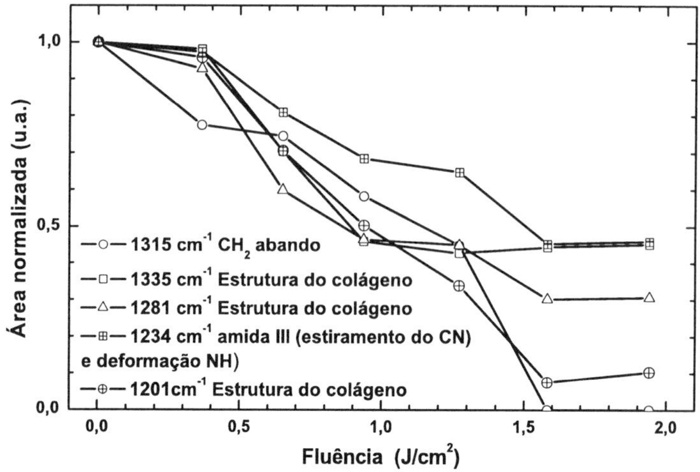

Figura 3.35. *Área normalizada das bandas observadas na dentina entre 1400 cm^{-1} e 1100 cm^{-1}. Com o aumento da fluências da irradiação laser (Er:YAG) ocorre um progressivo decréscimo dessas áreas.*

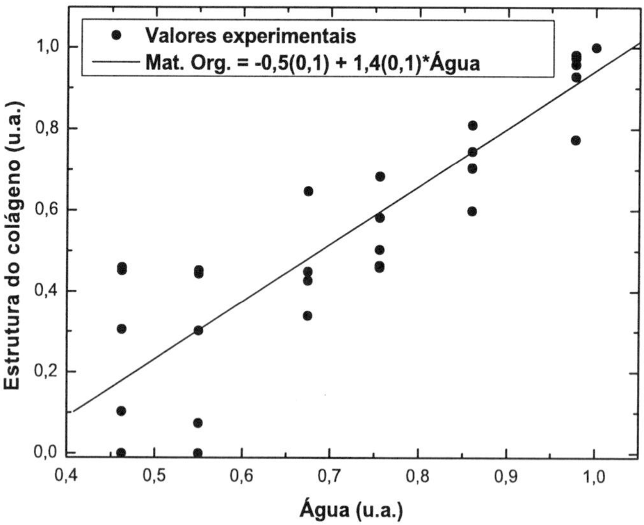

Figura 3.36. *Correlação entre a área sob a banda da água com a área sob as bandas da estrutura do colágeno observadas após a irradiação com o laser de érbio utilizando fluências entre 0,364 J/cm^2 e 1,94 J/cm^2.*

Matriz Mineral

Entre 4000 cm^{-1} e 400 cm^{-1} o radical OH^- apresenta dois modos de vibração na dentina natural: estiramento em torno de 3572 cm^{-1} e libração em torno de 754 cm^{-1}. Estas posições podem apresentar deslocamentos de acordo com a presença de outros radicais que perturbam as freqüências desses modos [51, 52]. Na Tabela 3.7 estão relacionadas posições referentes aos modos de vibração do OH^- em diferentes amostras sintéticas e biológicas, inclusive para os tecidos analisados neste trabalho: esmalte e dentina bovinos.

A Figura 3.37 apresenta a banda centrada em 3572 cm^{-1} na dentina irradiada com diferentes fluências e a Figura 3.38, a área desta e das bandas associadas ao modo de libração, para cada fluência. Após a irradiação com a fluência maior (1,94 J/cm^2) ocorre um aumento na área de 50% da banda de estiramento do OH^-, enquanto a libração aumenta aproximadamente 30%.

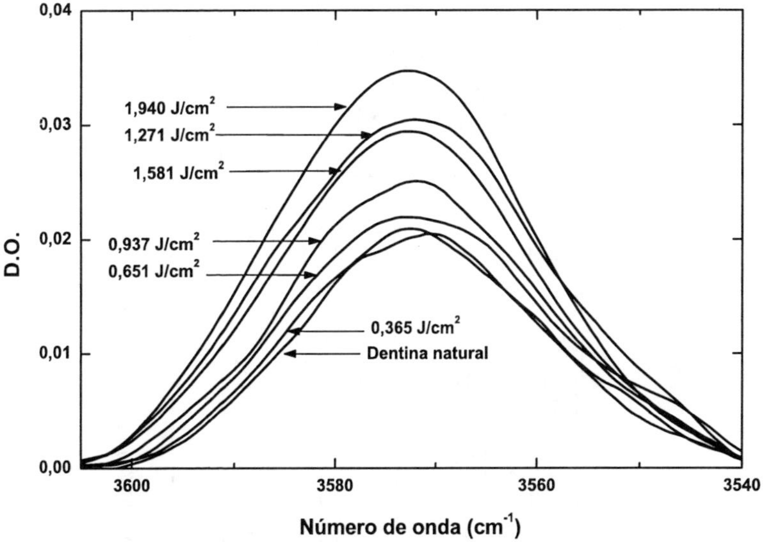

Figura 3.37. *Banda de absorção pertencente ao modo de estiramento da hidroxila (OH^-), a qual é observada na dentina natural; ocorre o aumento da área sob esta após a irradiação com o laser de érbio.*

Tabela 3.7. *Bandas de absorção associadas ao modo de estiramento e libração da hidroxila (OH^-) presentes nas apatitas sintéticas e biológicas.*

	Apatitas			Esmalte		Dentina	
	Cl, F, OH	Geológica	OH	Tubarão	Bovino	Tubarão	Bovina
Ref.	[51]	[52]	[53]	[52]	—	[52]	—
Estiramento	3570 ñ. p. [d]	3570	3566	3530 (fraca)	3572	3570 (fraca)	3572
	3543 (flúor)	3540 (fraca)	—	—	—	—	—
	3498 (cloro)	3480 (fraca)	—	—	3497 [e]	—	fraca
Libração	—	680	633	—	634	—	667
	—	745	725	740	754	—	754

[d]Modo de estiramento não perturbado por íons vizinhos ao OH^-.

[e]Banda observada somente após o aquecimento do esmalte.

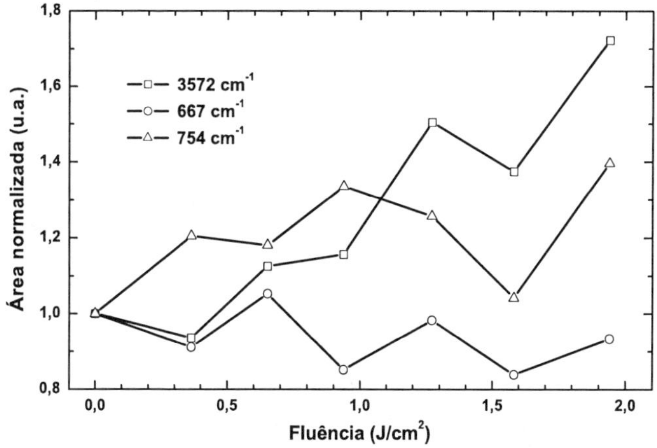

Figura 3.38. *Área sob as bandas do OH^-: 3572 cm^{-1} (estiramento), 754 cm^{-1} (libração) e 667 cm^{-1} (libração perturbada por pontes de hidrogênio). Após a irradiação, com a fluência de 1,94 J/cm^2, ocorre o aumento de 50% da banda de estiramento; enquanto o modo de libração aumenta $\sim$ 30%, o modo de libração perturbado permanece aproximadamente inalterado com a irradiação.*

A Tabela 3.8 apresenta a posição das bandas do radical carbonato observadas na dentina bovina juntamente com as bandas observadas na literatura: hidroxiapatitas sintéticas tipo A, B e AB[b] [54, 55, 56], dentina e esmalte de tubarão [52], esmalte humano [57] e osso de rato [58].

O radical de carbonato (CO_3^{2-}) apresenta na dentina bovina bandas de absorção entre 1600 cm^{-1} e 1300 cm^{-1} e entre 900 cm^{-1} e 850 cm^{-1}. Essas bandas podem ser observadas na Figura 3.39 nos espectros da dentina natural e irradiada com o *laser* de érbio. Na Figura 3.29 apresenta-se a evolução da área sob essas bandas após a irradiação com diferentes fluências. Como já apresentado na Figura 3.28, três bandas do carbonato se sobrepõem com as bandas da matriz orgânica. Entre 1560 cm^{-1} e 1520 cm^{-1} ocorre a presença da banda da amida II que apresenta um decréscimo na área sob a banda após a irradiação; entre 1480 cm^{-1} e 1460 cm^{-1} ocorre a presença

[b]Quando o carbonato está ligado ao sítio da hidroxila, a hidroxiapatita é denominada tipo A, ao sítio do fosfato é denominada tipo B e quando está presente em ambos os sítios é denominada tipo AB.

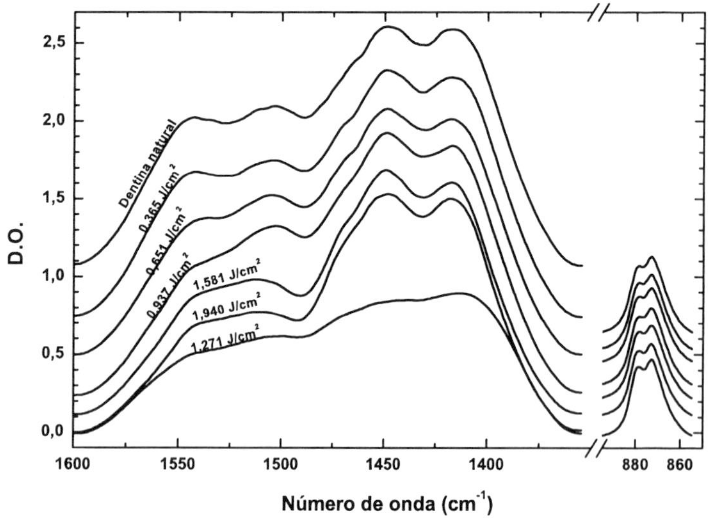

Figura 3.39. *Bandas de absorção pertencentes ao carbonato (CO_3^{2-}): 870 cm^{-1}, 1452 cm^{-1}, 1410 cm^{-1}, 1547 cm^{-1} e 1509 cm^{-1}. A amida II se sobrepõe às duas bandas (1547 cm^{-1} e 1509 cm^{-1}) e em 1470 cm^{-1} ocorre a presença de uma banda associada à ligação CH_2.*

Tabela 3.8. *Bandas de absorção pertencentes aos modos de vibração ν_2 e ν_3 do radical carbonato observadas na dentina bovina e hidroxiapatitas sintéticas.*

Tecido	Dentina		Hidroxiapatita			Esmalte		Osso
	Bovina	Tubarão [52]	(A) [54, 55]	(B) [54, 55]	(AB) [56]	Tubarão [52]	Humano [57]	Rato [58]
ν_3	1410	1417	—	1422	1416	1423	1413	1417
	1452	1452	1460	1466/1455	1452/1470	1453	1464	1441
	1509	—	—	—	1500	1480	ombro	1476
	1547	1530	1545	—	1545/1568	—	1543	—
ν_2	880	875	890	—	—	868	878	877
	872		—	873				868

da banda associada ao CH_2, após a irradiação. Como conseqüência as bandas com interferência da amida II possuem uma discreta diminuição da área após a irradiação com 1,94 J/cm^2, enquanto a banda do carbonato em 1452 cm^{-1} sofre um discreto aumento na área devido à formação da banda do CH_2 em 1470 cm^{-1}. As bandas de absorção observadas entre 1600 cm^{-1} e 1300 cm^{-1} apresentam uma drástica diminuição da área após a irradiação com $1,271$ J/cm^2. Essa diminuição se deve provavelmente à interferência da água, pois tal interferência também foi detectada em outras regiões do espectro onde ocorrem bandas vibracionais e rotacionais da água.

Dois íons de fosfatos ocorrem em tecidos mineralizados ou apatitas sintéticas: PO_4^{3-} e HPO_4^{2-} [59, 60]. As bandas de absorção observadas na dentina (fatia e pó), determinadas pelo presente trabalho, estão apresentadas na Tabela 3.9 juntamente com as bandas observadas no esmalte e osso [58, 59, 60].

O radical de fosfato das amostras irradiadas foi monitorado a partir dos modos de vibração ν_1 e ν_2 desse radical, enquanto os demais modos, ν_3 e ν_4, apresentaram sinais saturados. As bandas monitoradas, 961 cm^{-1} (ν_1) e 470 cm^{-1} (ν_2), da dentina natural e irradiada, podem ser vistas nas Figuras 3.40 e 3.40-B. O comportamento da área sob essas bandas após a irradiação da dentina pode ser acompanhado na Figura 3.41. Observa-se a preservação da área sob a banda em

Tabela 3.9. *Bandas de absorção do radical de fosfato que estão presentes nos tecidos mineralizados.*

Modo	Dentina bovina (fatia) (cm^{-1})	Dentina bovina (pó) (cm^{-1})	Osso e esmalte humano (cm^{-1}) [59, 60]	Esmalte humano (cm^{-1}) [57]
ν_3	Sinal saturado	$1280 - 950$	1020/1100/ 1110 1125/1145	1006/1081/ 1135
ν_1	961	947	960	961
ν_4	Sinal saturado	606/559	600/560/ 575	582/620
ν_2	470	467	470	—

470 cm^{-1} e um discreto aumento na área após a irradiação com fluências acima de 1,5 J/cm^2.

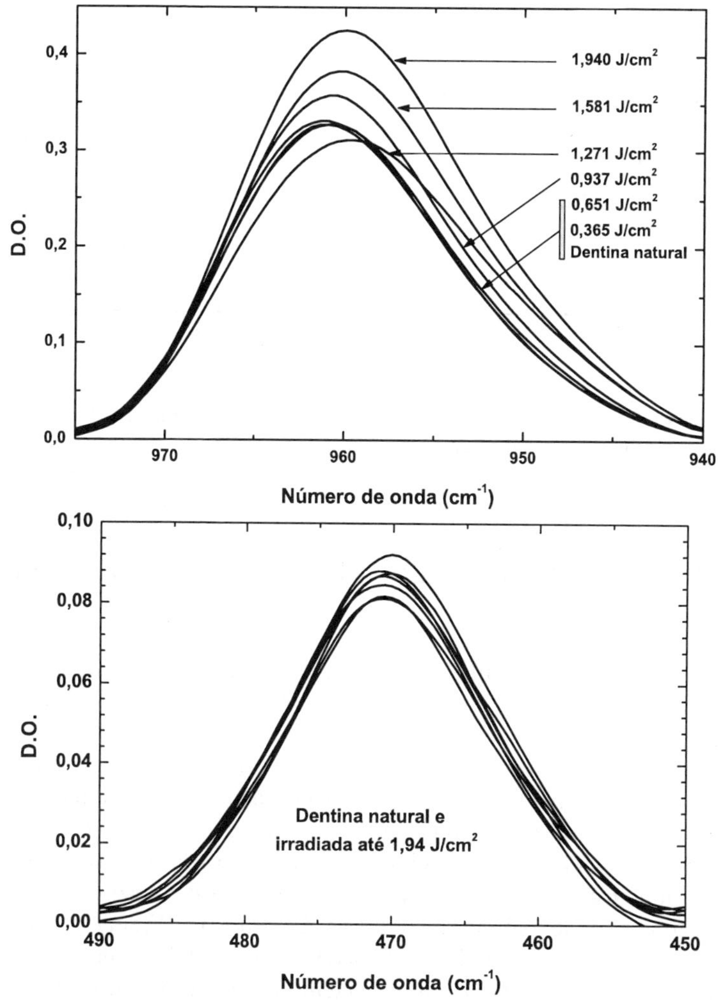

Figura 3.40. *Banda de absorção pertencente ao modo de vibração* ν_1 *(~961 cm^{-1}) e* ν_2 *(~470 cm^{-1}) do fosfato observada na dentina natural e irradiada com laser de érbio.*

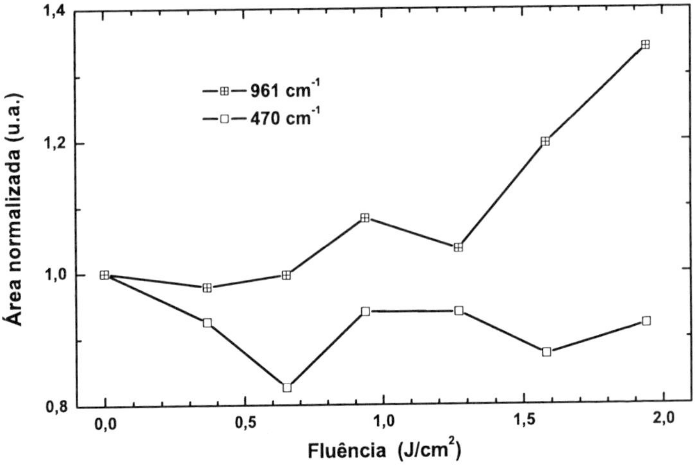

Figura 3.41. *Área sob as bandas do fosfato na dentina irradiada com o laser de érbio. Observa-se a preservação da área após a irradiação com apenas um discreto aumento na banda posicionada em 961 cm^{-1} após a irradiação com fluências superiores a 1,5 J/cm^2.*

3.6.2 Esmalte Irradiado – Espectroscopia de Transmissão

O esmalte foi irradiado utilizando-se as mesmas fluências aplicadas na irradiação da dentina: entre 0,365 J/cm^2 e 1,94 J/cm^2. Na Figura 3.42 observa-se o comportamento da banda do fosfato (470 cm^{-1}) no esmalte natural e irradiado. Observa-se uma pronunciada diminuição, aproximadamente 50% da área inicial, logo após a irradiação com fluência de 0,365 J/cm^2. Como será visto na seqüência, esse comportamento é observado nas demais bandas de absorção dos constituintes da matriz mineral. Por outro lado, observa-se a preservação das bandas associadas ao material orgânico da mesma amostra (Figura 3.43). No gráfico as bandas associadas às ligações duplas e triplas entre os elementos de carbono, nitrogênio e oxigênio apresentam um decréscimo em torno de 10% da área observada no esmalte natural. Com o aumento da fluência da irradiação não ocorre progressiva diminuição da área, que apresenta um comportamento similar ao observado na banda do fosfato. Dessa forma, observa-se a maior redução da área nas bandas de fosfato (50%), termicamente estáveis, do que nas bandas da matriz orgânica (10%), supostamente mais instáveis termicamente.

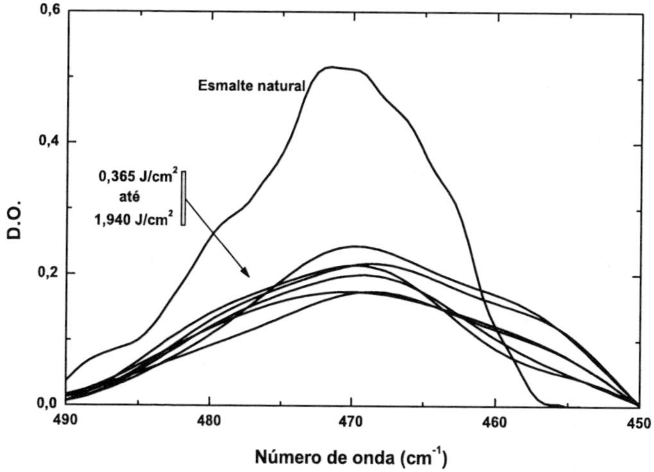

Figura 3.42. *Banda de absorção entre 490 cm^{-1} e 450 cm^{-1} associada ao radical de fosfato no esmalte natural e irradiado com fluências menores que 2 J/cm^2. Observa-se um decréscimo (~50%) da área sob a banda após a irradiação com a menor fluência, enquanto após a irradiação com as demais fluências a área permaneceu aproximadamente constante.*

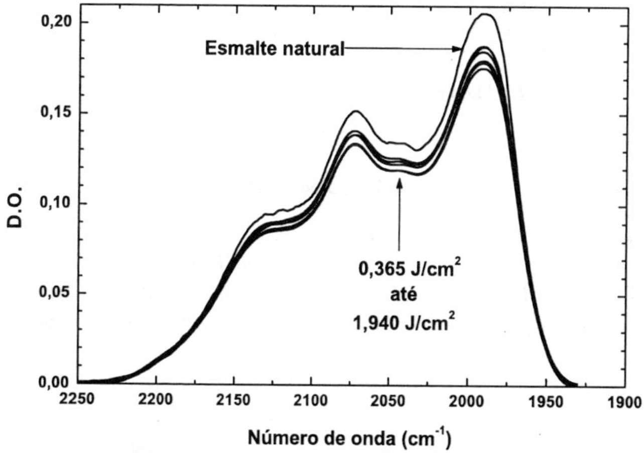

Figura 3.43. *Bandas de absorção entre 2250 cm^{-1} e 1900 cm^{-1} associadas às diversas ligações duplas e triplas entre elementos de carbono, nitrogênio e oxigênio. Observa-se, após a irradiação com a menor fluência, um decréscimo (~10%) da área sob as bandas; após as demais irradiações a área permanece aproximadamente constante.*

Água

A água no esmalte irradiado apresenta um comportamento similar ao observado para o fosfato (470 cm^{-1}), apresentado na Figura 3.42: decréscimo de aproximadamente 30% da área após a irradiação com a menor fluência (0,365 J/cm^2). Na Figura 3.44 observa-se a evolução da banda da água em função da fluência. A irradiação com a fluência de 1,94 J/cm^2 está próxima ao limiar de ablação do esmalte, dessa forma o decréscimo observado para essa fluência indica que houve a remoção de tecido. Na Figura 3.45 a banda associada à banda da água posicionada em 1650 cm^{-1}.

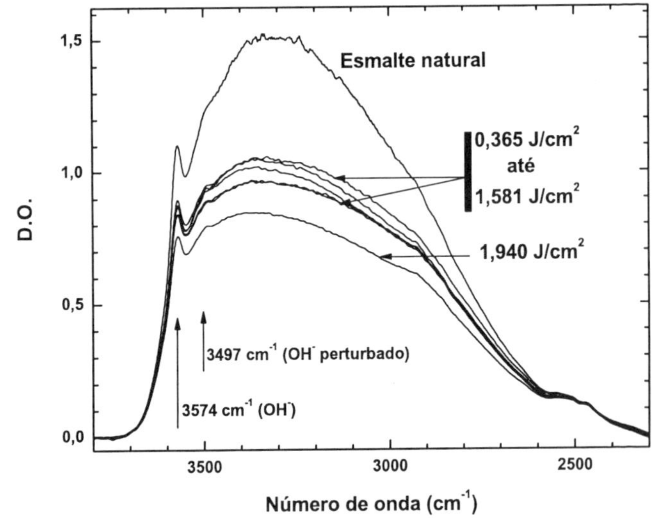

Figura 3.44. *Banda de absorção da água (3800–2600* cm^{-1}*) no esmalte natural e irradiado com laser de érbio utilizando-se fluências entre 0,366* J/cm^2 *e 1,94* J/cm^2*. Observa-se uma diminuição mais pronunciada da banda da água após a irradiação com fluência de 0,366* J/cm^2 *e 1,94* J/cm^2*.*

Matriz orgânica

A matriz orgânica do esmalte compõe apenas $1-2\%$ do peso do tecido, dessa forma bandas associadas a essa matriz possuem pouca intensidade.

A região entre 2250 cm^{-1} e 1900 cm^{-1}, mostrada na Figura 3.43

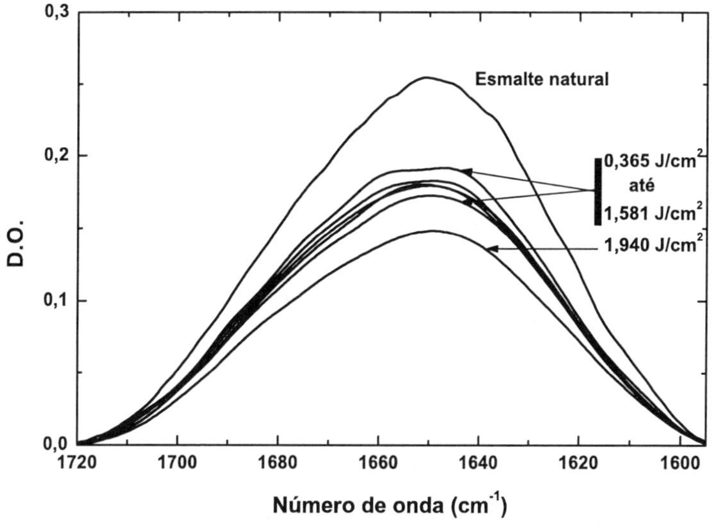

Figura 3.45. *Banda de absorção da água (1720–1600 cm^{-1}) no esmalte natural e no irradiado. De forma similar ao comportamento descrito para a banda da água apresentada na figura anterior, ocorre um decréscimo mais pronunciado da banda após a irradiação utilizando-se fluência de 0,366 J/cm^2 e 1,94 J/cm^2.*

descrita anteriormente, apresenta bandas associadas às ligações duplas e triplas entre os elementos de carbono, nitrogênio e oxigênio. O comportamento da área sob essas bandas não apresenta um decréscimo com o aumento da fluência aplicada.

As bandas localizadas entre 2580 cm^{-1} e 2400 cm^{-1} no espectro do esmalte natural e irradiado com *laser* de érbio estão apresentadas na Figura 3.46. Nessa região podem ocorrer bandas originárias de modos de vibração do N–H, S–H ou P–OH. Com a irradiação observa-se apenas um discreto decréscimo ($\sim$ 10%) na área sob estas bandas. A banda associada ao dióxido de carbono (O=C=O) não foi monitorada porque apresentava ruído muito intenso e interferência de modos rotacionais, provavelmente provenientes do gás presente no ar ambiente.

Matriz inorgânica

A matriz inorgânica do esmalte foi monitorada por intermédio da banda do fosfato (470 cm^{-1}), carbonato (876 cm^{-1} e 1547 cm^{-1}),

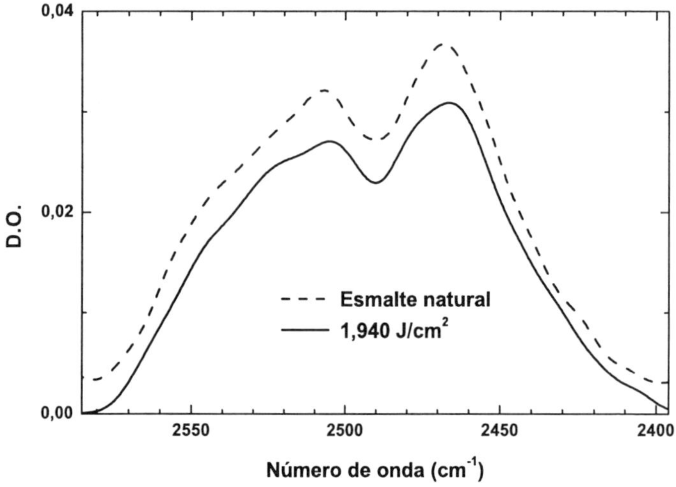

Figura 3.46. *Bandas de absorção entre 2580 cm^{-1} e 2400 cm^{-1} do esmalte natural e irradiado com laser de érbio (1,94 J/cm^2). Essas bandas podem ser associadas à ligação N–H, S–H ou P–OH.*

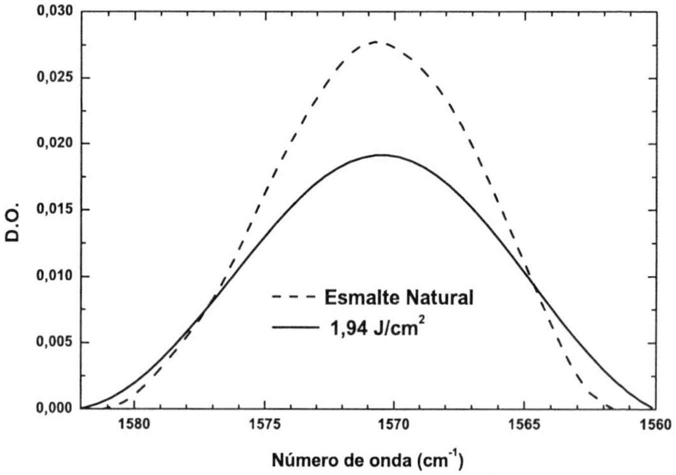

Figura 3.47. *Banda de absorção entre 1580 cm^{-1} e 1560 cm^{-1} observada no esmalte natural e irradiado com laser de érbio (1,94 J/cm^2). Essa banda não é associada a um radical químico, provavelmente deve ter origem da matriz orgânica ou do radical carbonato da hidroxiapatita.*

hidroxila (3574 cm^{-1} e 752 cm^{-1}) e hidroxila com o modo de vibração perturbado (3497 cm^{-1}).

A área sob a banda do radical fosfato (PO_4^{3-}) apresenta um decréscimo de aproximadamente 50% após a irradiação com a menor fluência (Figura 3.42). Comportamentos similares são observados nas bandas, em 1547 cm^{-1} e 876 cm^{-1}, do carbonato (Figura 3.48), nas bandas associadas ao modo de libração em 752 cm^{-1} e ao modo de estiramento perturbado em 3497 cm^{-1}, do radical OH^- (Figura 3.49). A única banda da matriz mineral que não sofre esse acentuado decréscimo, ou seja, a irradiação com a fluência de 0,365 J/cm^2, é a banda associada ao modo de estiramento da hidroxila (3574 cm^{-1}).

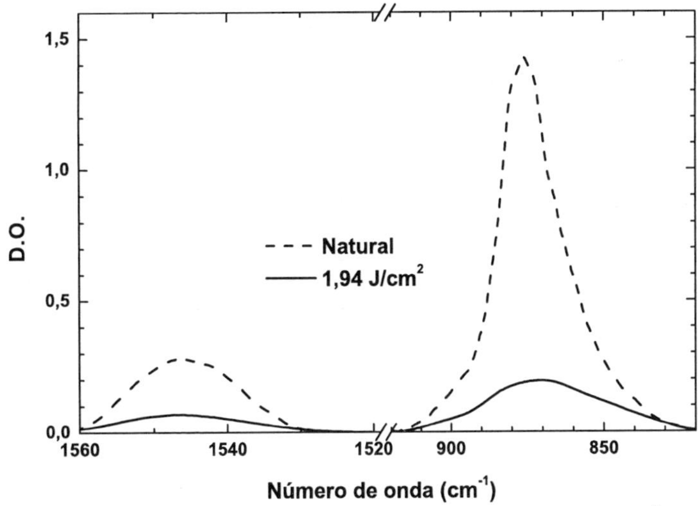

Figura 3.48. *Bandas de absorção do carbonato em 1547 cm^{-1} e 876 cm^{-1} do esmalte natural e irradiado com laser de érbio (1,94 J/cm^2). Observa-se um acentuado decréscimo da área após a irradiação do esmalte com 0,365 J/cm^2, com o aumento da fluência a área permanece aproximadamente constante.*

3.6.3 Dentina Irradiada – Espectroscopia de Reflexão

Com o modo de reflexão monitoraram-se apenas algumas bandas que apresentam maior intensidade, pois se observa um acentuado ruído no espectro. Com essa técnica de análise monitoraram-se as amostras irradiadas com fluências entre 1,243 J/cm^2 e 4,283 J/cm^2.

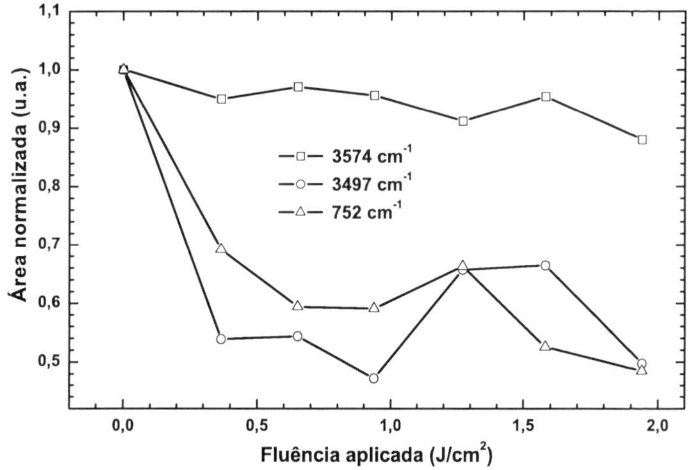

Figura 3.49. *Área sob as bandas associadas ao radical OH^- do esmalte natural e irradiado com laser de érbio. A banda do modo de estiramento (3574 cm^{-1}) do radical apresenta apenas um pequeno decréscimo após a irradiação. Por outro lado, a banda do modo de estiramento do OH^- perturbado (3497 cm^{-1}) e a banda do modo de libração (3574 cm^{-1}) apresentaram o mesmo comportamento descrito para os radicais carbonato e fosfato: acentuado decréscimo após a irradiação com a menor fluência e preservação da área após a irradiação com as demais.*

Água

A água presente na dentina foi monitorada pela banda observada entre 3000 cm^{-1} e 3500 cm^{-1} (Figura 3.50) e pela banda entre 1700 cm^{-1} e 1550 cm^{-1} (Figura 3.51), essa última está sobreposta à da amida I. As bandas de absorção da água sofrem interferências dos modos rotacionais provenientes do vapor de água presente na atmosfera. Associado a essa interferência e ao baixo sinal de reflexão, os espectros obtidos por essa técnica são de baixa qualidade.

O comportamento da área dessas bandas, em função da fluência de irradiação do *laser* de érbio, pode ser visto na Figura 3.57. Observa-se um decréscimo de aproximadamente 40% do valor inicial após a irradiação com 2,209 J/cm^2 e redução de 80% após irradiação com 4,283 J/cm^2.

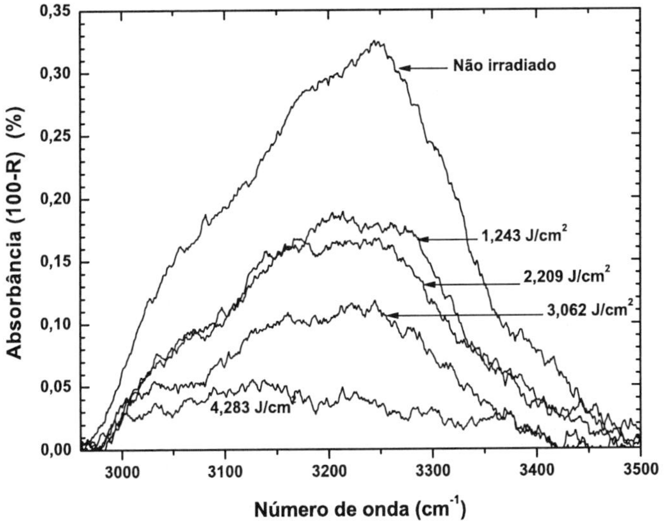

Figura 3.50. *Banda de absorção situada entre 3000 cm^{-1} e 3500 cm^{-1}, pertencente à água presente na dentina natural e irradiada, com o laser de érbio. Observa-se a diminuição da banda com o aumento da fluência aplicada; com a irradiação de 4,283 J/cm^2 a dentina apresenta uma redução de 85% da área sob a banda observada antes da irradiação. O comportamento da área sob essa banda pode ser observado na Figura 3.57.*

Matriz orgânica

A matriz orgânica da dentina é observada em três regiões do espectro de refletância: entre 1300 cm^{-1} e 1150 cm^{-1} (amida III e estrutura do colágeno), entre 1600 cm^{-1} e 1300 cm^{-1} (amida II mais carbonato) e entre 1700 cm^{-1} e 1550 cm^{-1} (amida I e água).

Na Figura 3.52 observam-se as bandas compreendidas entre 1300 cm^{-1} e 1150 cm^{-1} da dentina natural e irradiada com o *laser* de érbio. Nessa região as bandas são observadas com mais nitidez por meio da técnica de transmissão: amida III (1234 cm^{-1}) e estrutura do colágeno (1335 cm^{-1}, 1281 cm^{-1} e 1201 cm^{-1}) e modo de abano do CH_2 (1315 cm^{-1}). Pela presente técnica observa-se a diminuição da área com o aumento da fluência aplicada. O comportamento da área sob essas bandas está apresentado na Figura 3.57.

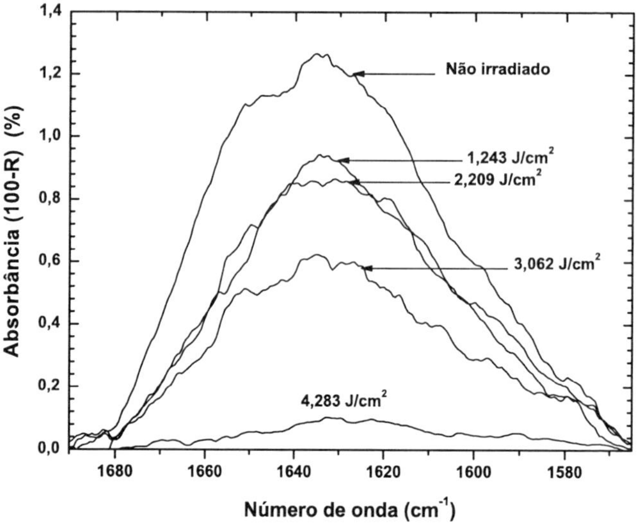

Figura 3.51. *Banda de absorção situada entre 1700 cm^{-1} e 1550 cm^{-1}, composta pela sobreposição da banda da água e da amida I, observada na dentina natural e irradiada com laser de érbio. Observa-se um decréscimo (70% da área inicial) quando irradiado com fluências inferiores a 2 J/cm^2, enquanto entre 2 J/cm^2 e 4 J/cm^2 ocorre um decréscimo mais pronunciado com a presença de 7% da área inicial após a irradiação da dentina com 4,283 J/cm^2; a área sob essas bandas é visualizada na Figura 3.57.*

A banda da amida II, presente na região entre 1600 cm^{-1} e 1300 cm^{-1}, está sobreposta pelas bandas do carbonato, dessa forma não é possível determinar isoladamente, eliminação, a área do carbonato ou da matéria orgânica no tecido. A diminuição da área sob as bandas do carbonato, com o aumento da fluência pode ser visualizada na Figura 3.53. Na terceira região compreendida entre 1700 cm^{-1} e 1550 cm^{-1} ocorre a sobreposição da banda da água e amida I; essa banda pode ser vista na Figura 3.51. O comportamento da área sob essa banda para todas as fluências aplicadas pode ser visto na Figura 3.57.

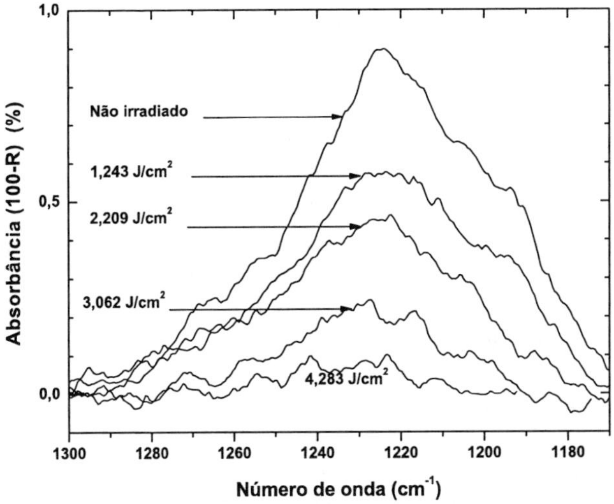

Figura 3.52. *Banda associada à amida III e à estrutura do colágeno (1300 cm^{-1}–1150 cm^{-1}) observada na dentina natural e irradiada com laser de érbio. O comportamento da área sob essas bandas após a irradiação é vista na Figura 3.57.*

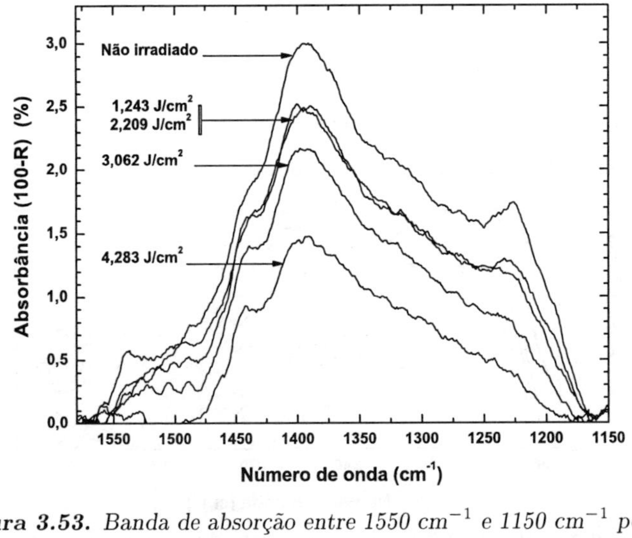

Figura 3.53. *Banda de absorção entre 1550 cm^{-1} e 1150 cm^{-1} pertencente ao radical de carbonato e a bandas da matriz orgânica da dentina natural e irradiada com laser de érbio. A área sob essas bandas está ilustrada na Figura 3.57.*

Matriz inorgânica

Na matriz inorgânica da dentina monitoraram-se as bandas do carbonato: entre 1550 cm^{-1} e 1150 cm^{-1} e entre 890 cm^{-1} e 770 cm^{-1}; bandas do fosfato: entre 1150 cm^{-1} e 880 cm^{-1} e entre 640 cm^{-1} e 450 cm^{-1}. As bandas da hidroxila não foram monitoradas por apresentarem bandas de baixa intensidade.

As bandas do radical de carbonato podem ser observadas na Figura 3.53 e Figura 3.54. O comportamento da área sob essas bandas, após a irradiação com *laser* de érbio, pode ser acompanhado na Figura 3.57. As bandas entre 1550 cm^{-1} e 1150 cm^{-1} estão sobrepostas pelas bandas provenientes da matriz orgânica.

As bandas do fosfato podem ser observadas na Figura 3.55 e Figura 3.56 e o comportamento da área após a irradiação com *laser* de érbio na Figura 3.57. Todas as bandas do fosfato e a banda do carbonato entre 890 cm^{-1} e 770 cm^{-1} apresentam um decréscimo similar após a irradiação da dentina. Esse decréscimo pode ser associado à perda do sinal de reflexão, pois com a irradiação a superfície, inicialmente polida, fica rugosa e provavelmente espalhadora do feixe de radiação infravermelha.

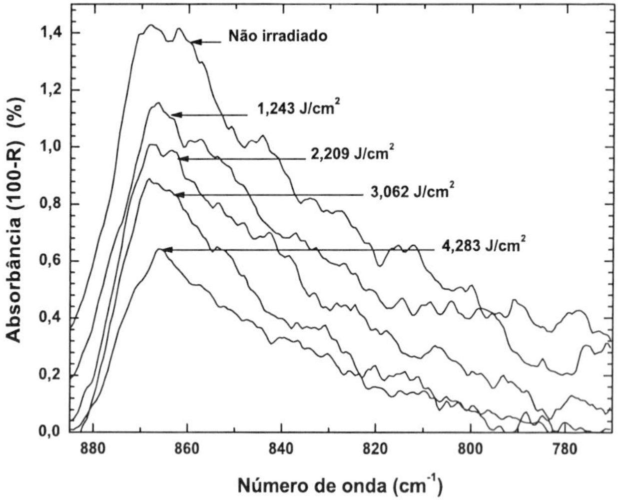

Figura 3.54. *Banda de absorção entre 890 cm^{-1} e 770 cm^{-1} do carbonato da dentina natural e irradiada com laser de érbio. A área sob a banda do carbonato em função da fluência de irradiação está ilustrada na Figura 3.57.*

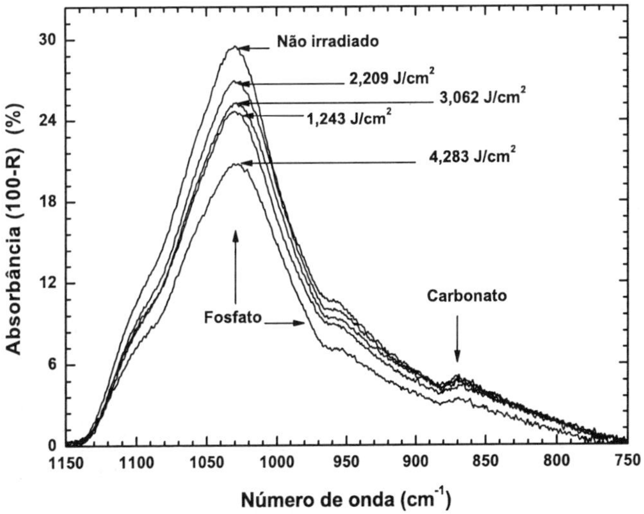

Figura 3.55. *Banda de absorção do fosfato observada entre 1150 cm^{-1} e 750 cm^{-1} na dentina natural e irradiada com laser de érbio; observa-se uma intensa banda em 1030 cm^{-1} e duas bandas com menor intensidade em torno de 1100 cm^{-1} e 960 cm^{-1}. A área sob essas bandas pode ser observada na Figura 3.57.*

3.6.4 Esmalte Irradiado – Espectroscopia de Reflexão

Com o modo de reflexão monitoraram-se as bandas que apresentam maior intensidade nas amostras de esmalte irradiadas com fluências entre 1,243 J/cm^2 e 4,283 J/cm^2.

Água

Devido à pouca quantidade percentual da água no esmalte, a banda entre 4000 cm^{-1} e 3000 cm^{-1} apresenta uma fraca intensidade. As bandas observadas após a irradiação com o *laser* de érbio podem ser vistas na Figura 3.58, nessa figura os espectros foram deslocados verticalmente para que não ocorresse a sua sobreposição. O comportamento da área sob essa banda em função da fluência de irradiação pode ser visto na Figura 3.64, com a irradiação de até 4 J/cm^2 ocorre a preservação da área sob a banda.

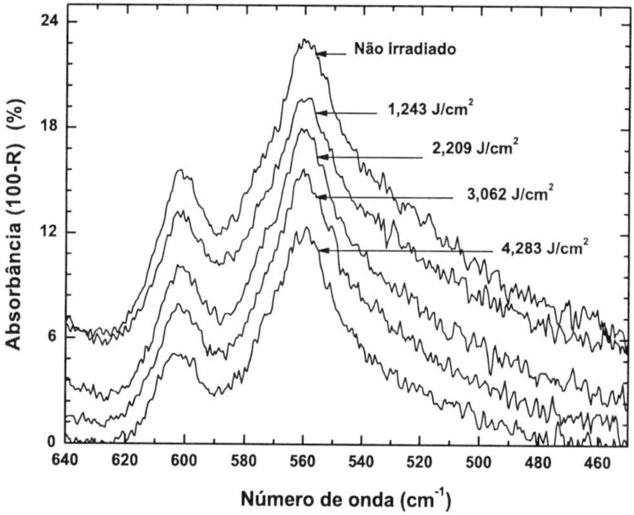

Figura 3.56. *Banda de absorção entre 640 cm^{-1} e 450 cm^{-1} do radical de fosfato na dentina natural e irradiada com laser de érbio; observam-se duas bandas: 602 cm^{-1} e 560 cm^{-1}. A área sob essas bandas pode ser acompanhada na Figura 3.57.*

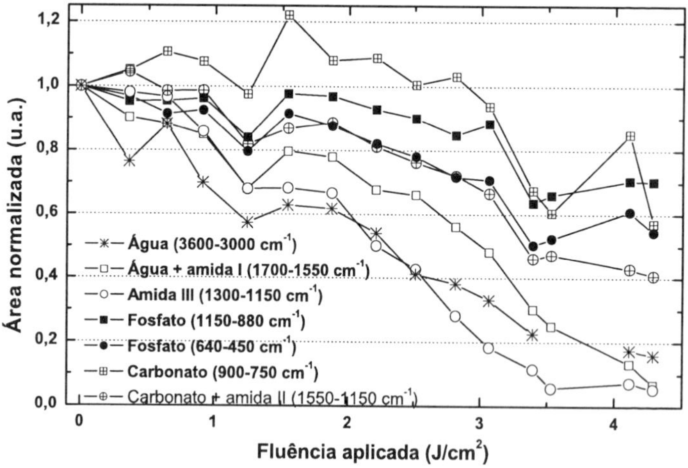

Figura 3.57. *Área sob as bandas do espectro de absorção da dentina irradiada com laser de érbio. Observa-se uma maior redução da área sob as bandas da água e material orgânico, enquanto os radicais de fosfato e carbonato apresentam menor redução.*

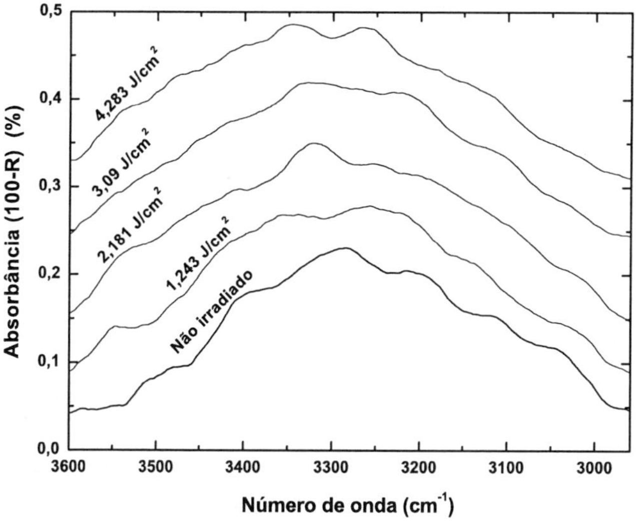

Figura 3.58. *Banda de absorção da água entre 3600 cm^{-1} e 2900 cm^{-1} observada no esmalte natural e irradiado com laser de érbio. Com o aumento da fluência não ocorrem alterações na área e no perfil da banda. Nesta figura as bandas foram deslocadas para que não ocorressem sobreposições. O comportamento da área em função da fluência pode ser visualizado na Figura 3.64.*

Matriz orgânica

Assim como a água a matriz orgânica do esmalte é pequena, dessa forma as bandas de absorção são fracas e difíceis de serem detectadas. Na região entre 1180 cm^{-1} e 1320 cm^{-1} observa-se uma banda que é associada à matriz orgânica (Figura 3.59). O comportamento da área sob essa banda após a irradiação com *laser* de érbio pode ser observado na Figura 3.64, nota-se uma pequena diminuição na área sob a banda após a irradiação.

Matriz inorgânica

Na matriz inorgânica do esmalte monitoraram-se as bandas do fosfato posicionadas em 1094 cm^{-1}, 1044 cm^{-1}, 955 cm^{-1}, 603 cm^{-1} e 570 cm^{-1} (Figura 3.60 e Figura 3.61). O carbonato foi monitorado pelas bandas em 1534 cm^{-1}, 1442 cm^{-1}, 1395 cm^{-1} e 866 cm^{-1} (Figura 3.62 e Figura 5.63). O comportamento da área sob essas bandas, em

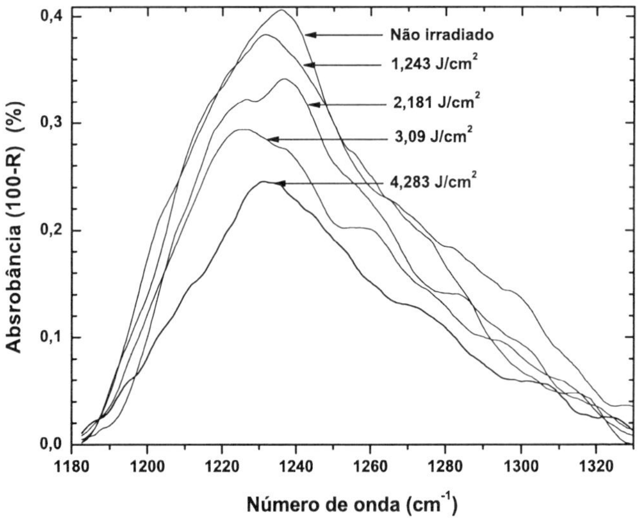

Figura 3.59. *Banda de absorção observada entre 1180 cm^{-1} e 1320 cm^{-1} no esmalte natural e irradiado com o laser de érbio; o comportamento da área dessa banda após a irradiação pode ser visto na Figura 3.64. Outras bandas associadas à matriz orgânica ocorrem na região espectral onde se observam bandas de absorção do carbonato, e dessa forma, por serem pouco intensas.*

função da fluência, pode ser visualizado na Figura 3.64.

As bandas de fosfato e carbonato se mantiveram preservadas após a irradiação com o *laser* de érbio. Observa-se uma grande oscilação nos valores da área sob as bandas, aproximadamente 20%.

3.7 Resultados – Tratamento Térmico

O tratamento térmico foi realizado com a proposta de estudar os efeitos observados nos tecidos aquecidos e então correlacionar com as alterações observadas nos tecidos irradiados com *lasers* emissores no infravermelho. Na seção 3.7.1, serão abordadas as alterações observadas na estrutura da matriz orgânica e na água presente na dentina aquecida a temperaturas inferiores a 300 °C e hidratadas em solução de água e cloreto de sódio (0,9%). A hidratação dessas amostras fornece ao tecido a possibilidade de incorporar a água eliminada durante o aquecimento. Na seção 3.7.2 estão descritas as alterações resultantes nos

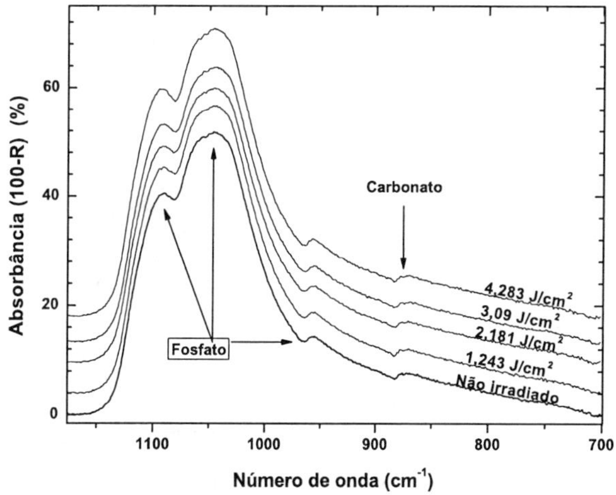

Figura 3.60. *Bandas de absorção do fosfato (1094 cm^{-1}, 1044 cm^{-1} e 955 cm^{-1}) do esmalte natural e irradiado com laser de érbio. O comportamento da área sob essas bandas do fosfato encontra-se demonstrado na Figura 3.64; após a irradiação observa-se a preservação da área sob as bandas.*

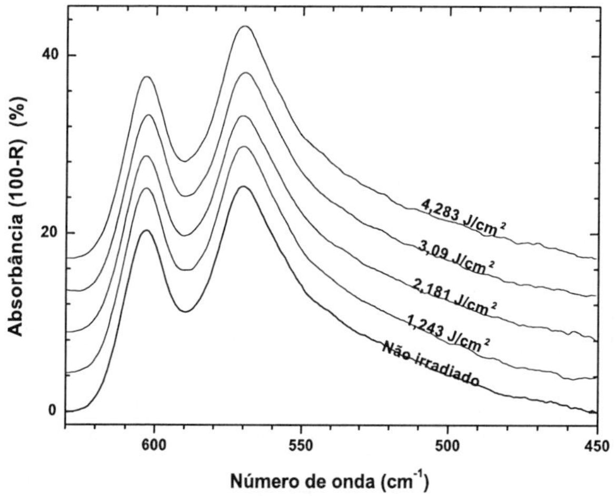

Figura 3.61. *Bandas de absorção do fosfato (603 cm^{-1} e 570 cm^{-1}) no esmalte natural e irradiado com laser de érbio. O comportamento da área sob essas bandas do fosfato pode ser visualizado na Figura 3.64; após a irradiação observa-se a preservação da área sob as bandas.*

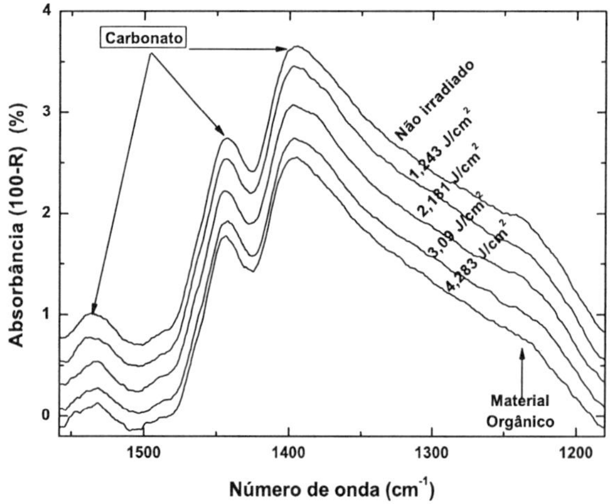

Figura 3.62. *Bandas de absorção do carbonato (1534 cm^{-1}, 1442 cm^{-1} e 1395 cm^{-1}) no esmalte natural e irradiado com laser de érbio. O comportamento da área sob as bandas do carbonato está ilustrado na Figura 3.64; após a irradiação observa-se a preservação da área sob as bandas.*

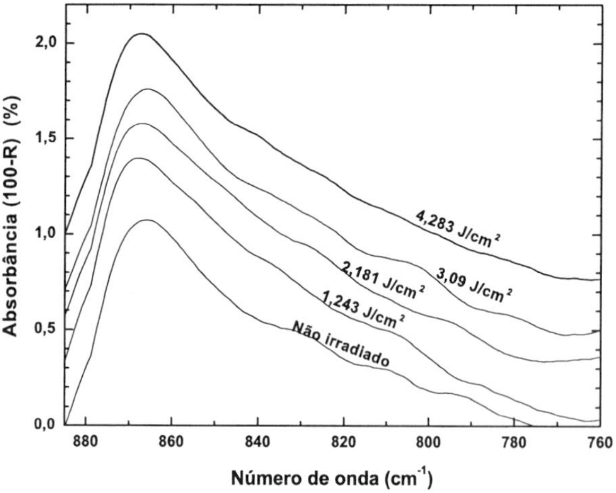

Figura 3.63. *Banda de absorção do carbonato (866 cm^{-1}) no esmalte natural e irradiado com laser de érbio. O comportamento da área sob essas bandas está ilustrado na Figura 3.64; após a irradiação observa-se a preservação da área sob as bandas.*

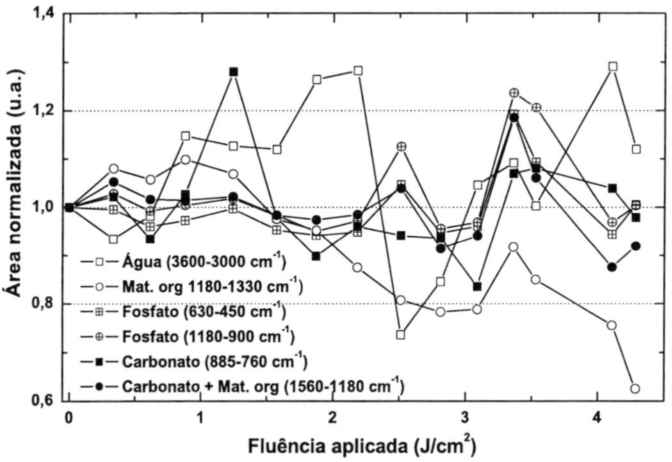

Figura 3.64. *Área sob as bandas de absorção do esmalte natural e irradiado com laser de érbio utilizando fluências entre 0,334 J/cm^2 e 4,283 J/cm^2. Apesar da grande oscilação observada, ocorre a preservação da área sob a banda da água, do carbonato e do fosfato após a irradiação com 4,283 J/cm^2; somente a área sob a banda da matriz orgânica, posicionada em 1236 cm^{-1}, apresenta um decréscimo na sua área.*

tecidos em pó aquecidos a temperaturas entre 100 °C e 1000 °C. Com esse tratamento avaliaram-se as alterações na matriz orgânica, mineral e na água presente no esmalte e na dentina.

Na seção 3.7.1 as amostras utilizadas estão sob a forma de fatias e com espessura que não possibilitou a monitoração das bandas de alta absorção. Dessa forma, as bandas foram avaliadas nos experimentos da seção 3.7.2 em que se utilizaram amostras em pó. Adicionalmente, as amostras em fatias trincam após o aquecimento a temperaturas superiores a 300 °C, o que inviabiliza a monitoração das bandas de absorção.

3.7.1 Tratamento Térmico (100 °C $< T <$ 300 °C)

O aquecimento da dentina entre 100 °C e 300 °C produz alterações na matriz orgânica e na água presente no tecido. Na Figura 3.65 observa-se o comportamento da área sob as bandas posicionadas entre 1350 cm^{-1} e 1150 cm^{-1} em função da temperatura aplicada. Os valores desse gráfico foram normalizados pela área da banda na dentina não aquecida; observa-se uma diminuição da área (comportamento linear) com o aumento da temperatura aplicada.

Na Figura 3.66 observam-se as bandas da dentina natural e aquecida a 100 °C durante 30 minutos, na Figura 3.67 a dentina aquecida a 200 °C e na Figura 3.68, aquecida a 300 °C. A banda associada ao CH_2 (1330 cm $^{-1}$ e 1300 cm^{-1}) não foi monitorada porque apresentou baixa intensidade.

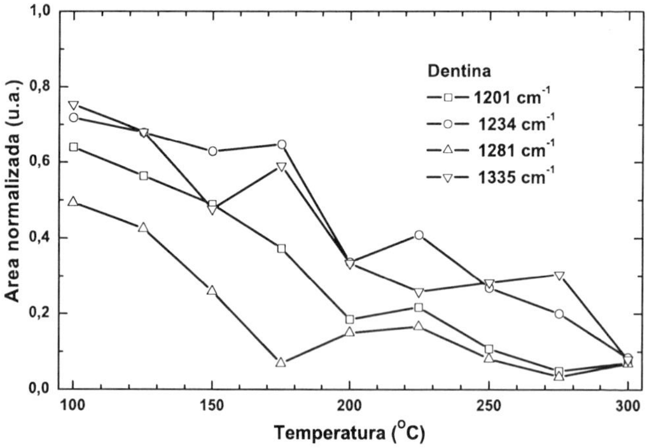

Figura 3.65. *Área sob as bandas da matriz orgânica observadas entre 1360 cm^{-1} e 1190 cm^{-1}. Os valores apresentados são normalizados pela área da banda inicial (dentina não aquecida). Observa-se um decréscimo da área sob as bandas, em função da temperatura de tratamento, de forma similar para as quatro bandas de absorção.*

Hidratação: Avaliação da Área sob as Bandas

Nos gráficos da Figura 3.69 até a Figura 3.77 (págs. 118 a 124), observa-se o comportamento das bandas tratadas com temperaturas entre 100 – 300 °C seguido de hidratação em solução de cloreto de sódio (0,9%) durante cinco dias. Após o tratamento térmico a área sob as bandas diminui progressivamente com a temperatura e ocorre uma total reversão desse efeito após a hidratação da amostras tratadas com temperaturas entre 100 °C e 175 °C. Uma reversão parcial se observa nas amostras tratadas com temperaturas de 200 °C e 225 °C, enquanto as amostras tratadas com temperaturas entre 250 °C e 300 °C não apresentam a reversão das bandas de absorção na posição observada na dentina natural.

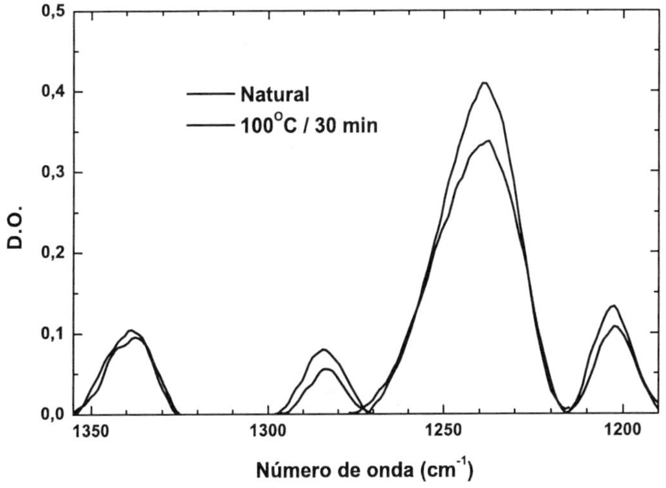

Figura 3.66. *Bandas de absorção entre 1360 cm^{-1} e 1190 cm^{-1} da dentina natural e aquecida a 100 °C durante 30 minutos. Após o tratamento térmico observam-se um decréscimo na área das quatro bandas monitoradas; a banda entre 1330 cm^{-1} e 1300 cm^{-1}.*

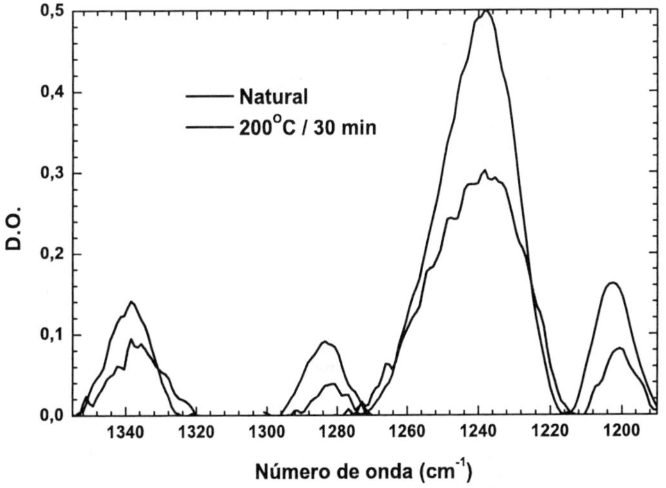

Figura 3.67. *Bandas de absorção entre 1360 cm^{-1} e 1190 cm^{-1} da dentina natural e aquecida a 200 °C durante 30 minutos. Após o tratamento térmico observa-se o decréscimo na área e o deslocamento na posição das bandas.*

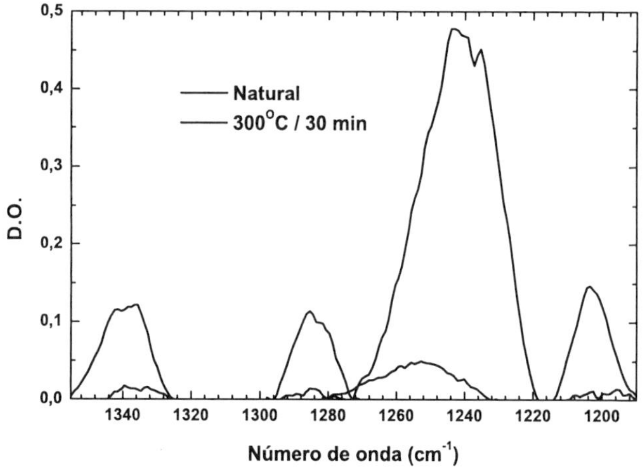

Figura 3.68. *Bandas de absorção entre 1360 cm^{-1} e 1190 cm^{-1} da dentina natural e aquecida a 300 °C durante 30 minutos. Após o tratamento térmico observa-se uma grande diminuição na área das bandas.*

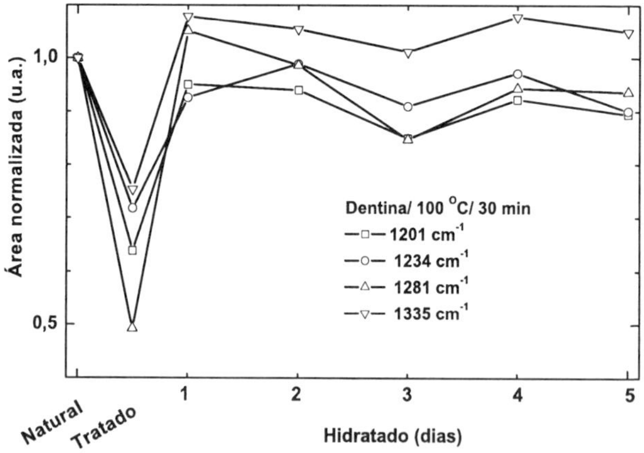

Figura 3.69. *Área, normalizada, das bandas observadas entre 1360 cm^{-1} e 1190 cm^{-1} da dentina não tratada, aquecida a 100 °C durante 30 minutos e após cinco dias de hidratação. Com o tratamento térmico observa-se um decréscimo entre 20% (1335 cm^{-1}) e 50% (1281 cm^{-1}) na área das bandas; depois do primeiro dia de hidratação ocorre a reversão da área dessas bandas e ao longo dos demais dias de hidratação essa área é preservada.*

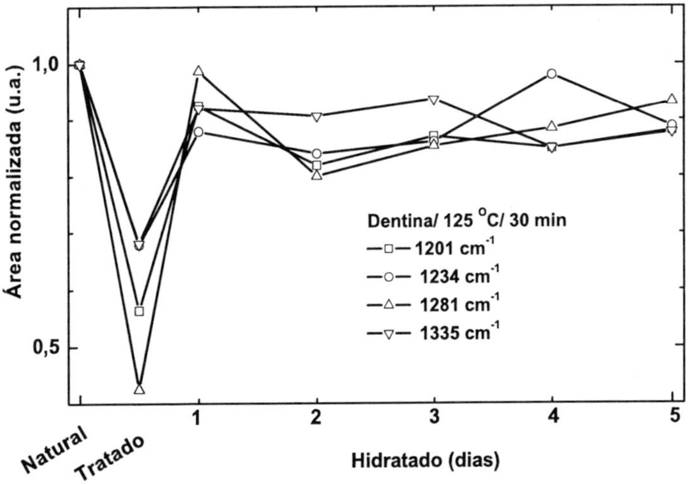

Figura 3.70. *Área, normalizada, das bandas observadas entre 1360 cm^{-1} e 1190 cm^{-1} da dentina não tratada, aquecida a 125 °C durante 30 minutos e após cinco dias de hidratação em solução de NaCl. Com o tratamento observa-se um decréscimo entre 30% (1234 cm^{-1} e 1335 $^{-1}$) e 60% (1281 cm^{-1}) na área das bandas; depois do primeiro dia de hidratação ocorre a reversão da área dessas bandas acerca de 90% do valor inicial, esse patamar é preservado durante os demais dias de hidratação.*

Hidratação: Avaliação da Posição das Bandas

O comportamento da posição da banda ~ 1201 cm^{-1} após o aquecimento e a hidratação da dentina pode ser visualizado na Figura 3.78-A; da banda ~ 1234 cm^{-1} (amida III), na Figura 3.78-B; da banda ~ 1281 cm^{-1}, na Figura 3.79-A; e da banda ~ 1338 cm^{-1}, na Figura 3.79-B. Com exceção da banda em torno de 1234 cm^{-1}, as demais são associadas à estrutura do colágeno e são essas três bandas que apresentam o deslocamento da posição para baixos números de onda após o aquecimento. O deslocamento na posição das bandas provocado pelo aquecimento a 275 °C pode ser observado na Tabela 3.10.

A hidratação das amostras aquecidas sob diferentes temperaturas produz a reversão aos valores observados nas amostras não-aquecidas. Avaliou-se o comportamento das quatro bandas de absorção nas amostras aquecidas a 225 °C e 275 °C. Na Figura 3.80-A observa-se o comportamento da banda ~ 1201 cm^{-1} da amostra aquecida a 225 °C, na Figura 3.80-B o comportamento da banda $\sim$ 1234 cm^{-1}, na Figura 3.81-A, da banda $\sim$ 1281 cm^{-1} e na Figura 3.81-B, da banda $\sim$ 1338 cm^{-1}.

O comportamento na amostra aquecida a 275 °C é mostrado: na Figura 3.82-A para a banda $\sim$ 1201 cm^{-1}, na Figura 3.82-B para a banda $\sim$ 1234 cm^{-1}, na Figura 3.83-A para a banda $\sim$ 1281 cm^{-1} e na Figura 3.83-B para a banda $\sim$ 1338 cm^{-1}.

Na amostra aquecida a 225 °C a reversão é observada em todas as bandas atribuídas à estrutura do colágeno, somente a banda em torno de 1338 cm^{-1} não apresentou o deslocamento após o aquecimento e a reversão com a hidratação. Por outro lado, na amostra aquecida a 275 °C a reversão é observada somente na banda posicionada em torno de 1281 cm^{-1}.

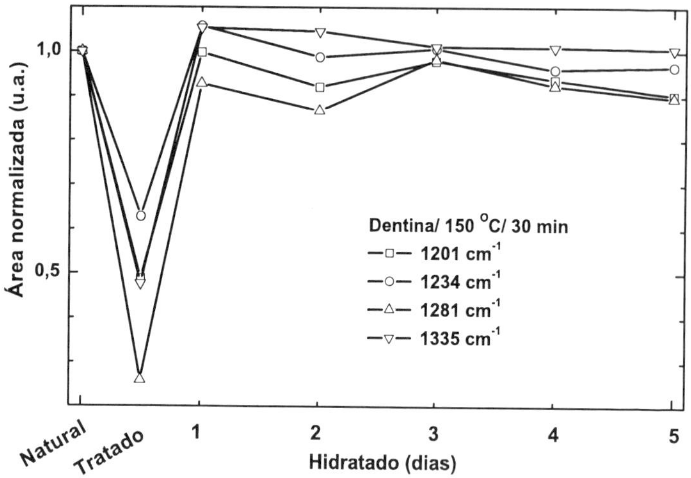

Figura 3.71. *Área, normalizada, das bandas observadas entre 1360 cm^{-1} e 1190 cm^{-1} da dentina não tratada, aquecida a 150 °C durante 30 minutos e após cinco dias de hidratação em solução de NaCl. Com o tratamento observa-se um decréscimo entre 35% (1234 cm^{-1}) e 75% (1281 cm^{-1}) na área das bandas; depois do primeiro dia de hidratação ocorre a reversão da área dessas bandas ao valor observado inicialmente, esse patamar é preservado durante os demais dias de hidratação.*

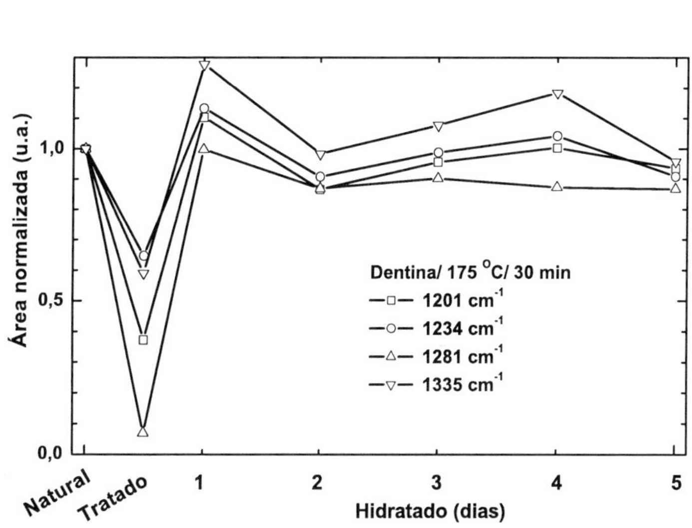

Figura 3.72. *Área, normalizada, das bandas observadas entre 1360 cm^{-1} e 1190 cm^{-1} da dentina não tratada, aquecida a 175 °C durante 30 minutos e após cinco dias de hidratação. Com o tratamento observa-se um decréscimo entre 35% (1234 cm^{-1}) e 90% (1281 cm^{-1}) na área das bandas; depois do primeiro dia de hidratação ocorre a reversão da área dessas bandas ao valor observado inicialmente, esse patamar é preservado durante os demais dias de hidratação.*

Tabela 3.10. *Posição das bandas de absorção associadas à estrutura do colágeno na dentina natural e após o aquecimento a 275 °C durante 30 minutos.*

Posição das bandas na dentina (cm^{-1})		$\Delta\overline{\nu}$ (cm^{-1})
Natural	275 °C	
1203,5	1199,6	4±1
1239,2	1240,1	1±1
1284,5	1282,6	2±1
1338,4	1334,6	4±1

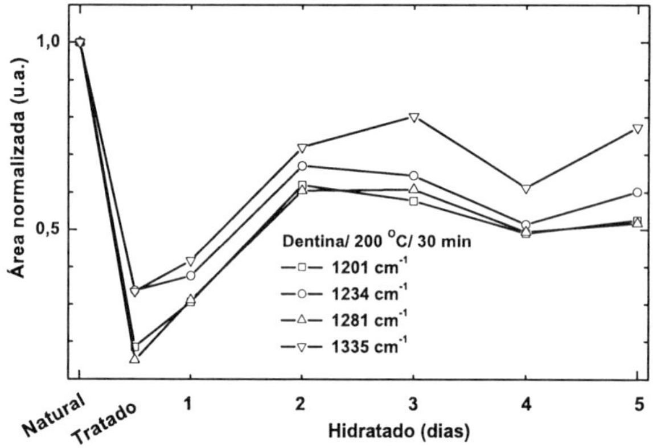

Figura 3.73. *Área, normalizada, das bandas observadas entre 1360 cm^{-1} e 1190 cm^{-1} da dentina não tratada, aquecida a 200 °C durante 30 minutos e após cinco dias de hidratação. Com o tratamento observa-se um decréscimo entre 65% (1234 cm^{-1} e 1335 cm^{-1}) e 85% (1281 cm^{-1}) na área das bandas; depois do primeiro dia de hidratação ocorre uma reversão parcial da área dessas bandas.*

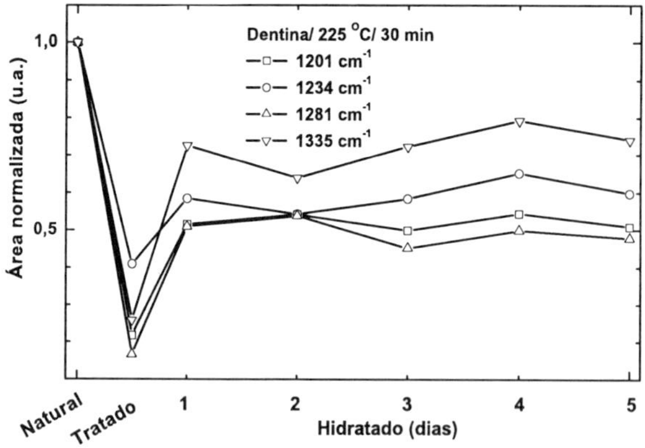

Figura 3.74. *Área, normalizada, das bandas observadas entre 1360 cm^{-1} e 1190 cm^{-1} da dentina não tratada, aquecida a 225 °C durante 30 minutos e após cinco dias de hidratação. Após o tratamento observa-se um decréscimo entre 60% (1234 cm^{-1}) e 80% (1281 cm^{-1}) na área das bandas; depois do primeiro dia de hidratação ocorre uma reversão parcial e com os demais dias a reversão atinge patamares em torno de 50% e 70% do valor observado inicialmente.*

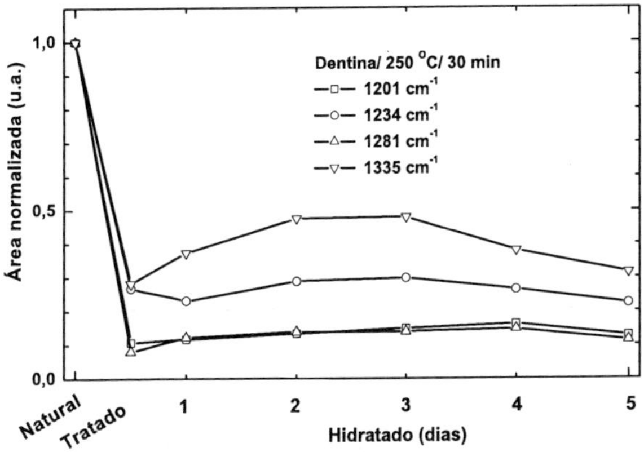

Figura 3.75. *Área, normalizada, das bandas observadas entre 1360 cm^{-1} e 1190 cm^{-1} da dentina não tratada, aquecida a 250 °C durante 30 minutos e após cinco dias de hidratação. Com o tratamento observa-se um decréscimo entre 70% (1234 cm^{-1} e 1335 cm^{-1}) e 90% (1201 cm^{-1} e 1281 cm^{-1}) na área das bandas e com a hidratação não ocorre a reversão da área dessas bandas.*

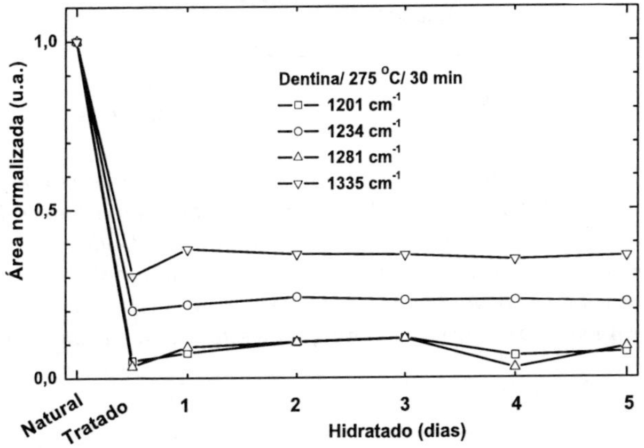

Figura 3.76. *Área, normalizada, das bandas observadas entre 1360 cm^{-1} e 1190 cm^{-1} da dentina não tratada, aquecida a 275 °C durante 30 minutos e após cinco dias de hidratação. Com o tratamento observa-se um decréscimo entre 70% (1335 cm^{-1}) e 95% (1201 cm^{-1} e 1281 cm^{-1}) na área das bandas; depois do primeiro dia de hidratação não ocorre a reversão dessas bandas.*

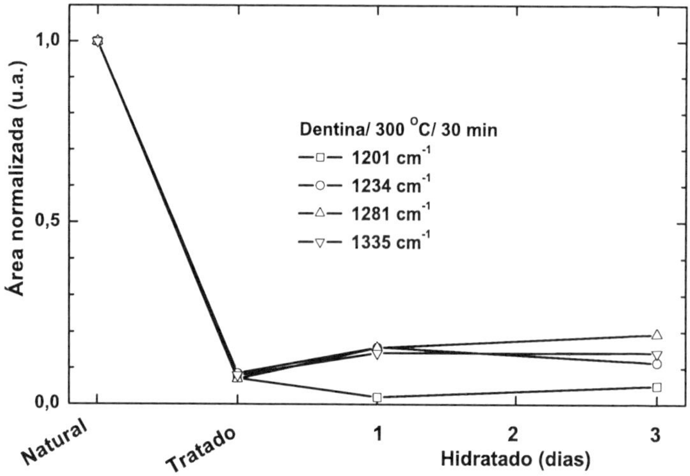

Figura 3.77. *Área, normalizada, das bandas observadas entre 1360 cm^{-1} e 1190 cm^{-1} da dentina não tratada, aquecida a 300 °C durante 30 minutos e após três dias de hidratação. Com o tratamento observa-se um decréscimo de 90% em todas as bandas observadas, com a hidratação não ocorre a reversão dessas bandas. Após o terceiro dia de hidratação a amostra se quebrou, impossibilitando a sua análise nos demais dias.*

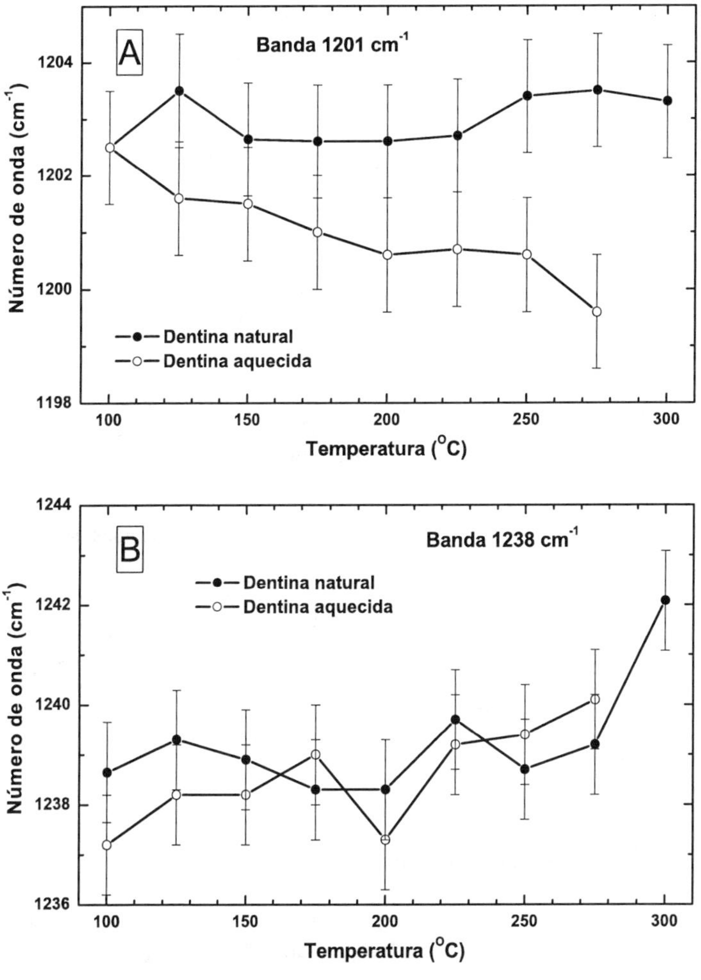

Figura 3.78. *A) Posição da banda associada à estrutura do colágeno (~1201 cm^{-1}) antes e depois de realizar o tratamento térmico (100–300 °C); com o aumento da temperatura observa-se um deslocamento na posição da banda para freqüências menores. B) Tratamentos similares (100–300 °C) não produzem deslocamentos na posição da banda associada à amida III (~1234 cm^{-1}).*

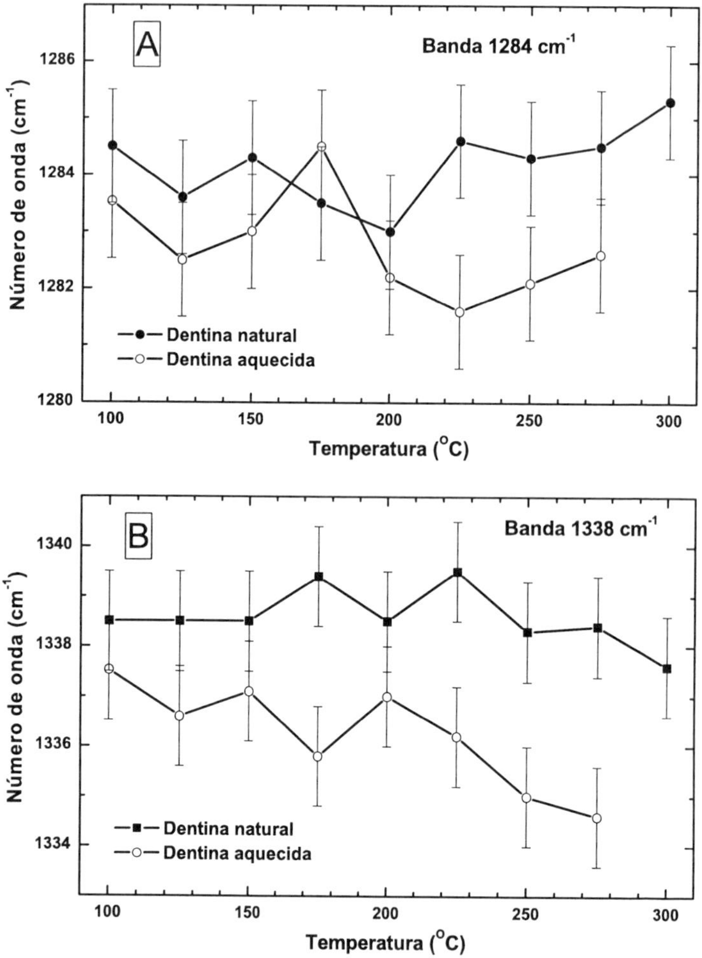

Figura 3.79. *A) Posição da banda associada à estrutura do colágeno (~1281 cm^{-1}) antes e depois de realizar o tratamento térmico (100–300 °C); com o aumento da temperatura observa-se um deslocamento na posição da banda para freqüências menores. B) Tratamentos térmicos similares também produzem o deslocamento da banda em ~ 1338 cm^{-1} para freqüências menores.*

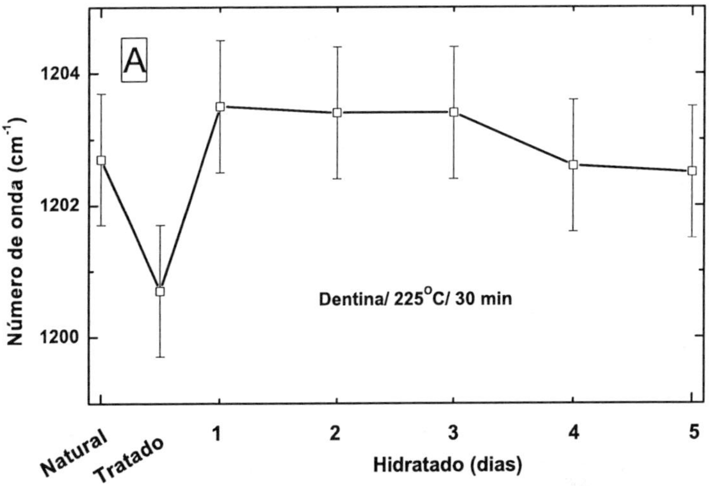

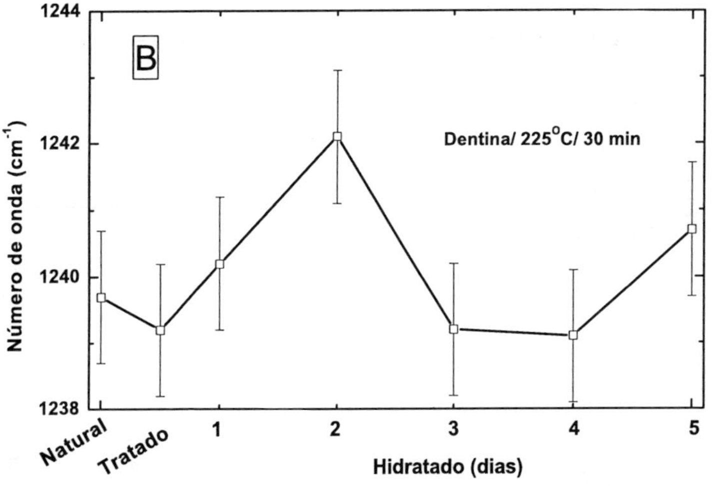

Figura 3.80. *A) Posição da banda da estrutura do colágeno na dentina não aquecida, aquecida a 225 °C durante 30 minutos e após a hidratação em solução de cloreto de sódio durante cinco dias. Ocorre o deslocamento da posição para números de onda menores, esse deslocamento é reversível após o primeiro dia de hidratação e essa posição é preservada nas demais hidratações. B) Tratamentos térmicos e procedimentos de hidratação similares aos descritos na parte (A) não produzem um deslocamento significativo na banda da amida III* (~1239 cm^{-1}).

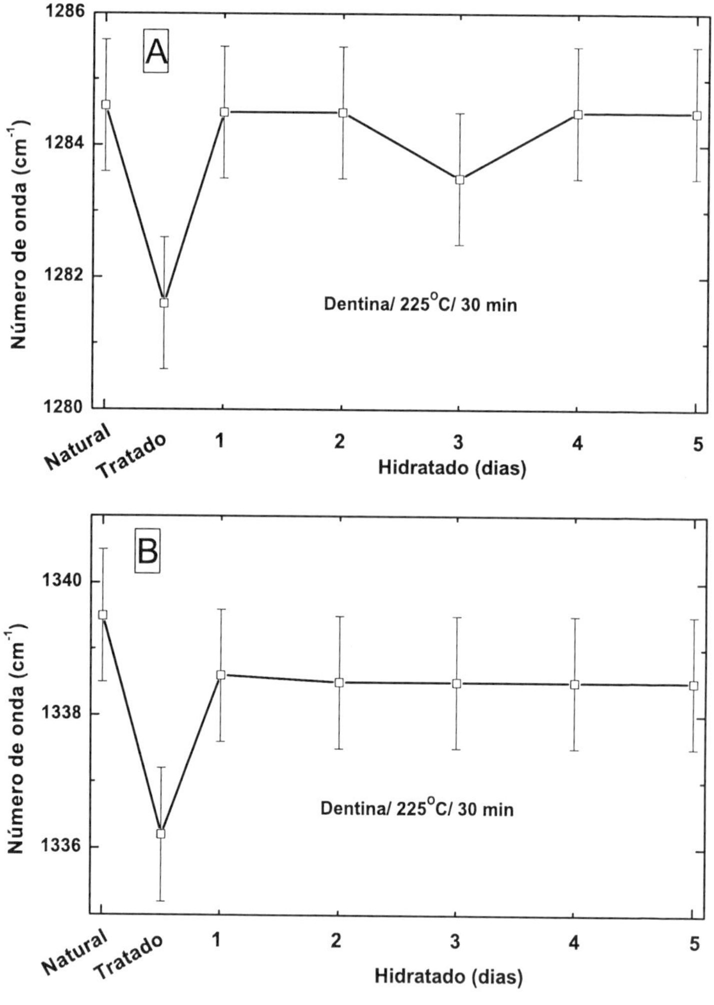

Figura 3.81. *Posição das bandas da estrutura do colágeno na dentina não aquecida, aquecida a 225 °C durante 30 minutos e após a hidratação durante cinco dias. Ocorre o deslocamento da posição para números de onda menores tanto na banda posicionada em 1284 cm^{-1} (A) como na banda em 1338 cm^{-1} (B). Após o primeiro dia de hidratação, a banda se desloca para os valores observados inicialmente, o qual é preservado após os demais dias de hidratação.*

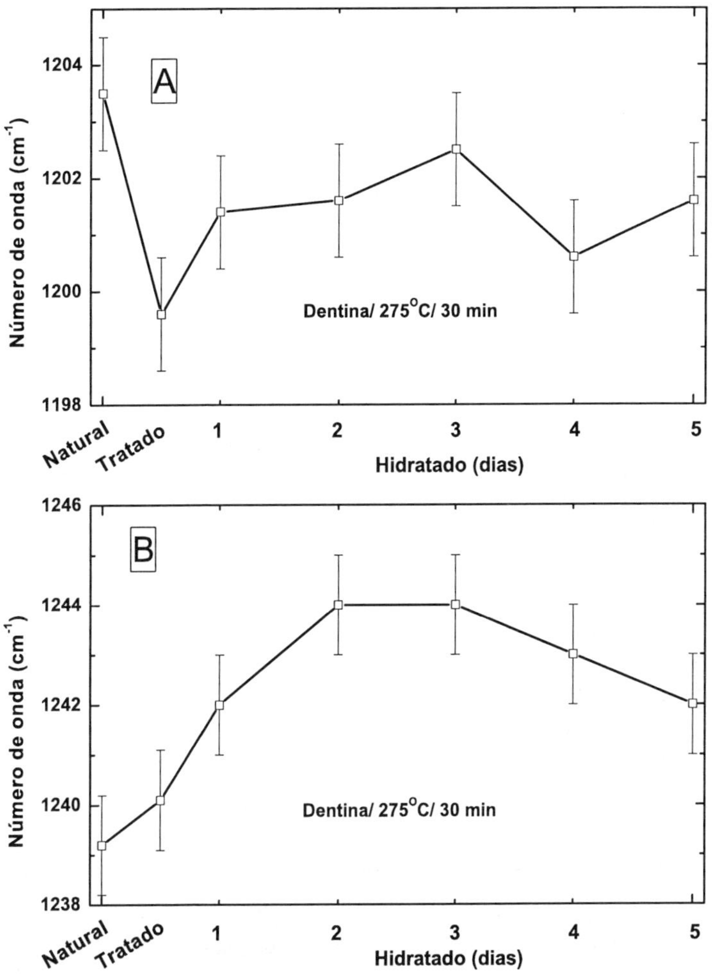

Figura 3.82. *A) Posição das bandas associadas à estrutura do colágeno na dentina não aquecida, aquecida a 225 °C durante 30 minutos e após a hidratação durante cinco dias. Observa-se que o deslocamento para números de onda menores não é reversível com a hidratação da amostra. B) Tratamentos térmicos e procedimentos de hidratação similares aos descritos anteriormente apresentam um deslocamento da banda da amida III (~1239* cm^{-1}*) para números de onda maiores (~1244* cm^{-1}*).*

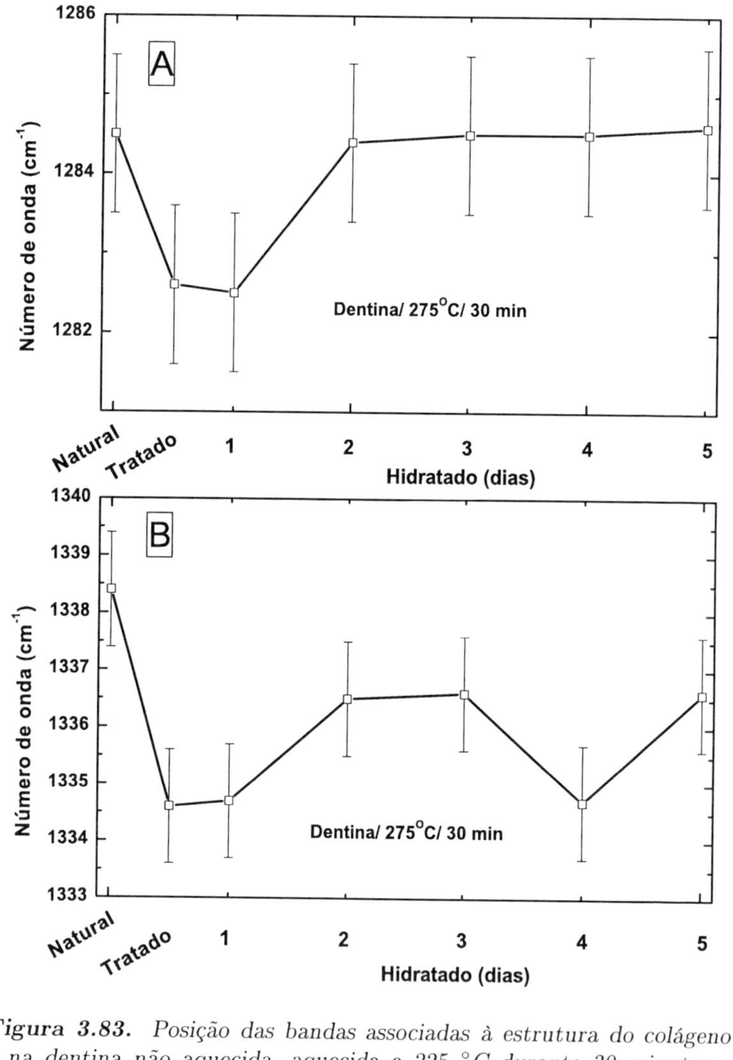

Figura 3.83. *Posição das bandas associadas à estrutura do colágeno na dentina não aquecida, aquecida a 225 °C durante 30 minutos e após a hidratação durante cinco dias. Observa-se o deslocamento das posições das bandas para números de onda menores, tanto na banda posicionada em 1284 cm^{-1} (A) como na banda em 1338 cm^{-1} (B). Com um dia de hidratação não há alteração na posição das bandas, no segundo dia de hidratação a banda em 1284 cm^{-1} apresenta uma reversão na sua posição, enquanto a banda em 1338 cm^{-1} não retorna para a posição observada inicialmente.*

Correlação entre Material Orgânico e Água da Dentina Aquecida

A diminuição da banda da água, observada durante o aquecimento, foi correlacionada com a denaturação da matriz orgânica da dentina.

Na Figura 3.84 observa-se a banda da água na dentina natural e na dentina aquecida a 80 °C, 120 °C e 160 °C durante tempos de 1, 2, 3 e 4 horas. Após esse tratamento térmico a amostra foi hidratada em solução de cloreto de sódio com concentração de 0,9% durante 60 horas. Na Figura 3.85 observa-se a área sob a banda da dentina natural, aquecida sob diferentes temperaturas e após a hidratação em cloreto de sódio. O aquecimento a 80 °C não apresentou diminuição significativa na área da banda, enquanto o aquecimento a 120 °C apresentou diminuição de aproximadamente 20% da área inicial e a 160 °C apresentou uma diminuição de 30 – 40%. Com a hidratação ocorre a incorporação de água para 80% do valor da área observada inicialmente na dentina natural.

Na Figura 3.86 observam-se as bandas entre 1350 cm^{-1} e 1150 cm^{-1} associadas à estrutura da matriz orgânica da dentina após tratamento

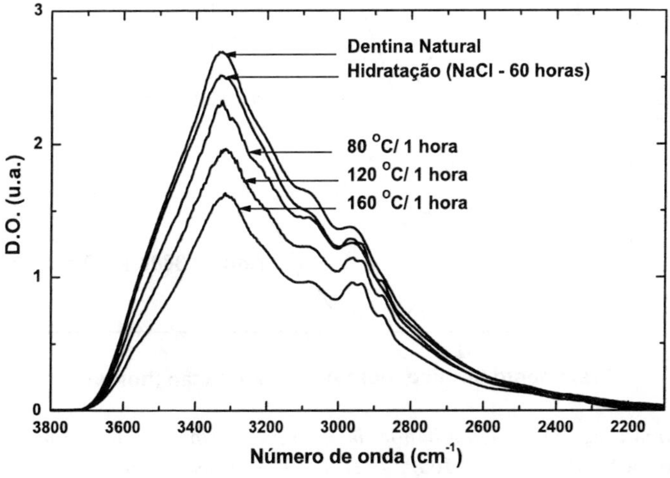

__Figura 3.84.__ Banda de absorção da água, entre 3800 cm^{-1} e 2500 cm^{-1}, da dentina natural, aquecida a 80 °C, 120 °C, 160 °C e hidratada em solução de cloreto de sódio (0,9%). Com o aquecimento observa-se uma progressiva diminuição da área sob a banda e após a hidratação (60 horas) ocorre a reversão da água presente no tecido.

térmico e hidratação.

As bandas da água na Figura 3.84 e da matriz orgânica na Figura 3.86 não foram normalizadas, enquanto os valores de suas respectivas áreas (Figura 3.85, Figura 3.87 e Figura 3.88) foram duplamente normalizados: 1) pela banda do fosfato em 962 cm^{-1}, para evitar oscilações na quantidade de material analisado; 2) pela área da banda no tecido natural, para comparar a área numa escala entre 0 e 1.

Acompanhando a evolução do tratamento térmico observa-se que a diminuição da área sob as bandas da matriz orgânica apresenta um comportamento similar à perda de água. Dessa forma a Figura 3.89 mostra a correlação entre a água no tecido (abscissa) e a área sob as quatro bandas (ordenada), na dentina aquecida sob diferentes temperaturas e após a hidratação. Desse gráfico é possível concluir que a presença da água no tecido está ligada com a alteração na estrutura do colágeno.

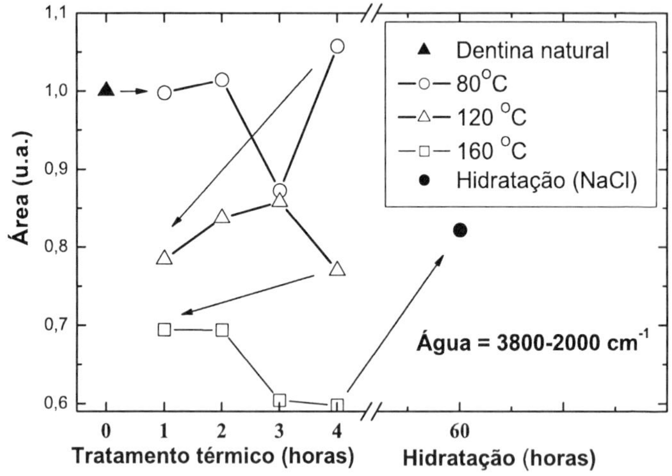

Figura 3.85. *Área sob a banda da água na dentina não aquecida, aquecida a 80 °C, 120 °C, 160 °C (1, 2, 3 e 4 horas) e hidratada durante 60 horas em solução de cloreto de sódio. Os tratamentos a 80 °C não apresentam uma diminuição significativa, enquanto a 120 °C ocorre uma diminuição de aproximadamente 20% da área inicial e a 160 °C ocorre uma diminuição de 30–40%. Com a hidratação ocorre a incorporação de água, alcançando 80% do valor da área que foi observada na dentina natural.*

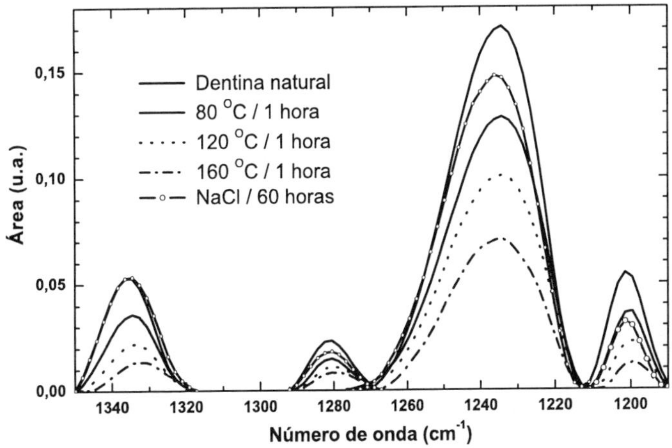

Figura 3.86. *Bandas de absorção entre 1350 cm^{-1} e 1150 cm^{-1} da dentina natural, aquecida a 80 °C, 120 °C, 160 °C e hidratada após o aquecimento a 160 °C. O comportamento da área sob essas bandas será apresentado nas próximas figuras.*

3.7.2 Tratamento Térmico (100 °C < T < 1000 ° C)

Água

A água no esmalte e na dentina aquecidos entre 100 °C e 1000 °C foi monitorada por meio da banda entre 3800 cm^{-1} e 2500 cm^{-1}. A banda da água no esmalte natural e aquecido pode ser visualizada na Figura 3.90 e na dentina, na Figura 3.92. Na mesma região espectral observa-se a banda da hidroxila (3550 – 3500 cm^{-1}) e material orgânico (3000 – 2800 cm^{-1}). O cálculo da área sob a banda da água foi realizado considerando a subtração dessas bandas. O comportamento da banda da água no esmalte e na dentina aquecidos está apresentado, respectivamente, na Figura 3.91 e na Figura 3.93 em função da temperatura. Nessas figuras ajustou-se a equação de Arrhenius e obteve-se a energia de ativação associada à ligação da água ao tecido. A equação de Arrhenius pode ser escrita como:

$$A = C \exp\left(-\frac{E_a}{R}\frac{1}{T}\right) \tag{3.1}$$

em que A é área sob a banda, C é uma constante, E_a é a energia de ativação, R é a constante dos gases (8,3144 J/mol×K) e T é a temperatura.

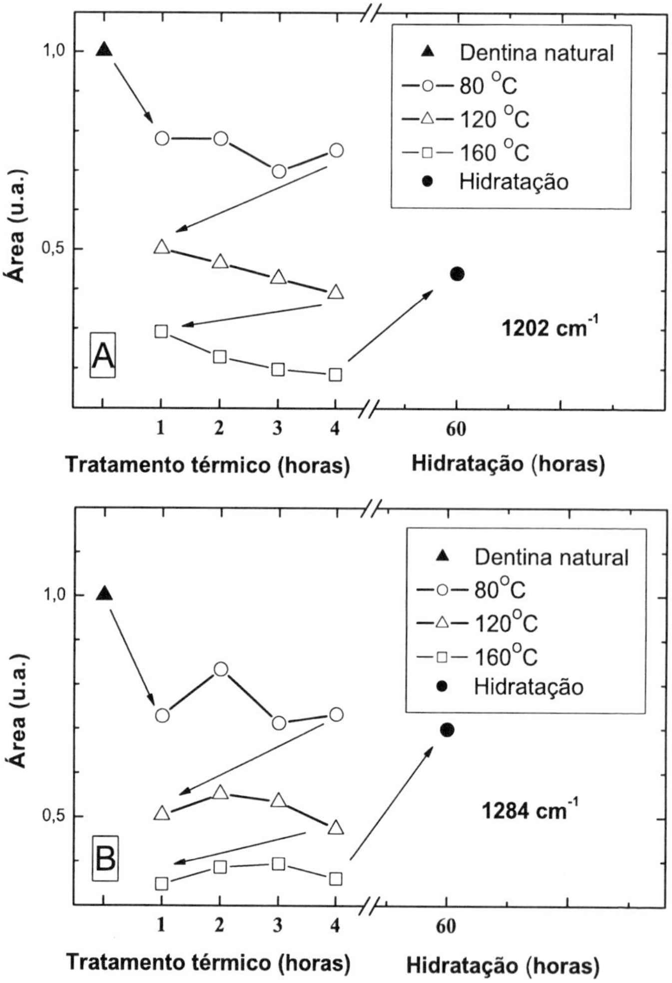

Figura 3.87. *Área sob a banda em 1202 cm^{-1} (A) e 1284 cm^{-1} (B) na dentina natural, aquecida sob diferentes temperaturas e hidratada. Após o aquecimento a 160 °C observa-se o decréscimo de 80% da banda em 1202 cm^{-1} e 65% da banda em 1284 cm^{-1}; a hidratação produz a reversão dessas bandas com aumento da área sob as bandas para 50% (1201 cm^{-1}) e 70% (1281 cm^{-1}) do valor observado na dentina natural.*

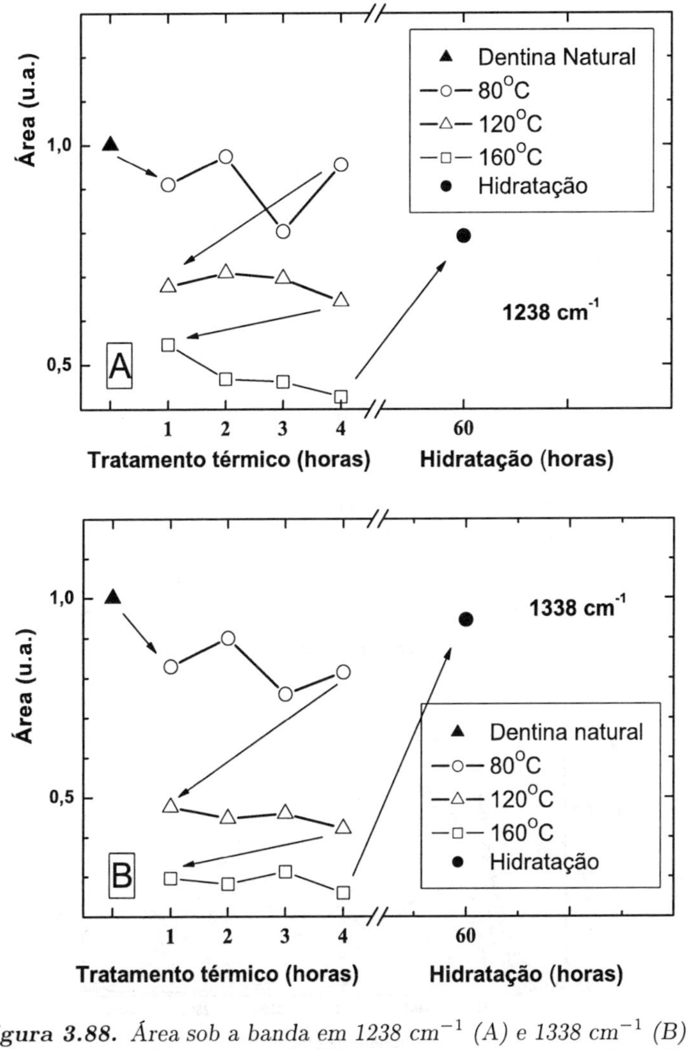

Figura 3.88. *Área sob a banda em 1238 cm^{-1} (A) e 1338 cm^{-1} (B) na dentina natural, aquecida sob diferentes temperaturas e hidratada em solução de cloreto de sódio. Após o aquecimento a 160 °C observou-se o decréscimo de 60% da banda em 1238 cm^{-1} e 75% da banda em 1338 cm^{-1}; a hidratação produz a reversão dessas bandas com aumento da área para 80% (1238 cm^{-1}) e 90% (1338 cm^{-1}) do valor observado na dentina natural.*

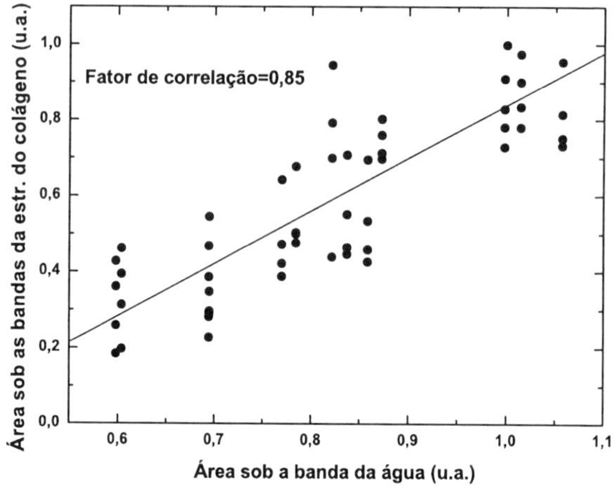

Figura 3.89. *Correlação entre a área sob a banda da água e a área sob as bandas da matriz orgânica (1201 cm^{-1}; 1281 cm^{-1}; 1234 cm^{-1} e 1334 cm^{-1}) da dentina natural, após aquecimento sob diferentes temperaturas 80 °C, 120 °C e 160 °C) e hidratação. Observa-se a correlação linear entre a diminuição da banda da água e da estrutura do colágeno.*

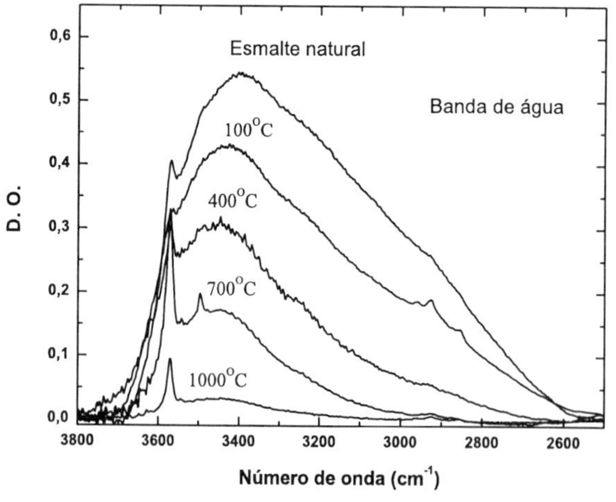

Figura 3.90. *Banda da água entre 3800 cm^{-1} e 2500 cm^{-1} no esmalteaquecido entre 100 °C e 1000 °C. Observa-se o decréscimo da banda com o aumento da temperatura. Associado à diminuição da banda observam-se as bandas da hidroxila em torno de 3550 cm^{-1} e 3500 cm^{-1} e entre 3000 cm^{-1} e 2800 cm^{-1}, do material orgânico.*

Na Figura 3.91 observa-se o ajuste linear aos valores do esmalte aquecido entre 100 °C e 400 °C. Esse ajuste fornece uma energia de ligação de $-4,1\pm0,2$ kJ/mol, enquanto o ajuste entre 700 °C e 1000 °C forneceu uma energia de ligação de -63 ± 9 kJ/mol. Os valores na região entre 400 °C e 700 °C são compostos pelos dois comportamentos e dessa forma nenhuma curva foi ajustada para essa região. O ajuste aos valores experimentais da dentina aquecida (Figura 3.93) entre 100 °C e 400 °C forneceu uma energia de ligação de $-4,1\pm0,2$ kJ/mol, enquanto o ajuste entre 700 °C e 1000 °C forneceu uma energia de ligação de -60 ± 11 kJ/mol.

Matriz orgânica

Os seguintes radicais químicos foram avaliados durante o aquecimento do esmalte e da dentina:

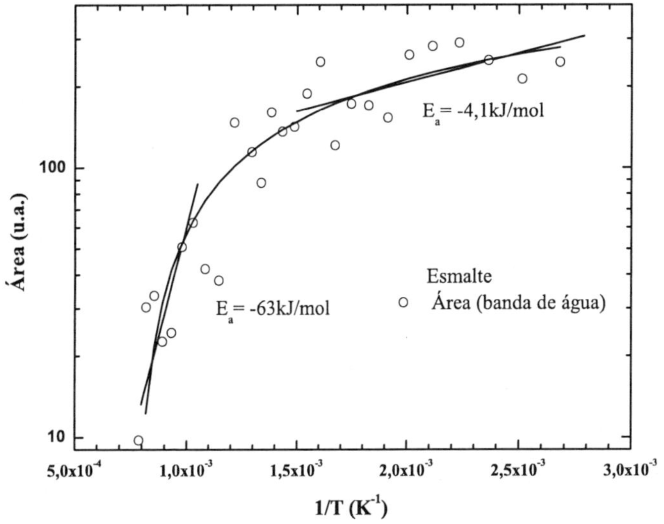

Figura 3.91. *Área sob a banda da água no esmalte aquecido entre 100 °C ($2,68\times10^{-3}$ K^{-1}) e 1000 °C ($0,78\times10^{-3}$ K^{-1}). O ajuste linear entre 100 °C e 400 °C fornece uma energia de ligação de $-4,1\pm0,2$ kJ/mol, enquanto o ajuste entre 700 °C e 1000 °C forneceu uma energia de ligação de -63 ± 9 kJ/mol. Os valores na região entre 400 °C e 700 °C são compostos pelos dois comportamentos, dessa forma nenhuma curva foi ajustada para essa região.*

- C–H (3050 cm^{-1} – 2750 cm^{-1});
- Estrutura do colágeno (1354 cm^{-1} – 1320 cm^{-1});
- Cianamida (–N=C=N–) (2040 cm^{-1} – 1960 cm^{-1});
- C≡N, C–S ou C=S (2220 cm^{-1} – 2040 cm^{-1});
- Cianato (–N=C=O) (2220 cm^{-1} – 2170 cm^{-1});
- CO_2 (2400 cm^{-1} – 2280 cm^{-1});
- P–OH, N–H ou S–H (2420 cm^{-1} – 2570 cm^{-1}).

Somente as bandas de duas regiões não foram associadas especificamente a um radical químico: 1) entre (2220 cm^{-1} – 2040 cm^{-1}) possivelmente associadas a ligações de C≡N, C–S ou C=S; entre (2420 cm^{-1} – 2570 cm^{-1}) associadas a ligações de P–OH, N–H, S–H.

Essas bandas encontram-se nos espectros da Figura 3.94, tanto para a dentina como para o esmalte. O comportamento da área sob as

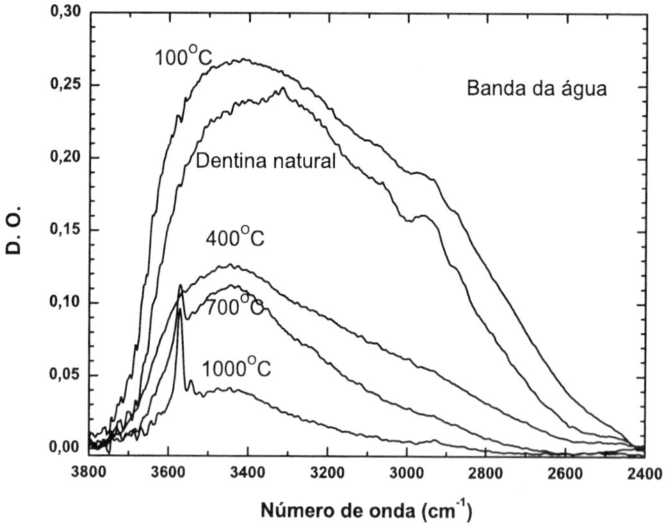

Figura 3.92. *Banda da água entre 3800 cm^{-1} e 2500 cm^{-1} na dentina aquecida entre 100 °C e 1000 °C. Observa-se o decréscimo da banda com o aumento da temperatura aplicada. Associado à diminuição da banda observam-se as bandas da hidroxila em torno de 3550 cm^{-1} e do material orgânico entre 3000 cm^{-1} e 2800 cm^{-1}.*

bandas desses radicais, em função da temperatura, será discutido nos próximos parágrafos.

C–H

As bandas de absorção das ligações de carbono e hidrogênio no esmalte podem ser vistas na Figura 3.95 e na dentina, na Figura 3.96. Nessas figuras estão expostos os espectros de apenas alguns tratamentos térmicos (100 °C, 175 °C e 300 °C), o comportamento ao longo de todo o aquecimento realizado (100 – 400 °C) pode ser visto na Figura 3.97. No esmalte ocorre a presença de bandas mais estreitas (2955 cm^{-1}, 2925 cm^{-1} e 2854 cm^{-1}) que as observadas na dentina (2930 cm^{-1} e 2875 cm^{-1}). Ocorre um aumento sob as áreas das bandas do esmalte aquecido que atinge um valor máximo após o aquecimento a 175 °C, enquanto na dentina a área sob as bandas decresce linearmente com o aumento da temperatura.

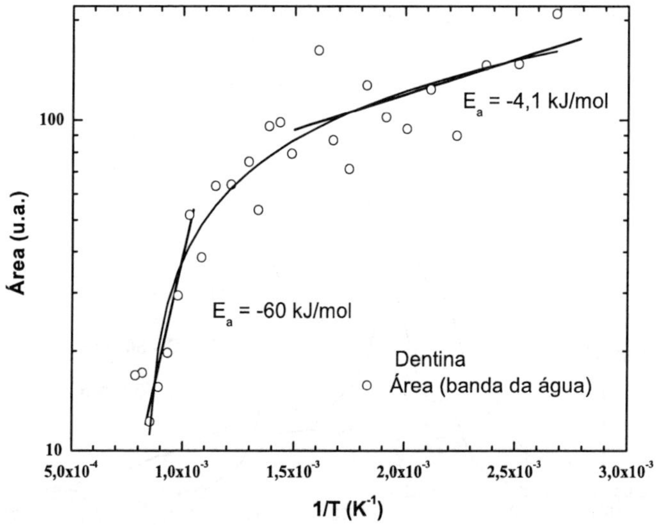

Figura 3.93. *Área sob a banda da água na dentina aquecida entre 100 °C (2,68 × 10^{-3} K^{-1}) e 1000 °C (0,78×10^{-3} K^{-1}). O ajuste linear entre 100 °C e 400 °C forneceu uma energia de ligação de −4,1±0,2 kJ/mol, enquanto o ajuste entre 700 °C e 1000 °C forneceu uma energia de ligação de −60±11 kJ/mol. Os valores na região entre 400 °C e 700 °C são compostos pelos dois comportamentos, dessa forma nenhuma curva foi ajustada para essa região.*

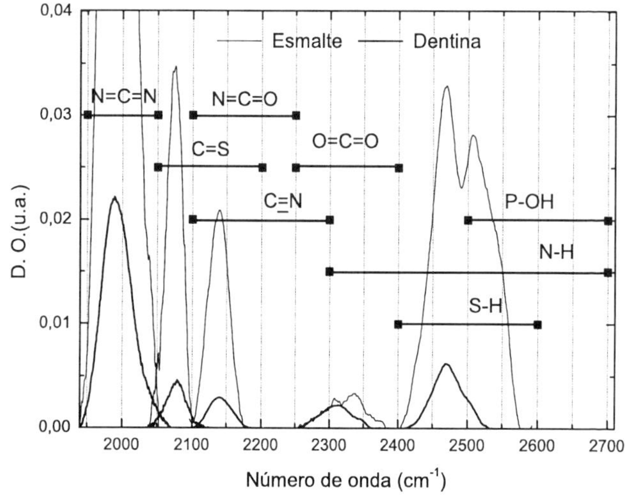

Figura 3.94. *Bandas de absorção entre 2600 cm^{-1} e 1900 cm^{-1} observadas no esmalte e na dentina não irradiados com a identificação dos radicais químicos [44].*

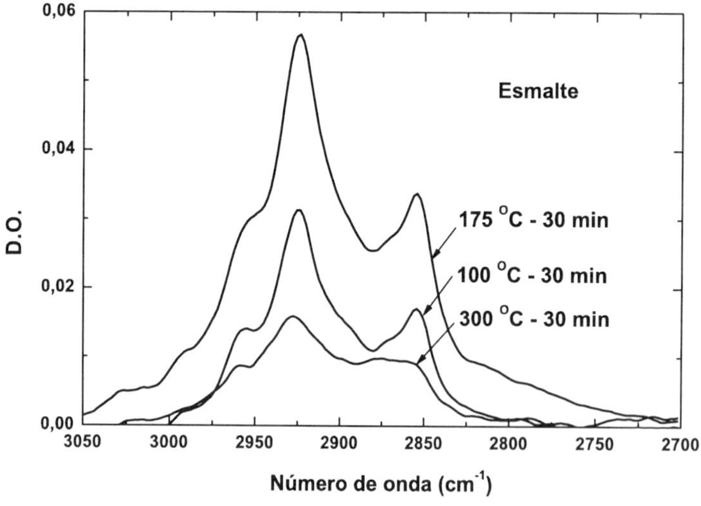

Figura 3.95. *Bandas de absorção entre 3050 cm^{-1} e 2700 cm^{-1} do esmalte aquecido a 100 °C, 175 °C e 300 °C durante 30 minutos; as bandas dessa região pertencem ao modo de estiramento das ligações de C–H. Observa-se um aumento da área sob as bandas após o aquecimento até 175 °C e então um decréscimo em 300 °C.*

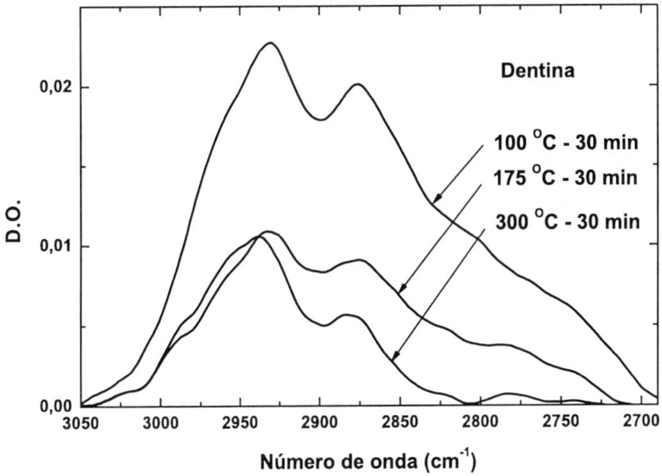

Figura 3.96. *Bandas de absorção entre 3050 cm^{-1} e 2700 cm^{-1} da dentina aquecida a 100 °C, 175 °C e 300 °C durante 30 minutos; as bandas dessa região pertencem ao modo de estiramento das ligações de C–H. Observam-se bandas mais largas que as presentes no esmalte, com o aquecimento a área decresce linearmente. O comportamento da área em função da temperatura é apresentado na Figura 3.97.*

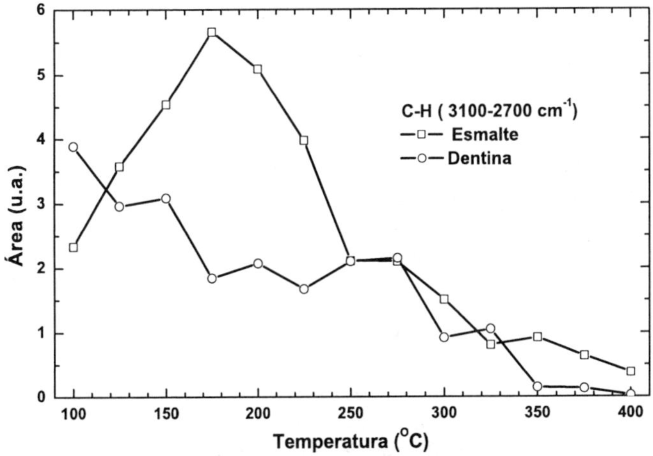

Figura 3.97. *Comportamento da área sob as bandas do C–H no esmalte e na dentina aquecidos entre 100 °C e 400 °C. Observa-se um aumento na área das bandas do esmalte até a temperatura de 175 °C, enquanto na dentina a área decresce com a temperatura.*

Estrutura do Colágeno

Na dentina ocorrem bandas entre 1354 cm^{-1} e 1320 cm^{-1} que são associadas à estrutura do colágeno e da amida III: 1247 cm^{-1}, 1283 cm^{-1}, 1337 cm^{-1} e 1344 cm^{-1}. Na Figura 3.98 observam-se essas bandas de absorção nas amostras aquecidas a 100 °C, 200 °C e 300 °C. Na Figura 3.99 observa-se o comportamento da área sob as bandas dessa região na dentina aquecida entre 100 °C e 300 °C. A área sob as bandas apresenta um comportamento similar ao descrito para a área sob as bandas das ligações de carbono e hidrogênio.

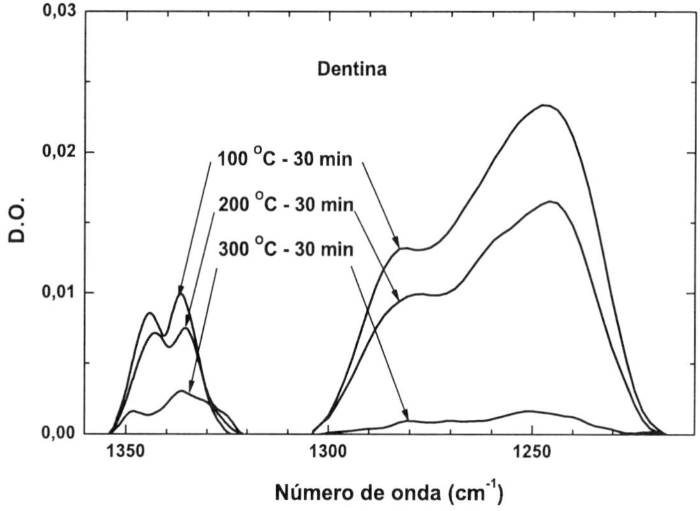

Figura 3.98. *Bandas associadas à estrutura do colágeno e da amida III da dentina aquecida a 100 °C, 200 °C e 300 °C. Observa-se uma diminuição da intensidade das bandas com o aumento da temperatura, de forma similar ao comportamento descrito para as ligações de C–H.*

Cianamida (–N=C=N–)

O radical de cianamida apresenta duas bandas de absorção entre 2040 cm^{-1} e 1960 cm^{-1} no esmalte e na dentina. As bandas no esmalte aquecido estão apresentadas na Figura 3.100, para algumas amostras aquecidas. Na dentina as bandas da cianamida são vistas na Figura 3.101 com amostras aquecidas a temperaturas inferiores a 600 °C e na Figura 3.102 as amostras aquecidas acima dessa temperatura. O comportamento da área sob essas bandas (cianamida), em função da

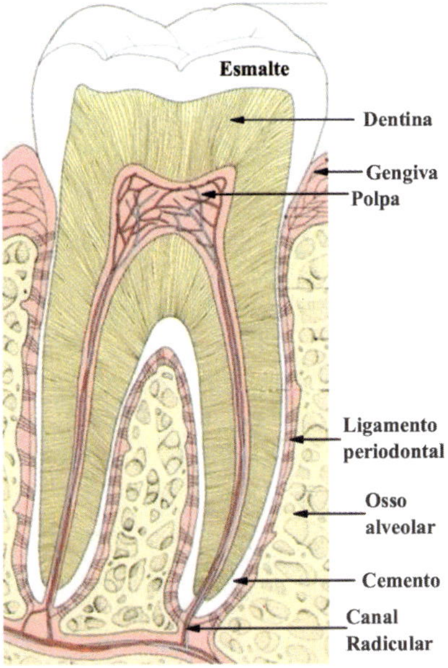

Figura 1.1. *Representação de um dente (terceiro molar); morfologia e estrutura interna dos tecidos com a visualização do esmalte, da dentina, do cemento, dos ligamentos periodontais, do osso alveolar e da polpa.*

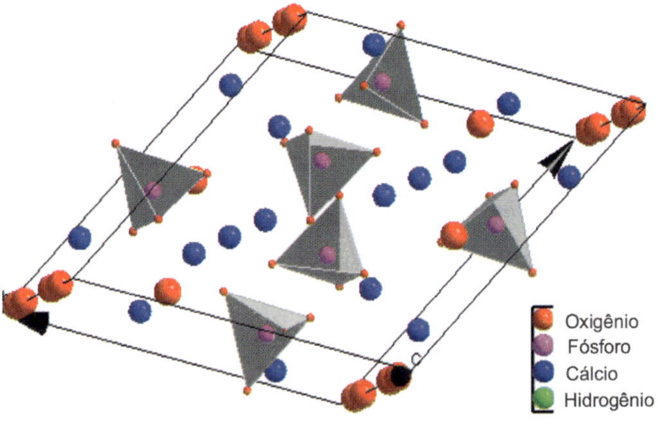

Figura 2.1. *Célula unitária da rede hexagonal que compõe os cristais de hidroxiapatita.*

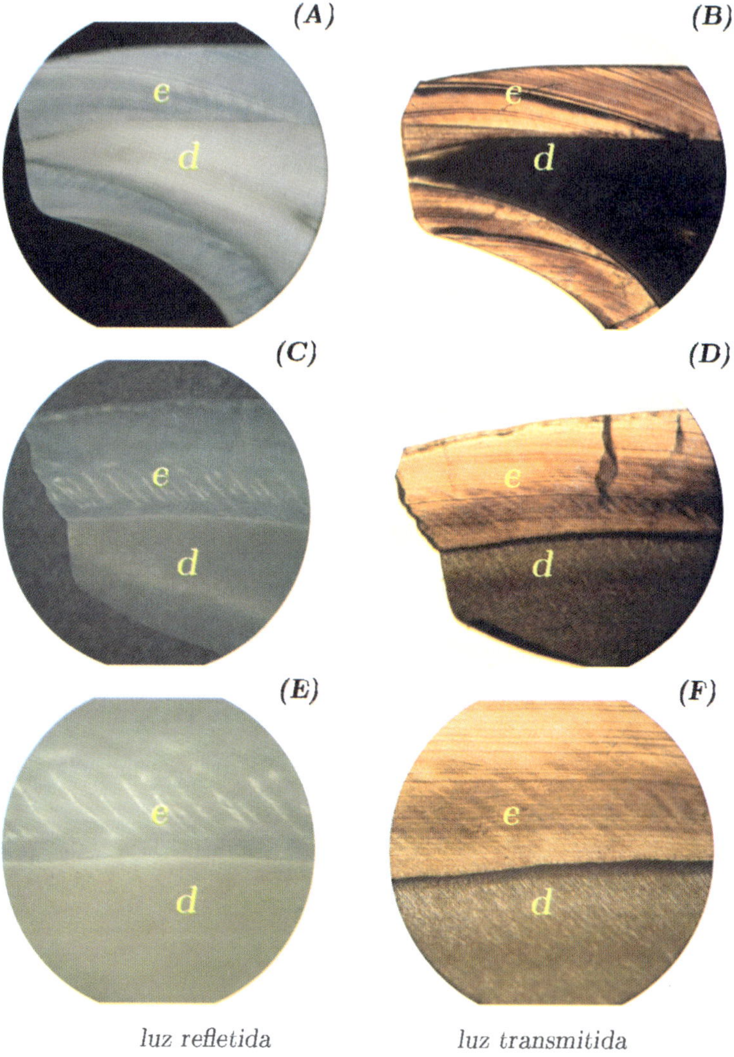

Figura 4.8. *Microscopia de luz de esmalte* **(e)** *e dentina* **(d)**, *quando se analisa a luz halógena refletida (coluna da esquerda) ou transmitida (coluna da direita) pelos tecidos. Em (A) observa-se a luz refletida no tecido humano e em (B) a luz transmitida por este. Os tecidos bovinos observados com a luz refletida por eles em (C) e (E) e a luz transmitida em (D) e (F) apresentam coloração similar aos tecidos humanos.*

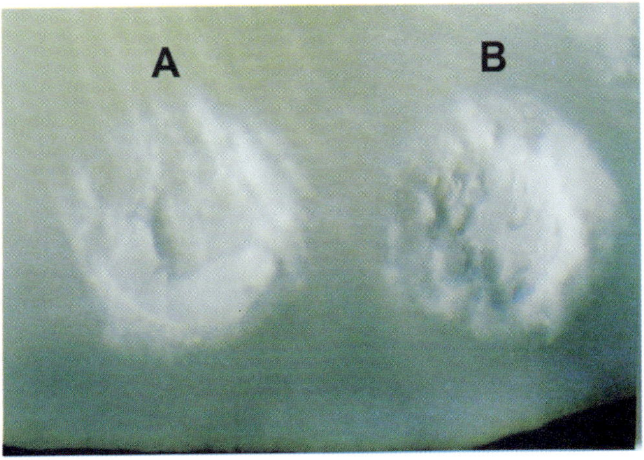

Figura 4.9. Esmalte irradiado com *laser* de érbio (500 mJ por pulso, fluência de 100 J/cm², 2 Hz e refrigeração com água). Em (A) o esmalte foi irradiado com 1 pulso e em (B) com 3 pulsos. Observa-se o embranquecimento da área irradiada do esmalte independentemente do número de pulsos e homogêneo em toda a área irradiada.

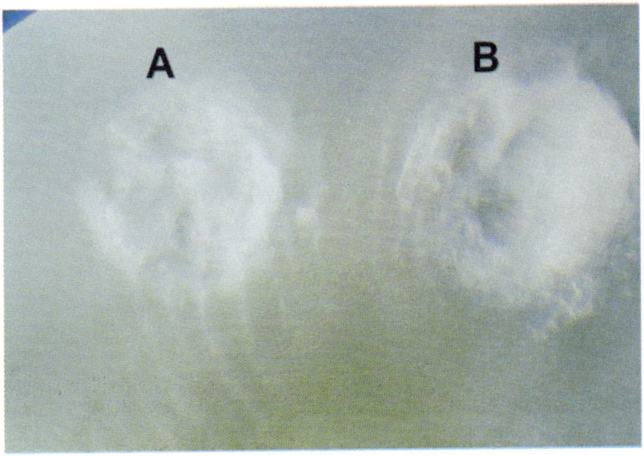

Figura 4.10. Esmalte irradiado com *laser* de érbio (500 mJ por pulso, fluência de 100 J/cm², 2 Hz e sem a refrigeração). Em (A) o esmalte foi irradiado com 1 pulso e em (B) com 3 pulsos. Observa-se o embranquecimento do esmalte de forma similar à descrita no tecido irradiado com a refrigeração.

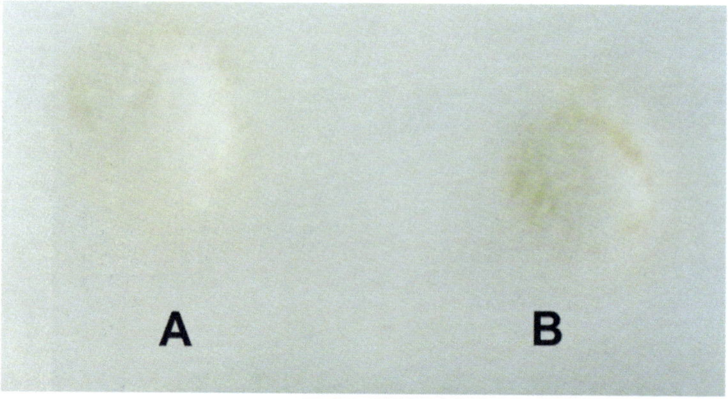

Figura 4.11. Dentina irradiada com *laser* de érbio (400 mJ por pulso, fluência de 80 J/cm^2, 2 Hz e refrigeração com água). Em (A) a dentina foi irradiada com 1 pulso e em (B) com 3 pulsos. Observa-se um pequeno escurecimento da dentina na região irradiada.

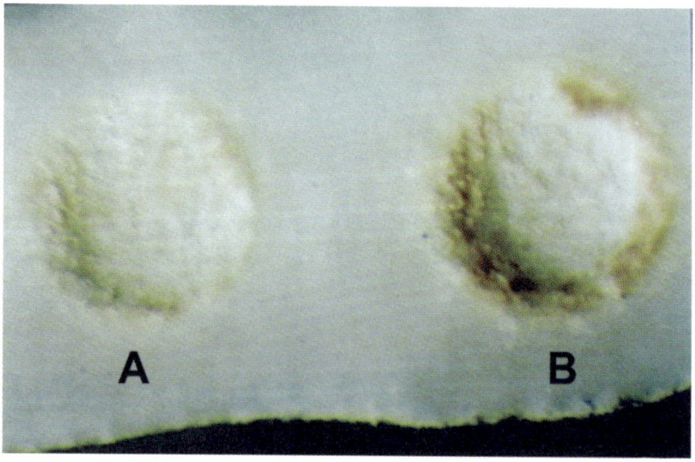

Figura 4.12. Dentina irradiada com *laser* de érbio (400 mJ por pulso, fluência de 80 J/cm^2, 2 Hz e sem refrigeração. Em (A) a dentina foi irradiada com 1 pulso e em (B) com 3 pulsos. Observa-se o escurecimento da dentina na região irradiada, sendo esse escurecimento mais acentuado na borda da cavidade formada com 3 pulsos.

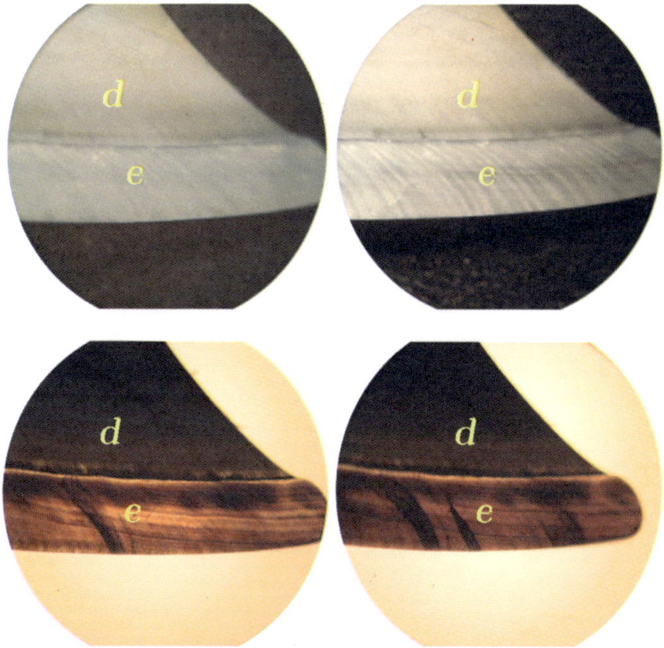

Figura 4.13. *Tecidos bovinos, esmalte (e) e dentina (d), naturais e aquecidos a 100 °C durante 30 minutos. As imagens na parte superior da figura foram obtidas com a luz refletida da amostra, enquanto as inferiores com a luz transmitida pela amostra.*

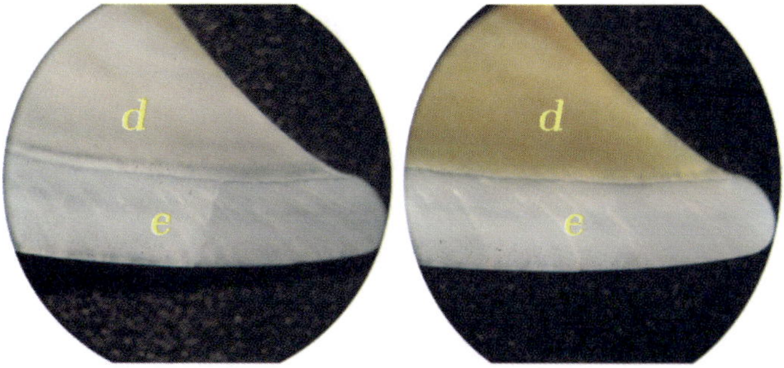

Figura 4.14. A. *Tecidos bovinos, esmalte (e) e dentina (d), naturais e aquecidos a 150 °C e 200 °C durante 30 minutos. Imagens obtidas com a luz refletida da amostra.*

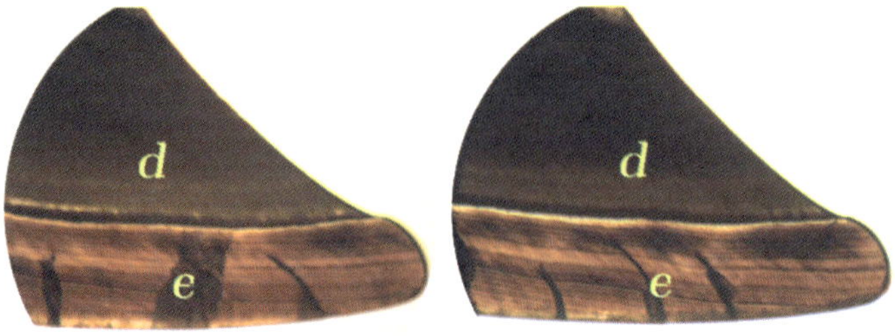

Figura 4.14. B. *Tecidos bovinos, esmalte (e) e dentina (d), naturais e aquecidos a 150 °C e 200 °C durante 30 minutos. Imagens obtidas com a luz transmitida pela amostra.*

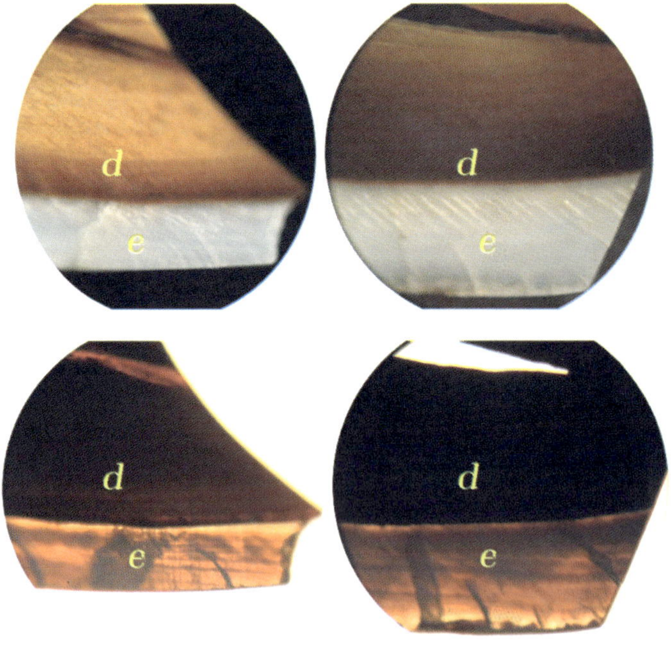

Figura 4.15. *Tecidos bovinos, esmalte (e) e dentina (d), naturais e aquecidos a 250 °C durante 30 minutos. As imagens na parte superior da figura foram obtidas com a luz refletida da amostra, enquanto as inferiores com a luz transmitida pela amostra.*

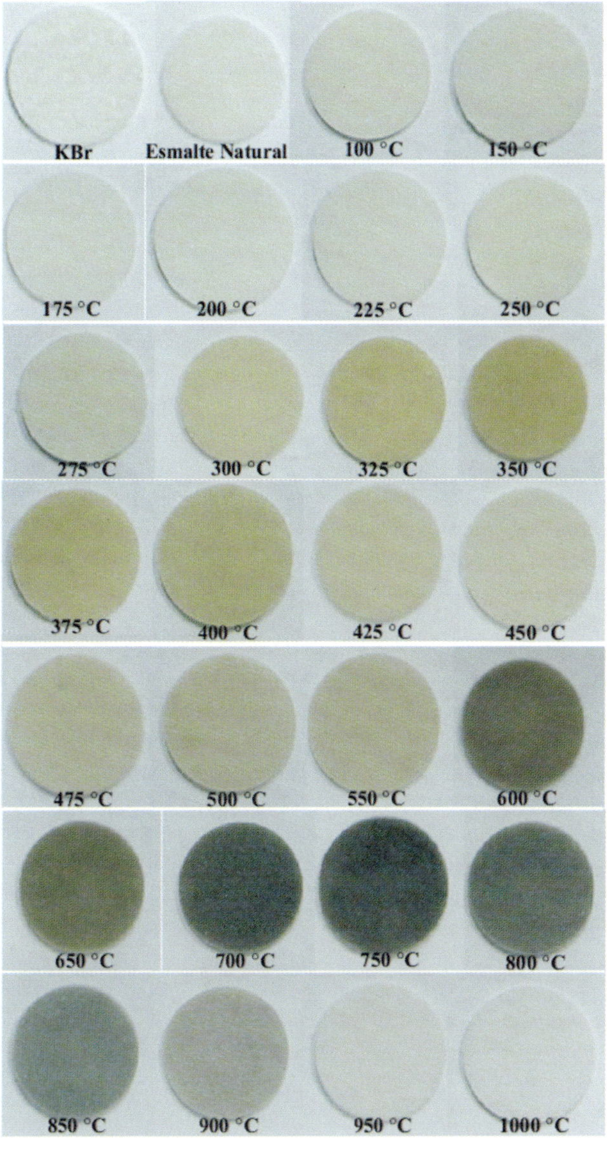

Figura 4.16. *Esmalte em pó (5 mg), compactado em forma de pastilhas com 100 mg de KBr (compactado após o aquecimento). As amostras foram aquecidas sob temperaturas entre 100 °C e 1000 °C durante 30 minutos a cada temperatura.*

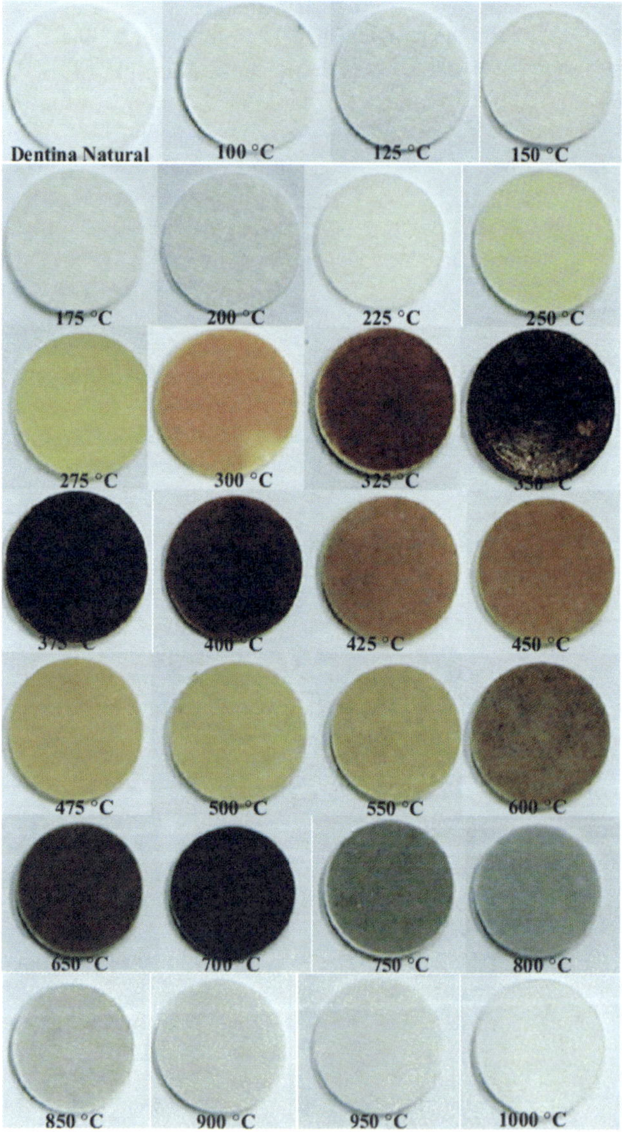

Figura 4.17. *Dentina em pó (5 mg), compactada em forma de pastilhas com 100 mg de KBr (compactada após o aquecimento). As amostras foram aquecidas sob temperaturas entre 100 °C e 1000 °C durante 30 minutos a cada temperatura.*

temperatura, pode ser visto na Figura 3.103. No esmalte, a área foi calculada considerando a banda entre 2040 – 1950 cm^{-1}, enquanto na dentina descriminaram-se três bandas. Na dentina observou-se um comportamento similar ao observado no esmalte, mas a discriminação das duas bandas é mais evidente, o que possibilitou nesse tecido a avaliação das bandas, associadas à cianamida, separadamente. A banda posicionada em 2012 cm^{-1} apresentou um máximo na sua área quando a dentina é aquecida a 700 °C.

C≡N, C–S, N=C=O ou C=S

A região espectral entre 2200 cm^{-1} e 2040 cm^{-1} apresenta três bandas de absorção: 2140 cm^{-1}, 2076 cm^{-1} e 2046 cm^{-1}, em ambos os tecidos. Com o aquecimento observa-se um discreto aumento em todas as três bandas de absorção. Essas bandas não são atribuídas especificamente a um determinado radical químico, mas nessa região podem ocorrer bandas originárias da vibração das ligações C≡N, C–S, N=C=O ou C=S [45].

As bandas observadas no esmalte aquecido são apresentadas na Fi-

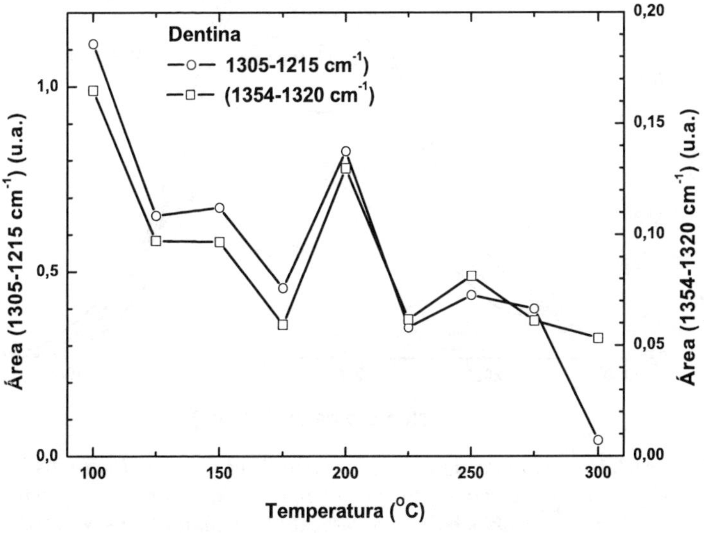

Figura 3.99. *Comportamento das bandas entre 1354 cm^{-1} e 1320 cm^{-1} e entre 1305 cm^{-1} e 1215 cm^{-1} da dentina aquecida com temperaturas e de 100 °C a 300 °C.*

gura 3.104 e na dentina na Figura 3.106. A área sob essas bandas no esmalte aquecido é observada na Figura 3.105 em função da temperatura aplicada e na dentina, na Figura 3.107.

Cianato (–N=C=O)

O radical de cianato não é observado nos tecidos naturais, após o aquecimento é observado entre 2220 cm^{-1} e 2170 cm^{-1}, em ambos os tecidos: esmalte (Figura 3.108-B) e dentina (Figura 3.109-B). No esmalte o radical é detectado somente nos aquecimentos superiores a 325 °C e na dentina nos aquecimentos superiores a 250 °C. Em ambos os tecidos o aquecimento produz um máximo na área sob a banda após o aquecimento a 700 °C, o comportamento da área em função da temperatura pode ser acompanhado na Figura 3.110. Amostras aquecidas com temperaturas próximas a 300 °C produzem uma banda mais larga na dentina, enquanto no esmalte produzem na mesma região espectral duas bandas de absorção estreitas e fracas.

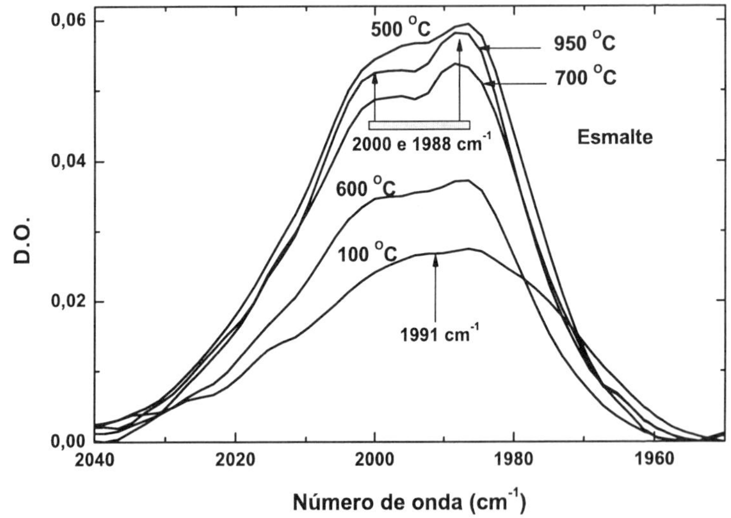

Figura 3.100. *Banda de absorção entre 2040 cm^{-1} e 1950 cm^{-1} observada no esmalte aquecido sob diferentes temperaturas. As bandas dessa região são associadas ao radical de cianamida (–N=C=N–). Com o aumento da temperatura a banda cresce discretamente e se torna mais estreita, de forma que ocorre a visualização de duas freqüências de vibração.*

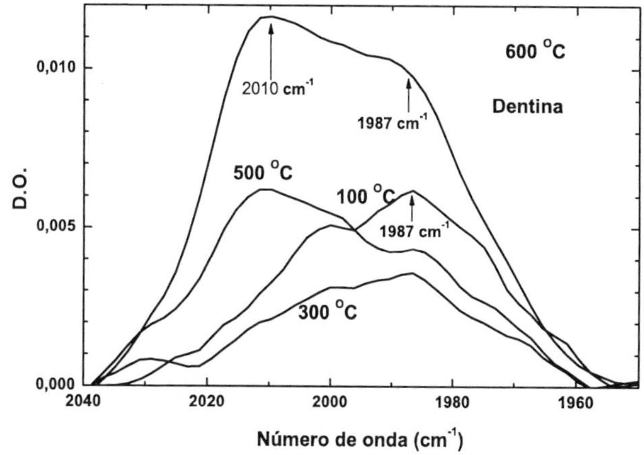

Figura 3.101. *Banda de absorção entre 2040 cm^{-1} e 1950 cm^{-1} observada na dentina aquecida sob diferentes temperaturas. As bandas dessa região são associadas ao radical de cianamida (−N=C=N−). Observa-se a separação de duas freqüências de vibração e uma banda mais pronunciada nas amostras aquecidas acima de 500 °C. Na Figura 3.102 observa-se a mesma banda nas amostras aquecidas entre 650 °C e 950 °C.*

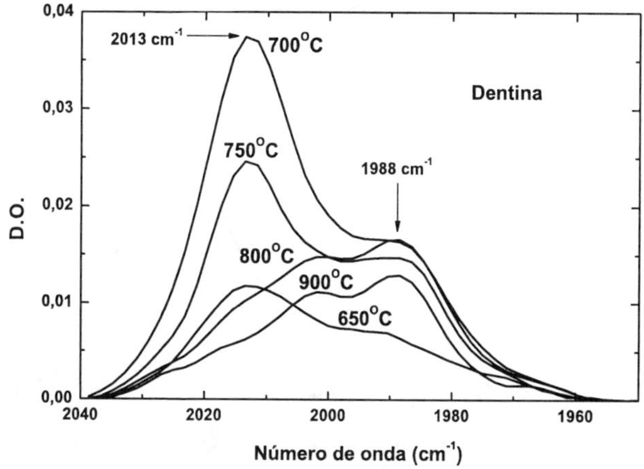

Figura 3.102. *Banda de absorção entre 2040 cm^{-1} e 1950 cm^{-1} observada na dentina aquecida a diferentes temperaturas (650 °C −950 °C). As bandas desta região são associadas ao radical de cianamida (−N=C=N−). Observa-se a separação de duas freqüências de vibração e a banda posicionada em 2013 cm^{-1} apresenta um valor máximo na amostra aquecida a 700 °C.*

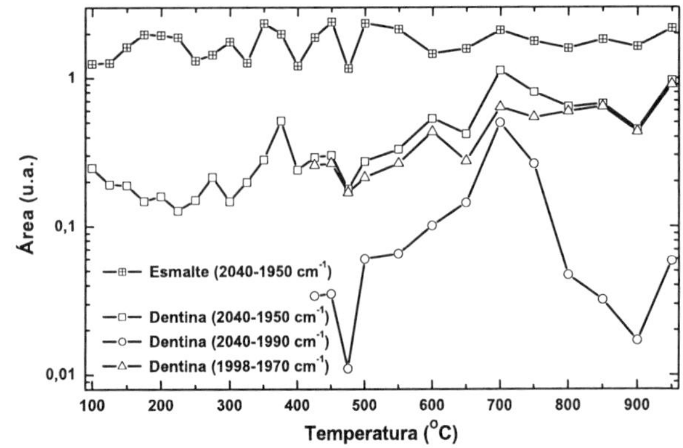

Figura 3.103. *Comportamento da área sob as bandas associadas ao radical de cianamida (−N=C=N−) no esmalte e na dentina aquecidos entre 100 °C e 950 °C. A área sob a banda no esmalte foi determinada a região 2040−1950 cm^{-1} sem a discriminação das duas freqüências de vibração, enquanto na dentina determinou-se a área sob a mesma região e nas amostras aquecidas acima de 400 °C consideraram-se as duas bandas separadamente: 2013 cm^{-1} e 1986 cm^{-1}.*

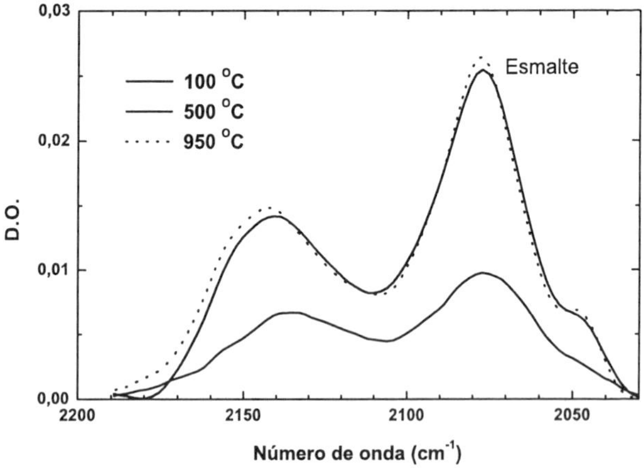

Figura 3.104. *Bandas de absorção entre 2200 cm^{-1} e 2040 cm^{-1} observadas no esmalte: 2140 cm^{-1}, 2076 cm^{-1} e 2046 cm^{-1}. Com o aquecimento observa-se um aumento em todas as três bandas dessa região. Essas bandas não são associadas, de forma definitiva, a um radical químico; nessa região podem ocorrer bandas associadas ao cianato (−N=C=O), à ligação tripla entre o carbono e nitrogênio e à ligação dupla entre carbono e enxofre [44].*

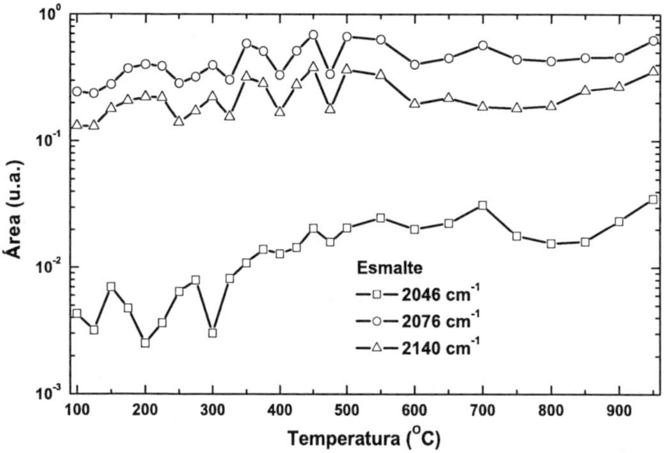

Figura 3.105. *Comportamento da área sob as bandas observadas no esmalte aquecido entre 100 °C e 950 °C: 2140 cm^{-1}, 2076 cm^{-1} e 2046 cm^{-1}. Todas as três bandas apresentam um aumento nas suas áreas após o aquecimento, a banda em 2046 cm^{-1} apresentou um aumento mais pronunciado em função do aquecimento.*

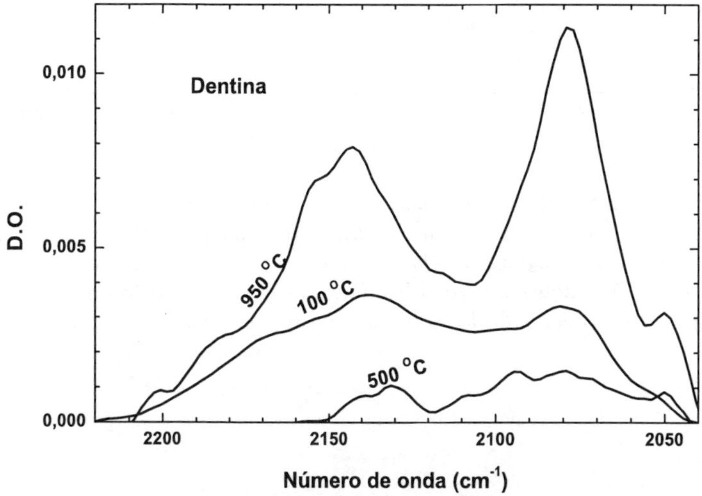

Figura 3.106. *Bandas de absorção entre 2220 cm^{-1} e 2040 cm^{-1} observadas na dentina aquecida: 2140 cm^{-1}, 2076 cm^{-1} e 2046 cm^{-1}. Com o aquecimento observa-se um aumento em todas as três bandas observadas nessa região.*

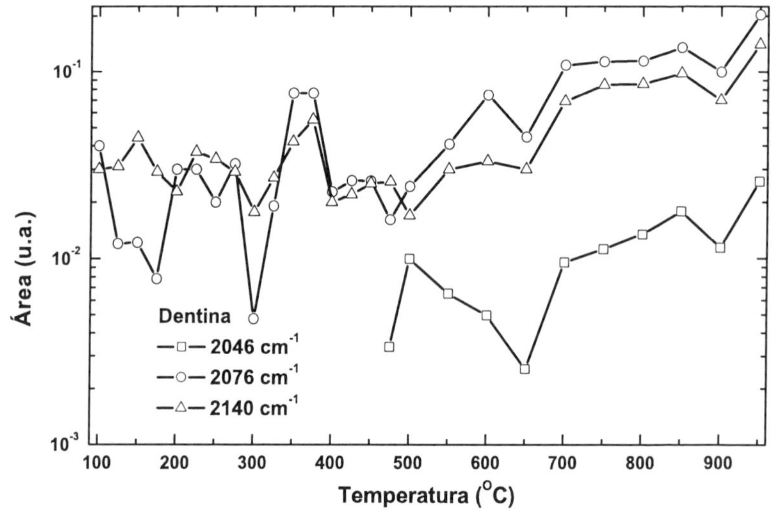

Figura 3.107. *Comportamento da área sob as bandas (2140 cm^{-1}, 2076 cm^{-1} e 2046 cm^{-1}) observadas na dentina aquecida entre 100 °C e 950 °C . Todas as três bandas apresentam um aumento nas suas áreas após o aquecimento, a banda em 2046 cm^{-1} não éobservada nas amostras aquecidas sob temperaturas inferiores a 450 °C.*

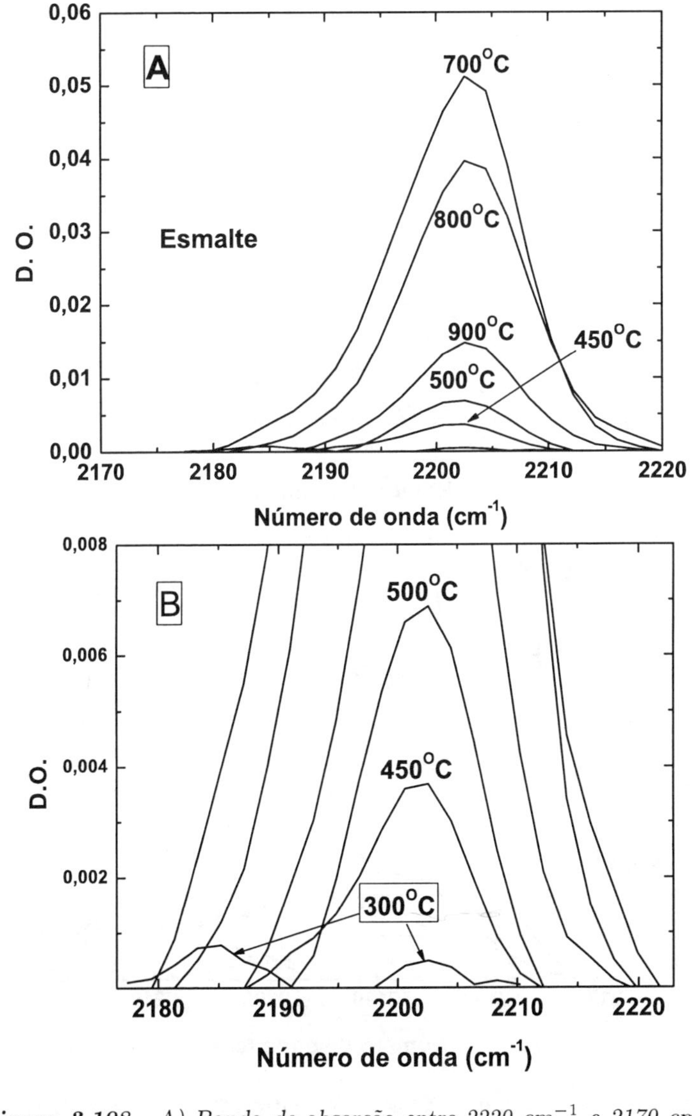

Figura 3.108. *A) Banda de absorção entre 2220 cm^{-1} e 2170 cm^{-1} no esmalte aquecido, associada ao radical de cianato (–N=C=O). Observa-se na parte (B) da figura uma ampliação do espectro para melhor visualizaçãodas bandas de menor intensidade. A máxima intensidade é observada quando o esmalte é aquecido a 700 °C.*

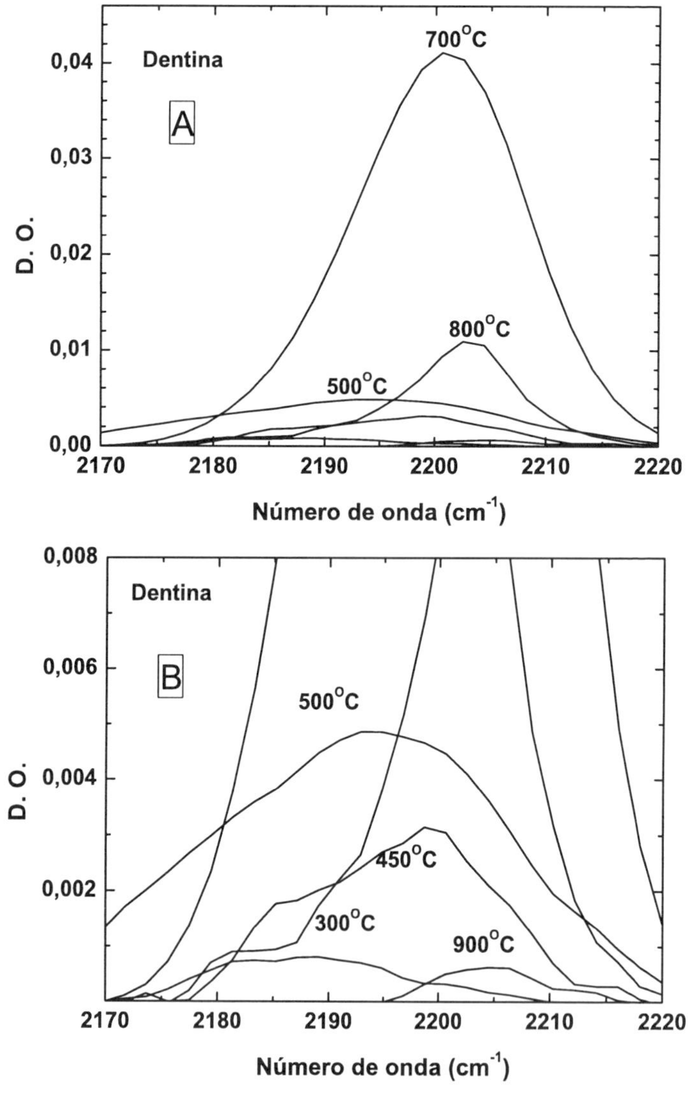

Figura 3.109. *A) Banda de absorção entre 2220 cm^{-1} e 2170 cm^{-1} na dentina aquecida, associada ao radical de cianato (–N=C=O). Observa-se na parte (B) da figura uma ampliação do espectro para melhor visualização das bandas de menor intensidade. A máxima intensidade é observada quando a dentina é aquecida a 700 °C.*

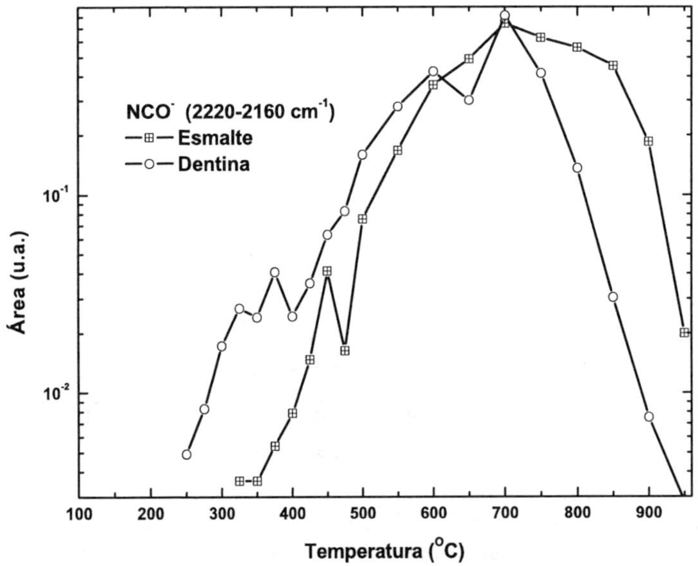

Figura 3.110. *Área sob a banda do cianato (–N=C=O) em função da temperatura aplicada (100 °C–1000 °C). O cianato é primeiro detectado quando o esmalte é aquecido a 325 °C e a dentina a 250 °C. Acima desta temperatura ocorre um aumento exponencial até um valor máximo observado em 700 °C. Entre 700 °C e 950 °C ocorre a diminuição da área, com o desaparecimento do cianato nos tecidos aquecidos a 1000 °C.*

Dióxido de Carbono (O=C=O)

A Figura 3.111 apresenta as bandas de absorção da molécula de CO_2 no esmalte aquecido sob diferentes temperaturas. Observa-se um aumento na intensidade das bandas aquecidas com um máximo na área sob a banda em torno de 400 – 600 °C (Figura 3.112). O aquecimento do tecido a temperaturas acima de 600 °C elimina essa molécula do tecido. Por outro lado, o CO_2 não apresenta um comportamento similar na dentina; observa-se a preservação da banda de CO_2 durante a evolução da temperatura do aquecimento (Figura 3.112).

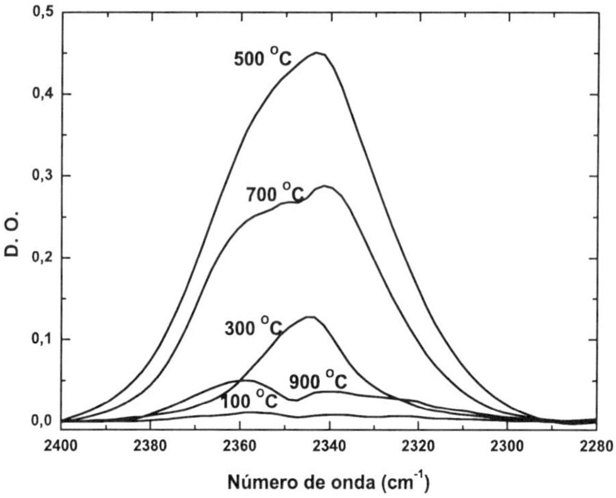

Figura 3.111. *Bandas de absorção (2400–2300 cm^{-1}) da molécula de CO_2 no esmalte aquecido sob diferentes temperaturas. Observa-se um máximo na intensidade do esmalte aquecido sob temperaturas em torno de 400–600 °C. O aquecimento do tecido com temperaturas acima de 600 °C elimina essa molécula do esmalte.*

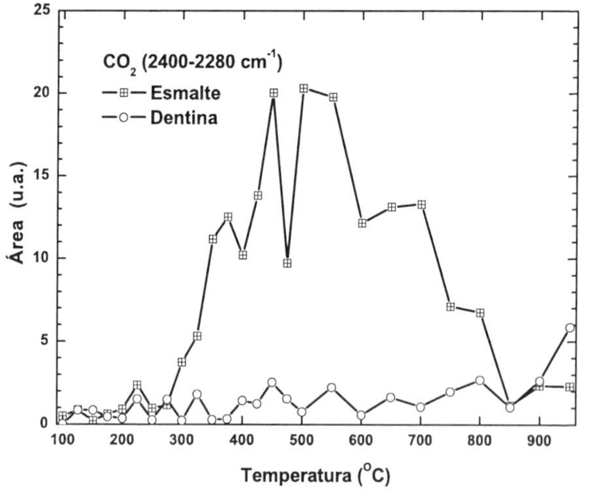

Figura 3.112. *Comportamento da área sob a banda da molécula de CO_2 no esmalte e na dentina aquecidos entre 100 °C e 1000 °C. Observa-se um aumento na área da banda somente no esmalte aquecido, com um valor máximo entre 400 °C e 600 °C, enquanto na dentina essa molécula preserva a área ao longo de todo o aquecimento do tecido.*

P–OH, N–H ou S–H

Na Figura 3.113 observam-se bandas de absorção no esmalte aquecido sob diferentes temperaturas, essas bandas não são associadas especificamente a um radical químico, mas nessa região (2570 – 2420 cm^{-1}) podem ocorrer bandas associadas às ligações de P–OH, N–H e S–H [44]. Essas bandas possuem baixa intensidade nas amostras de dentina em pó, dessa forma não foram monitoradas com a evolução da temperatura, enquanto nas amostras em fatias observam-se as mesmas bandas com maior intensidade (vide Figura 3.94). O comportamento da área sob a banda observada no esmalte pode ser visto na Figura 3.114 em função da temperatura.

Matriz Inorgânica

Avaliou-se a matriz mineral dos tecidos aquecidos através dos radicais de fosfato, carbonato e hidroxila. O radical de fosfato (PO_4^{3-}) apresenta bandas de absorção em três regiões espectrais: entre 1200 cm^{-1}

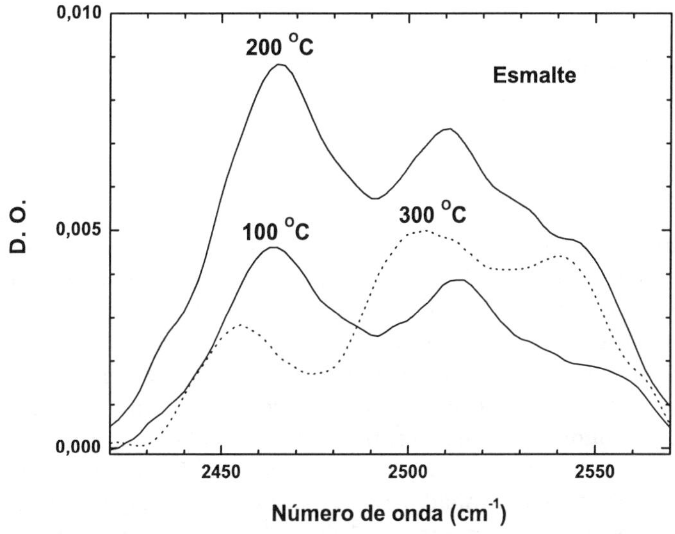

Figura 3.113. *Banda de absorção entre 2570 cm^{-1} e 2480 cm^{-1} do esmalte aquecido. Essa banda não é associada especificamente a um radical químico, nessa região espectral podem ocorrer bandas associadas às ligações de P–OH, N–H e S–H [44].*

e 970 cm^{-1} associadas ao modo de vibração ν_3; entre 970 cm^{-1} e 930 cm^{-1} associadas ao modo de vibração ν_1; entre 775 cm^{-1} e 500 cm^{-1} associadas ao modo de vibração ν_4 e entre 488 cm^{-1} e 450 cm^{-1} associadas ao modo de vibração ν_2.

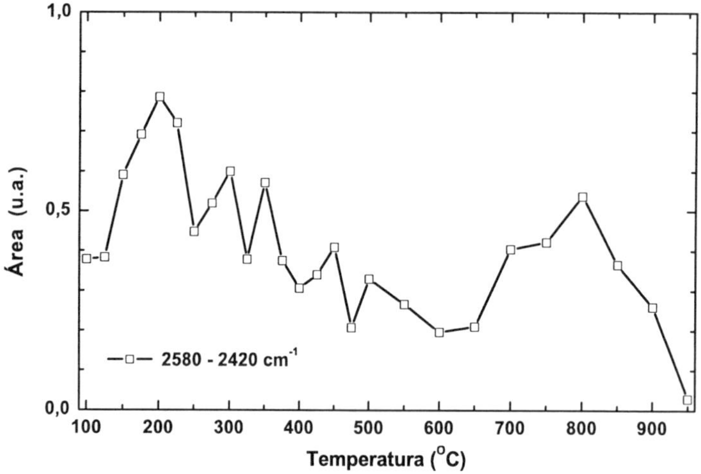

Figura 3.114. *Área sob a banda de absorção entre 2480 cm^{-1} e 2540 cm^{-1}observada no esmalte aquecido (100 °C a 1000 °C).*

Fosfato (PO_4^{3-})

Na região espectral entre 1200 cm^{-1} e 900 cm^{-1} ocorre a banda de fosfato mais intensa, na Figura 3.115 observa-se essa banda no esmalte e na Figura 3.116 na dentina. Os espectros dos tecidos aquecidos sob temperaturas acima de 700 °C apresentam pequenas bandas na região espectral onde se encontram as bandas do fosfato. Essas bandas são possivelmente associadas ao radical de fosfato presente em outro composto químico. Na região entre 1200 cm^{-1} e 900 cm^{-1} a presença dessas bandas é mais evidente, por isso a área desta, em função da temperatura, não foi avaliada. Especificamente na região mencionada observamos novas bandas em: $\sim$ 1120 cm^{-1}, 1092 cm^{-1}, 1045 cm^{-1} e 1027 cm^{-1}. Provavelmente essas novas bandas estejam associadas ao radical de fosfato presente no trifosfato de cálcio na fase beta (FTC-β, ($Ca_3(PO_4)_2 - \beta$)) [20], que se forma em tecidos aquecidos sob temperaturas acima de 800 °C.

A banda do fosfato que ocorre na região espectral entre 970 cm^{-1} e 930 cm^{-1} presente no esmalte pode ser vista na Figura 3.117, na dentina pode ser vista na Figura 3.118. Essa banda está posicionada em torno de 956 cm^{-1} tanto no esmalte como na dentina. Com o aumento da temperatura, especificamente após aquecimento a 900 °C, ocorre no esmalte o surgimento de um ombro em torno de 945 cm^{-1}. Na dentina ocorre a presença de dois picos bem definidos, em torno de 945 cm^{-1} e 960 cm^{-1}. O comportamento da área dessa bandas em função da temperatura pode ser acompanhado na Figura 3.120. Observa-se apenas um pequeno aumento na área das bandas no esmalte aquecido, enquanto na dentina aquecida o aumento é mais pronunciado.

Na região espectral entre 488 cm^{-1} e 450 cm^{-1} ocorre a presença, em ambos os tecidos, de uma fraca banda de absorção associada ao modo de vibração ν_2 do fosfato. Observa-se, na Figura 3.119, essa banda no esmalte aquecido, e o comportamento da área em função da temperatura, tanto no esmalte como na dentina, pode ser acompanhado na Figura 3.120.

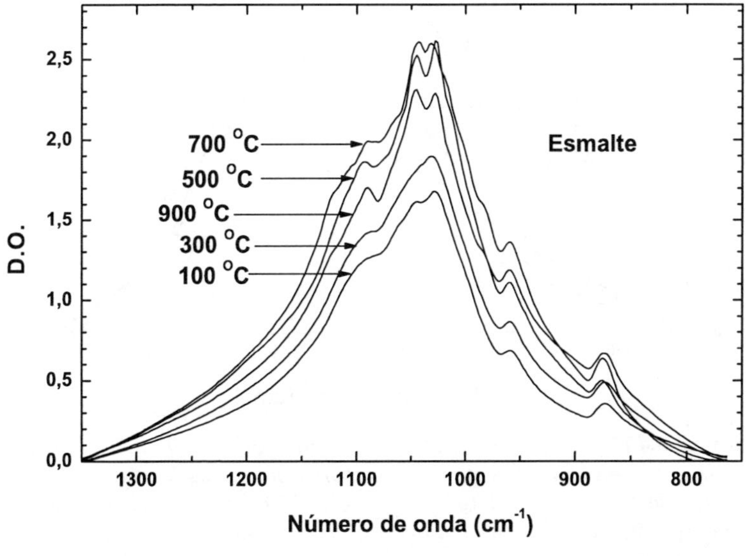

Figura 3.115. *Região espectral entre 1350 cm^{-1} e 750 cm^{-1} do esmalte aquecido sob diferentes temperaturas; nessa região ocorre a presença de bandas de fosfato e carbonato (~870 cm^{-1}). Observa-se apresença de novas bandas (~1120 cm^{-1}, ~1092cm^{-1} e ~945 cm^{-1}) nas amostras aquecidas acima de 700 °C.*

Na região espectral entre 775 cm^{-1} e 500 cm^{-1} ocorre a presença de duas bandas de absorção associadas ao fosfato: 604 cm^{-1} e 564 cm^{-1} no esmalte e 602 cm^{-1} e 561 cm^{-1} na dentina. No esmalte essas bandas podem ser vistas na Figura 3.122-A e Figura 3.122-B e na dentina na Figura 3.121-A e Figura 3.121-B. O comportamento da área dessas bandas é visualizado na Figura 3.123. Com o aquecimento observa-se uma banda adicional em torno de 633 cm^{-1} no esmalte aquecido e em torno de 646 cm^{-1} na dentina aquecida. Essa banda é atribuída ao radical OH^-. Somente na dentina observa-se um ombro em torno de 542 cm^{-1} e sua origem química não foi determinada.

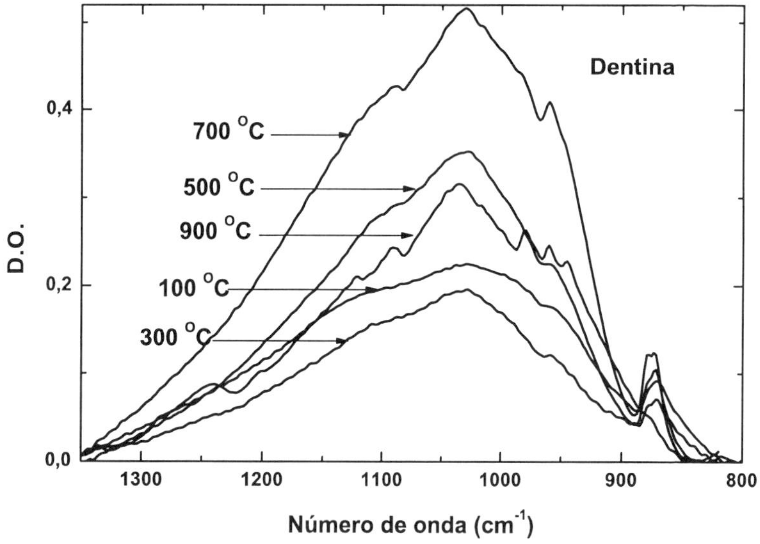

Figura 3.116. *Região espectral entre 1350 cm^{-1} e 750 cm^{-1} da dentina aquecida sob diferentes temperaturas; nessa região ocorre a presença de bandas de fosfato, carbonato (~870 cm^{-1}) e material orgânico (~1250 cm^{-1}). As amostras aquecidas sob temperaturas mais altas apresentam bandas mais intensas; na amostra aquecida a 900 °C observam-se novas bandas de absorção (~1121 cm^{-1}, ~1092 cm^{-1} e 945 cm^{-1}).*

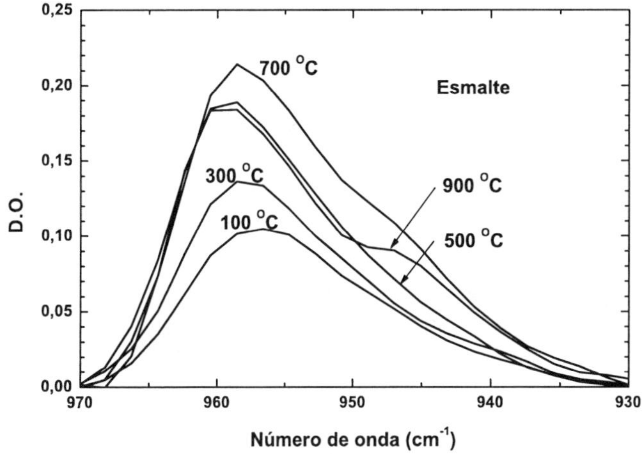

Figura 3.117. *Banda de absorção entre 970 cm^{-1} e 930 cm^{-1} observada no esmalte aquecido (100 °C a 1000 °C), essa banda é associada ao radical de fosfato (PO_4^{3-}). Na banda da amostra aquecida a 700 °C e a 900 °C ocorre a presença de um ombro em torno de 945 cm^{-1}, essa banda pode ser associada à vibração do radical de fosfato em outra estrutura.*

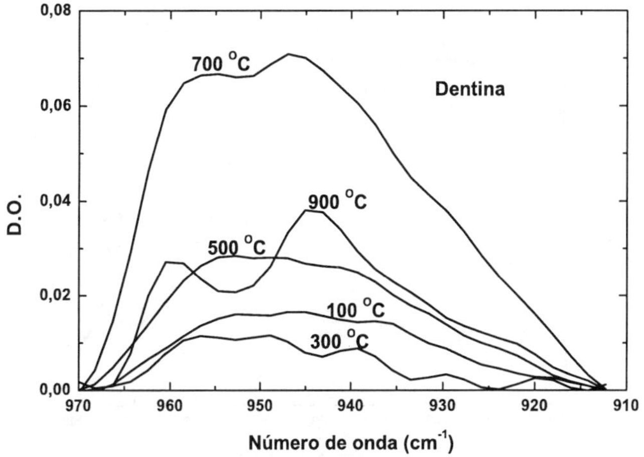

Figura 3.118. *Banda de absorção entre 970 cm^{-1} e 930 cm^{-1} observada na dentina aquecida (100 °C a 1000 °C), essa banda é associada ao radical de fosfato (PO_4^{3-}). Observa-se um discreto aumento na área da banda após o aquecimento; na banda da amostra aquecida a 700 °C e a 900 °C ocorre a presença de dois picos de absorção: em torno de 945 cm^{-1} e em 960 cm^{-1}.*

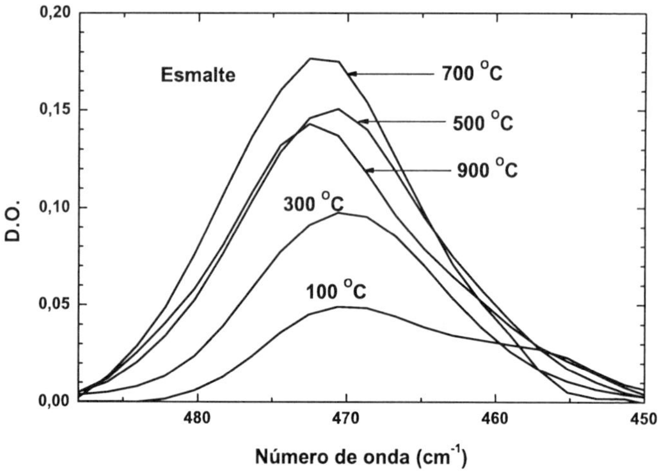

Figura 3.119. *Banda de absorção do fosfato observada no esmalte aquecido sob temperaturas entre 100 °C e 1000 °C. Observa-se um pequeno aumento na área sob a banda em função do aquecimento.*

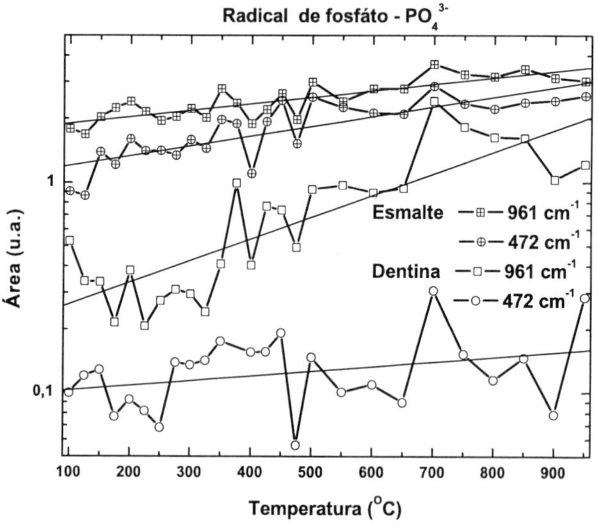

Figura 3.120. *Comportamento da área sob as bandas do fosfato (961 cm^{-1} e 472 cm^{-1}) em função da temperatura. Com exceção da banda em 472 cm^{-1} da dentina, que apresentou baixa intensidade, observa-se um pequeno aumento no esmalte aquecido, enquanto na dentina o aumento é mais pronunciado.*

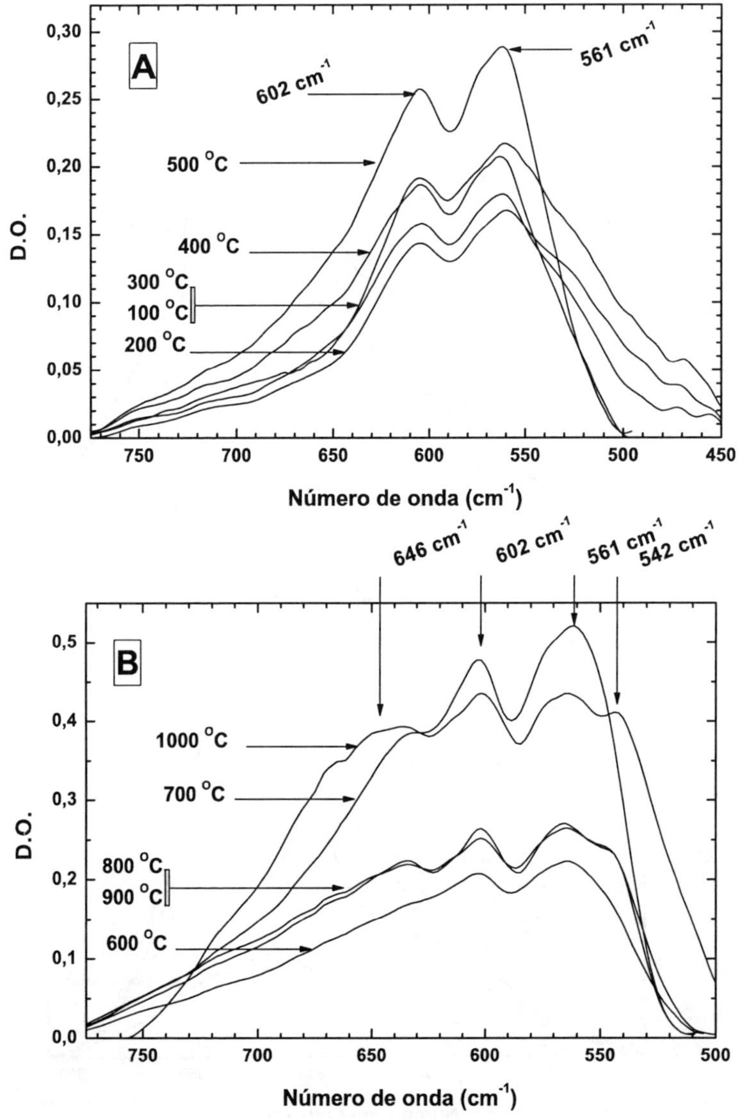

Figura 3.121. *Espectro de absorção da dentina aquecida, em (A) observam-se os espectros das amostras aquecidas entre 100 °C e 500 °C; em (B) as amostras aquecidas entre 600 °C e 1000 °C; a variação da área sob a banda é mostrada na Figura 3.123.*

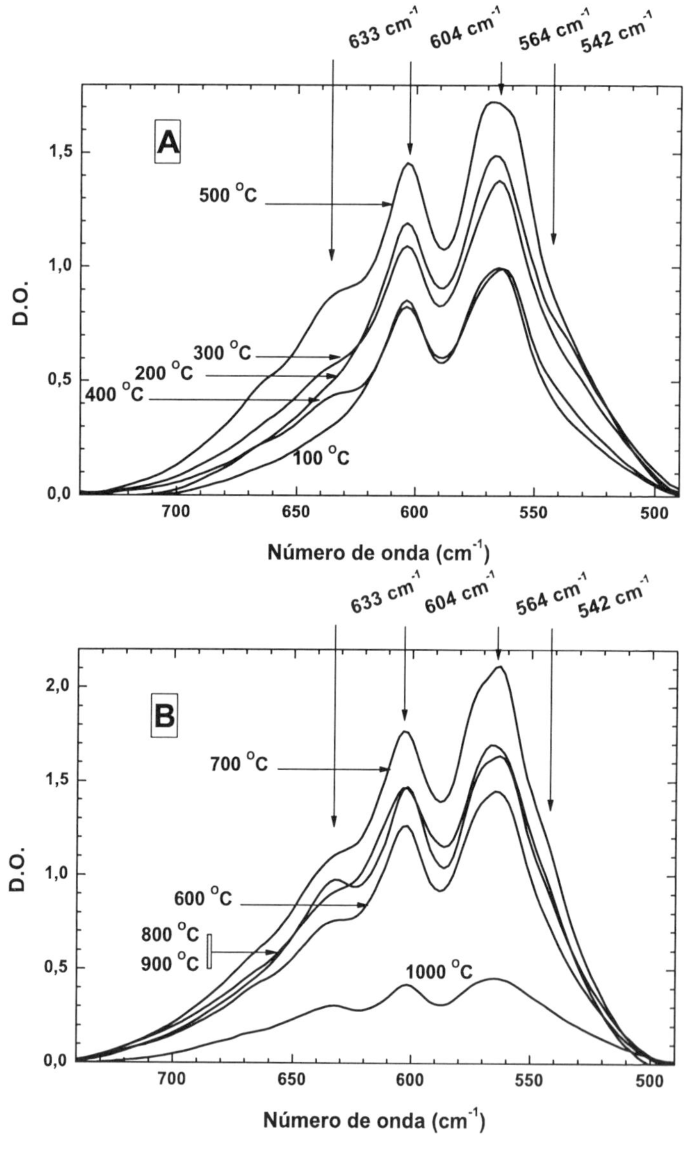

Figura 3.122. *Espectro de absorção do esmalte aquecido, em (A) observam-se os espectros das amostras aquecidas entre 100 °C e 500 °C e em (B) as amostras aquecidas entre 600 °C e 1000 °C; a variação da área sob a banda é mostrada na Figura 3.123.*

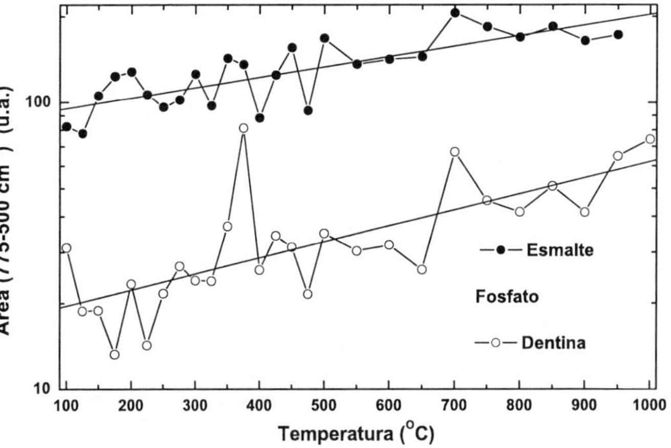

Figura 3.123. *Área sob as bandas do radical de fosfato (775–500 cm^{-1}) do esmalte e da dentina aquecidos entre 100 °C e 1000 °C.*

Carbonato (CO_3^{2-})

O carbonato apresenta bandas de absorção em duas regiões espectrais: entre 890 cm^{-1} e 800 cm^{-1}, e entre 1600 cm^{-1} e 1350 cm^{-1}. Na Figura 3.124 observa-se a primeira região mencionada no esmalte aquecido e na Figura 3.125 observa-se a mesma região na dentina aquecida. A segunda região é mostrada na Figura 3.126 (esmalte) e na Figura 3.127 (dentina). As bandas da dentina compreendidas entre 1600 cm^{-1} e 1350 cm^{-1} se sobrepõem à banda da amida II, dessa forma ocorre uma interferência dessa banda. O comportamento da área sob as bandas do carbonato no esmalte e na dentina aquecidos entre 100 °C e 1000 °C pode ser acompanhado na Figura 3.128. Observa-se uma diminuição mais pronunciada após os aquecimentos entre 700 °C e 950 °C, e especificamente a dentina apresenta uma maior perda de carbonato do que o esmalte aquecido sob a mesma temperatura.

Hidroxila (–O–H)

A hidroxila apresenta três bandas de absorção no esmalte aquecido: em 3572 cm^{-1} devido ao modo de estiramento não-perturbado, em 634 cm^{-1} devido ao modo de libração e em 3497 cm^{-1} devido ao modo de estiramento perturbado [51]. Essas mesmas bandas não foram detectadas na dentina com intensidade suficiente para serem monitoradas com o aquecimento do tecido.

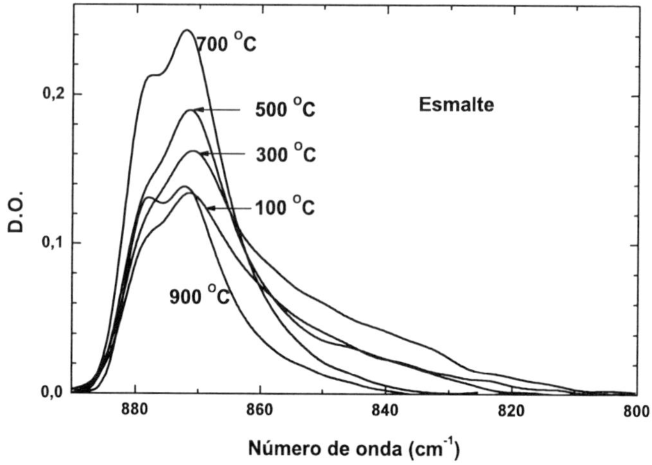

Figura 3.124. *Bandas de absorção que ocorrem no esmalte aquecido sob diferentes temperaturas e associadas ao carbonato (CO_3^{2-}). Com o aumento da temperatura observam-se um estreitamento da banda e a diminuição do ombro posicionado em torno de 880* cm^{-1}.

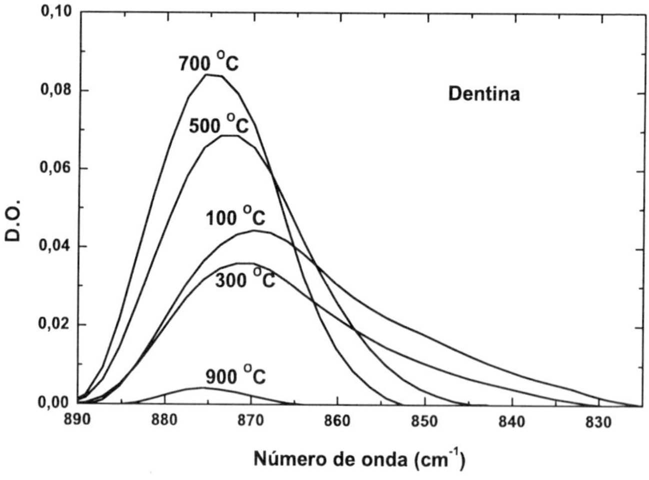

Figura 3.125. *Banda de absorção do carbonato (CO_3^{2-}) observada na dentina aquecida sob diferentes temperaturas. Com o aumento da temperatura ocorre um estreitamento da banda e a diminuição após o aquecimento com temperatura entre 700 °C e 900 °C. Na dentina essa banda não apresenta o ombro observado no esmalte (Figura 3.124).*

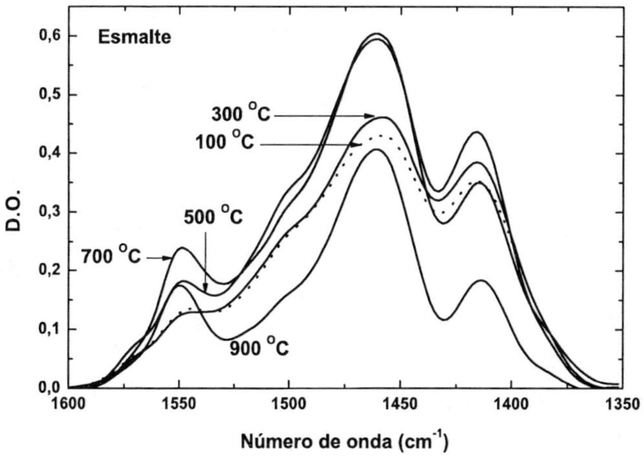

Figura 3.126. *Bandas de absorção do carbonato entre 1600 cm^{-1} e 1350 cm^{-1} observadas no esmalte aquecido sob diferentes temperaturas. Ocorre um aumento da área sob a banda próxima a 1550 cm^{-1} e diminuição das demais áreas sob as bandas posicionadas em torno de 1460 cm^{-1} e 1440 cm^{-1}.*

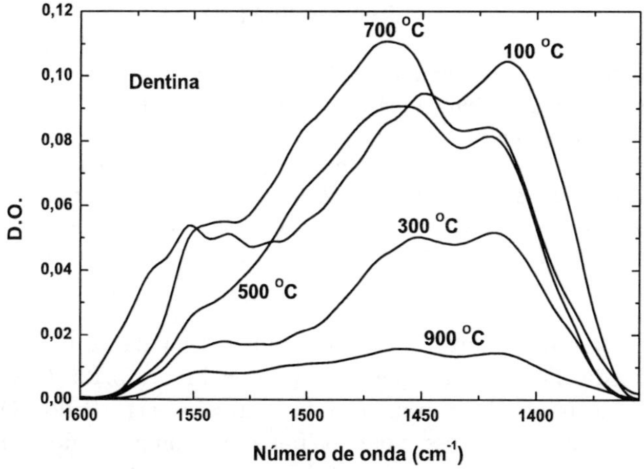

Figura 3.127. *Bandas de absorção do carbonato posicionadas entre 1600 cm^{-1} e 1350 cm^{-1} observadas na dentina aquecida sob diferentes temperaturas. Nessa mesma região ocorre a banda da amida III, dessa forma a diminuição observada em torno de 1500–1550 cm^{-1} é associada principalmente à eliminação da matriz orgânica. Por outro lado, a diminuição observada nas amostras aquecidas acima de 700 °C é associada à eliminação do carbonato.*

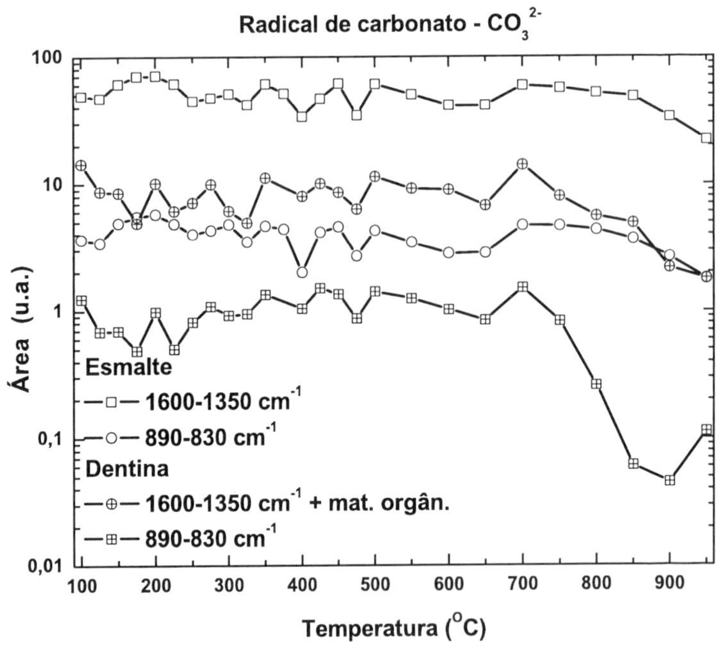

Figura 3.128. *Comportamento da área sob as bandas do carbonato no esmalte e na dentina aquecidos entre 100 °C e 1000 °C. As bandas compreendidas entre 1600 cm^{-1} e 1350 cm^{-1} são sobrepostas pela banda da amida II. Observa-se uma diminuição mais pronunciada após os aquecimentos entre 700 °C e 950 °C, e especificamente a dentina apresenta uma maior perda de carbonato do que o esmalte.*

Observa-se na Figura 3.129-A a banda associada ao modo de estiramento da hidroxila não-perturbado e na Figura 3.129-B a banda associada ao modo de estiramento da hidroxila perturbado. O comportamento da área sob essas bandas pode ser acompanhado na Figura 3.130 em função da temperatura. Na Figura 3.131 observa-se a banda associada ao modo de libração, e o comportamento da área em função da temperatura pode ser observado na Figura 3.132. O modo de libração apresenta um aumento em função da temperatura: entre 100 °C e 450 °C, e entre 800 °C e 950 °C; entre essas duas regiões (450 – 800 °C) a área da banda permanece constante.

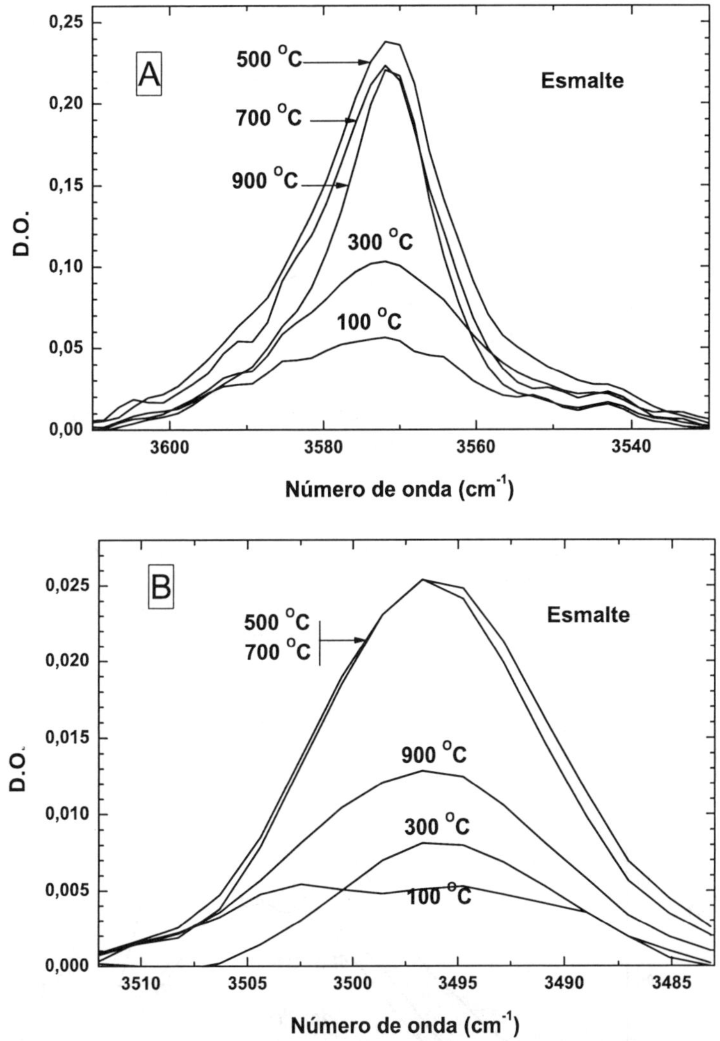

Figura 3.129. *A) Bandas de absorção associadas ao modo de vibração (estiramento) do radical de* OH^-*: não-perturbado em (A) e perturbado em (B). A banda do modo não-perturbado apresenta um pequeno aumento na área sob as bandas das amostras aquecidas, enquanto a banda do modo perturbado apresenta um aumento em torno de* $500-700\,^\circ C$ *e uma redução após o aquecimento a* $900\,^\circ C$.

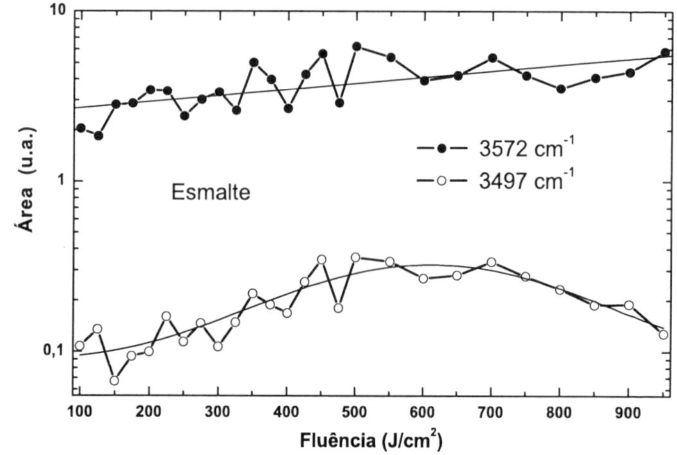

Figura 3.130. *Comportamento da área sob as bandas do radical OH^- no esmalte aquecido entre 100 °C e 1000 °C. Observa-se após o aquecimento do esmalte um discreto aumento na área sob a banda em 3572 cm^{-1}, enquanto a banda em 3497 cm^{-1} aumenta com a temperatura alcançando um máximo em torno de 600 °C e acima dessa temperatura apresenta um decréscimo.*

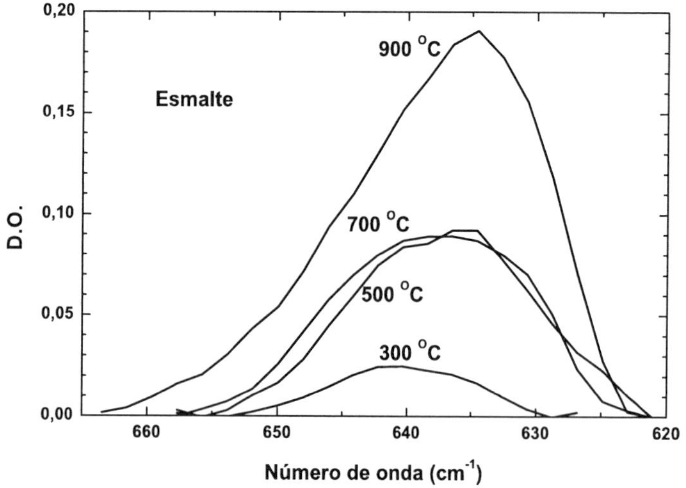

Figura 3.131. *Banda de absorção associada ao modo de libração da hidroxila no esmalte aquecido sob diferentes temperaturas. Observa-se um aumento na intensidade da banda com o aumento da temperatura.*

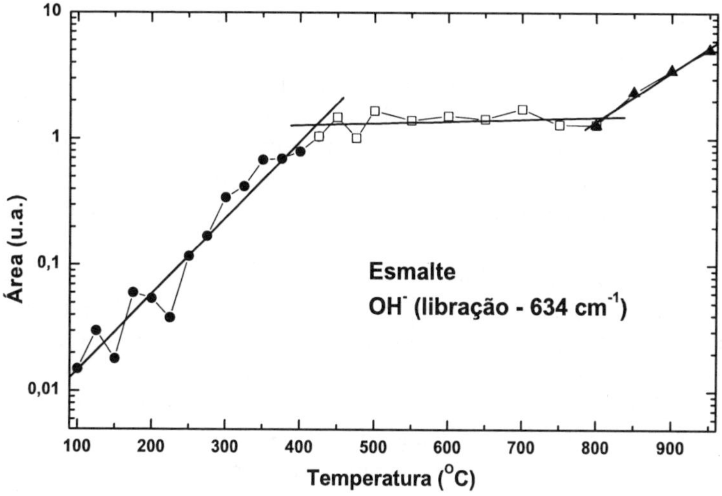

Figura 3.132. *Comportamento da área sob as bandas associadas ao modo de libração da hidroxila (634 cm^{-1}). Observa-se um aumento exponencial da área, com a presença bem definida de duas regiões: entre 100 °C e 450 °C, e entre 800 °C e 950 °C.*

3.8 Discussão

3.8.1 Técnicas de Análise Espectroscópica

As diferentes técnicas que podem ser empregadas em espectroscopia no infravermelho permitem maximizar a relação sinal/ruído; de acordo com o objetivo em questão, por exemplo, a análise de superfícies irradiadas, podem-se obter informações mais específicas quanto à superfície e evitar a influência de sinais provenientes de camadas mais profundas.

No presente trabalho a técnica de espectroscopia por reflexão especular apresentou bandas fracas com sinais ruidosos, apesar de essa técnica ser uma das mais indicadas, pois determina a composição química mais restrita à superfície. Uma alternativa para avaliar a composição química de camadas de tecidos restritas à superfície seria a utilização de reflexão difusa. Nessa técnica são coletados tanto o sinal refletido de forma especular como o difuso, o que permite aumentar a relação sinal/ruído do espectro final.

3.8.2 Formas de Preparação das Amostras

Tanto durante a trituração para produzir o pó como durante o desgaste para produzir fatias delgadas, o tecido sofre pressões mecânicas, atrito e como conseqüência, ocorre um aquecimento localmente. Durante a preparação do pó, a moagem ocorre sem irrigação e os efeitos originários do atrito, ou seja, o aquecimento, são provavelmente mais intensos nas amostras em pó.

A produção de pó altera a largura das bandas dos radicais mesmo os estáveis termicamente: carbonato ($830-910$ cm^{-1}) e fosfato ($930-980$ cm^{-1}). Na banda do carbonato da dentina observa-se a presença de duas freqüências de vibração quando a amostra é preparada em fatias, enquanto nas amostras em pó essas duas freqüências não são mais possíveis de serem distinguidas e observa-se apenas uma banda larga. No fosfato, o comportamento é similar; apesar de a banda ser composta por apenas uma freqüência de vibração, o alargamento desta nas amostras em pó é até mais evidente que o observado no carbonato.

Apesar de se terem selecionado partículas (> 38 μm) maiores que o comprimento de onda da radiação infravermelha (2,5 – 25 μm), o pó das amostras pode espalhar a radiação e produzir bandas mais largas que as observadas com as amostras em fatias. A origem do deslocamento das bandas do carbonato e do fosfato para freqüências menores não foi determinada.

As bandas da estrutura do colágeno observadas na dentina não apresentaram o alargamento, como descrito para as bandas do carbonato e do fosfato. Entre as quatro bandas analisadas entre $1360-1180$ cm^{-1}, observou-se apenas o deslocamento de duas bandas para freqüências de vibração maiores após a moagem, o deslocamento variou de 3 cm^{-1} a 5 cm^{-1}. Variações nas bandas dessa região são associadas a alterações na estrutura da molécula do colágeno. Essa alteração também deve ter ocorrido nas amostras em fatias, mas com menor intensidade que nas amostras em pó.

Alterações nas bandas atribuídas à estrutura do colágeno correspondem a alterações conformacionais dessa molécula; o modelo apresentado nos próximos parágrafos é uma aproximação para explicar as alterações nos espectros de absorção.

Estudos de difração de raios-X de tendão de rato revelam a diminuição da periodicidade fundamental (célula unitária) do colágeno após secagem com ar e desidratação a 120 °C [125]. A periodicidade observada no colágeno não tratado ($\sim$ 67 nm) é reduzida para $\sim$ 64,7 nm após secagem com jato de ar e para ~ 62 nm após aquecimento a 120 °C. Associado a essa diminuição, a molécula de colágeno também sofreria uma diminuição no seu tamanho na direção axial (~ 300 nm). As alterações são associadas ao fenômeno comum aos dois processos: a perda da água.

Na Figura 3.133 observa-se a representação desse estreitamento após a eliminação de água. Essa diminuição na célula unitária nas amostras aquecidas é permanente, enquanto após a secagem com jato de ar é reversível com a hidratação.

Nas amostras de dentina trituradas ocorre a eliminação de água, dessa forma a diminuição da célula unitária do colágeno também é esperada, como descrito para o tendão de rato [125]. Com essa diminuição, os modos de vibração, associados à estrutura do colágeno, também sofreriam variações nas freqüências e nas intensidades das bandas.

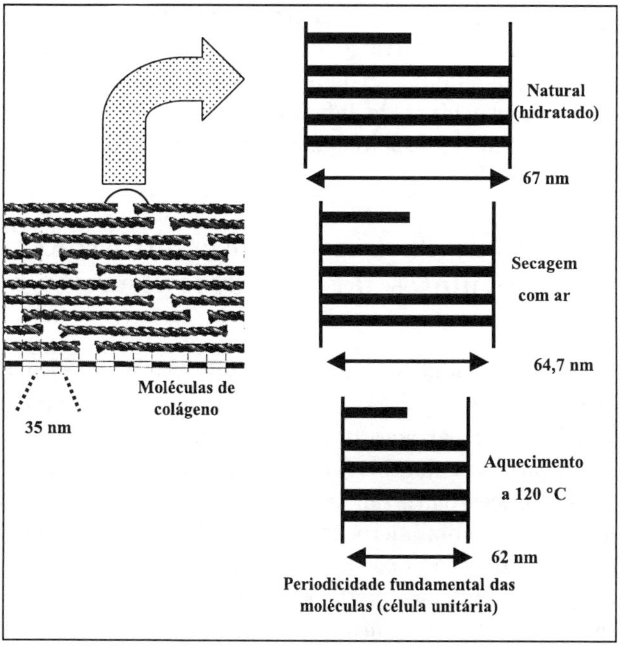

Figura 3.133. *Representação da periodicidade fundamental do colágeno no seu estado natural (hidratado), após secagem com jato de ar e aquecimento a 120 °C (adaptado de [125]).*

Para fazer uma avaliação qualitativa e aproximada, podemos correlacionar a freqüência de vibração da banda com a massa e o tamanho da estrutura responsável pelo modo de vibração. Essa correlação pode ser realizada mediante as equações utilizadas para os modos de vibração tipo estiramento. Se considerarmos que a água está adsorvida à superfície, com a eliminação desta a estrutura responsável pela vibração naquela determinada freqüência, vibrará numa freqüência maior, pois de acordo com a Equação 3.2 essa freqüência de vibração é inversamente proporcional à massa reduzida:

$$\nu = \frac{1}{2\pi}\sqrt{\frac{k}{M}}, \qquad (3.2)$$

$$\nu = \frac{c}{\lambda}, \qquad (3.3)$$

em que ν é a freqüência, k a constante de força, M a massa reduzida, c a velocidade da luz e λ o comprimento de onda.

Essa avaliação qualitativa conduz à conclusão de que a freqüência de vibração após a eliminação da água sofre um aumento, assim como observamos nos espectros de infravermelho: deslocamento de aproximadamente 5 cm^{-1} para freqüências maiores após a moagem das amostras.

3.8.3 Interação da Luz do Laser de Érbio com os Constituintes dos Tecidos (Esmalte e Dentina)

O *laser* de Er:YAG é aplicado em odontologia porque é ressonante com modos de vibração da água. A sua irradiação age exclusivamente sobre essa molécula, sendo através desta que transmite energia ao tecido. A sua aplicação em odontologia se destacou na remoção de tecido cariado; nesse processo utilizam-se fluências acima do limiar de ablação do tecido, o que produz microexplosões da água presente no tecido e conseqüentemente ejeção dos cristais de hidroxiapatita.

A elevação térmica na superfície do tecido durante a irradiação depende das características do *laser*, como a fluência e a largura temporal do pulso *laser*, bem como das propriedades ópticas e térmicas do tecido. Para o esmalte irradiado com o *laser* de Er:YAG (150 μs; 2,94 μm; $F < 7$ J/cm^2) a temperatura alcançada não ultrapassa 300 °C [61]. Neste mesmo trabalho, utilizando-se fluências próximas ao limiar de ablação, uma elevação de 800 °C é observada na irradiação com o *laser* de Er:YSGG (2,79 μm) e 1000 °C para o *laser* de CO_2 – 9,6 μm.

A baixa elevação térmica ($T < 300$ °C), observada na irradiação com o *laser* de Er:YAG, limita as suas alterações aos compostos termicamente instáveis, durante aquecimento em forno com temperaturas inferiores a 300 °C: eliminação de água, degradação da matriz orgânica e alteração na composição da hidroxila e do carbonato. Por essa razão, as alterações observadas após a irradiação do esmalte e da dentina com o *laser* de Er:YAG utilizando-se fluências menores que 4 J/cm^2 estão restritas à degradação da estrutura do colágeno, à eliminação da água e ao aumento da quantidade de hidroxilas.

3.8.4 Esmalte Irradiado com Laser de Er:YAG

No esmalte irradiado, observa-se em algumas bandas uma grande redução da área após a irradiação com a menor fluência (0,365 J/cm^2). Após a irradiação utilizando-se fluências maiores não ocorre alteração significativa e as áreas sob as bandas apresentam valores aproximadamente constantes entre a menor e a maior fluência de irradiação.

O esmalte é composto por aproximadamente 97% de fase mineral, que por isso o torna frágil e quebradiço quando submetido a tensões mecânicas. Dessa forma, durante a irradiação com o *laser* de érbio, pode ter ocorrido a formação de microtrincas e desprendimento de parte da amostra, o que provocou a diminuição das bandas no infravermelho. Esse efeito pode ser observado pela diminuição das áreas sob as bandas de absorção listadas na Tabela 3.11.

Observa-se nessa mesma tabela que o modo de vibração do radical de OH^- apresenta uma estabilidade após a irradiação. Com exceção desse radical, os demais que compõem a matriz inorgânica apresentam um decréscimo que varia entre 30% e 70%, enquanto os radicais químicos associados à pequena matriz orgânica apresentam um decréscimo de apenas $\sim$ 10%. Essa diferença, entre as duas matrizes, sugere que a irradiação do *laser* de érbio removeu seletivamente a matriz inorgânica, preservando a matriz orgânica.

Após a irradiação com as fluências maiores que 0,365 J/cm^2, tanto a matriz mineral como a orgânica não apresentaram grandes alterações, a área sob as bandas permaneceu aproximadamente constante até a irradiação com 1,2 J/cm^2.

Como apresentado anteriormente na Tabela 3.11, a banda de OH^- da matriz inorgânica (3574 cm^{-1}) mantém-se estável após a irradiação. Mas esse mesmo radical já apresentou um aumento na área na dentina irradiada com fluências similares às utilizadas na irradiação do esmalte. A aparente estabilidade da hidroxila após a irradiação pode ser devida ao somatório entre seu crescimento, provocado pela irradiação, e o decréscimo, observado nas demais bandas da matriz inorgânica do esmalte. O somatório desses dois efeitos é então responsável por uma área aparentemente constante, em função da fluência aplicada.

Tabela 3.11. *Diminuição da área sob as bandas de absorção do esmalte após irradiação com o laser de érbio com fluência de 0,365 J/cm^2. Ocorre a maior perda de material inorgânico e menor perda de orgânico.*

	Radical químico	Banda (cm^{-1})	Diminuição da área (%)
Matriz inorgânica	PO_4^{3-} (ν_2)	470	50
	OH^- (estiramento)	3574	5
	OH^- perturbado (estiramento)	3497	40
	OH^- (libração)	752	30
	Carbonato (ν_3)	1547	50
	Carbonato (ν_2)	876	70
Água	H_2O (ν_1, $2\nu_2$, ν_3)	3700 – 2600	25
Matriz orgânica	N–H; S–H; P–OH	2600 – 1400	10
	Carbonato ou Amida	1600 – 1400	10
	Duplas e triplas entre C, N e O	2200 – 1900	104

3.8.5 Dentina Irradiada com Laser de Er:YAG

As alterações observadas na dentina irradiada com o *laser* de érbio não se restringem somente à água e à matriz orgânica, que são os constituintes do tecido mais instáveis termicamente. Além da água e das bandas da estrutura do colágeno, amida A e amida B, observa-se após a irradiação, a maior definição das bandas da hidroxila, formação de cianato e outros compostos com bandas entre 2300 cm^{-1} e 2100 cm^{-1}, associados a subprodutos da degradação da matriz orgânica.

A água é eliminada na dentina irradiada de forma similar à desnaturação da matriz orgânica. Para avaliar essa dependência, na Figura 3.134 observa-se essa correlação para as amostras irradiadas com o *laser* de érbio. A correlação entre a perda da água e a denaturação da matriz orgânica dá o indicativo da participação das moléculas de água na formação desses modos de vibração.

Na matriz mineral, o radical de OH^- apresenta um aumento em função da fluência aplicada, esse aumento é detectado a partir das bandas associadas ao modo de estiramento e à libração não perturbada da molécula. O valor da área aumenta aproximadamente 40 – 60% após a irradiação com fluência de 1,94 J/cm^2. A banda associada ao modo de libração perturbado por pontes de hidrogênio não sofre alterações com a irradiação.

Na matriz inorgânica observou-se o aumento da banda de OH^- após a irradiação. Esse aumento pode estar associado com a eliminação de impurezas dos sítios da hidroxiapatita e conseqüentemente ter possibilitado a ligação do OH^-. As impurezas que podem existir neste sítio são a molécula de água e o radical de carbonato [6]. A perda de carbonato em função da fluência não foi observada, mas a eliminação da água é observada após a irradiação.

Além das alterações observadas nas bandas já existentes no tecido natural, observa-se a formação de duas novas bandas de absorçao ($\sim$2220 cm^{-1} e $\sim$2180 cm^{-1}) após a irradiação com fluências acima de 1,271 J/cm^2. Essas bandas são associadas ao cianato NCO^-, radical que também é observado na dentina e no esmalte aquecidos (seção 3.7.2) [45], bem como após a irradiação com o *laser* de Nd:YAG – 1,064 μm ou CO_2 – 10,6 μm [62]. O cianato e as bandas observadas entre 2600 – 2400 cm^{-1} e entre 1500 – 1450 cm^{-1} (sem associação definitiva) são provavelmente subprodutos formados a partir da degradação da matriz orgânica e da eliminação do carbonato da matriz mineral.

Por meio das medidas de absorção obtidas pela técnica de reflexão observa-se que as bandas do fosfato e do carbonato entre 900 – 750 cm^{-1} apresentam um decréscimo de aproximadamente 40% após a irradiação com fluência de 1,94 J/cm^2. Esse decréscimo se deve possivelmente ao aumento na rugosidade e conseqüente perda de sinal infravermelho, pois o fosfato apresenta uma maior estabilidade térmica, de tal forma que é preservado após o aquecimento do tecido a 100 °C. Se considerarmos que um determinado percentual da redução da área se deve à perda de sinal, a mesma perda ocorreu nas outras bandas. Dessa forma, a redução de aproximadamente 90% da água e das bandas da matriz orgânica, após irradiação com *laser* de érbio, é uma redução relativa, pois nesse valor não é possível determinar a quantidade de sinal perdido devido à rugosidade da superfície.

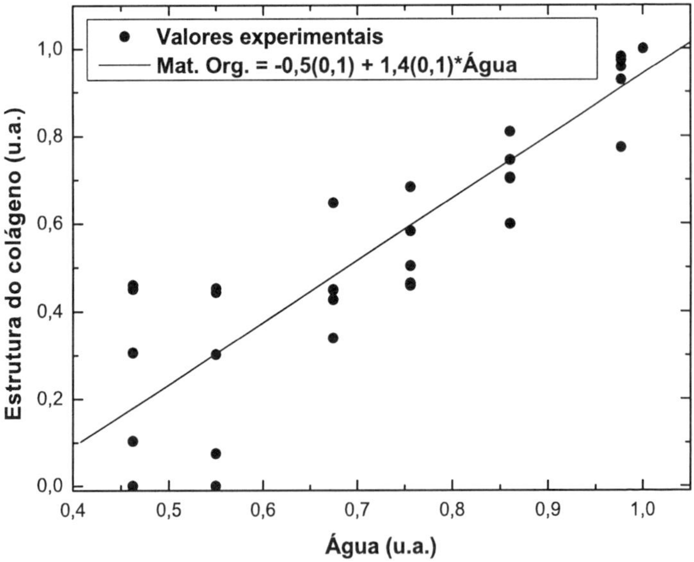

Figura 3.134. *Correlação entre a área sob a banda da água com a área sob as bandas da estrutura do colágeno observadas após a irradiação com o laser de érbio utilizando-se fluências entre 0,364 J/cm^2 e 1,94 J/cm^2.*

3.8.6 Estrutura do Colágeno da Dentina Aquecimento e Hidratada

A área sob as bandas da estrutura do colágeno diminui progressivamente com o aumento da temperatura e atinge valores inferiores a 10% após tratamento de 300 °C durante 30 minutos.

Após o aquecimento da dentina, hidrataram-se as amostras em solução de cloreto de sódio. Nessa hidratação observa-se a reversão das bandas nas amostras aquecidas sob temperaturas inferiores a 200 °C. Nas amostras aquecidas a 200 °C e 225 °C, observa-se uma reversão parcial, enquanto nos aquecimentos entre 250 °C e 300 °C não se observa a reversão das bandas.

Nesse comportamento associam-se os aquecimentos com temperaturas menores que 200 °C à denaturação do colágeno, onde a estrutura pode ser revertida à configuração inicial. A região onde ocorre a reversão parcial pode ser associada a uma coexistência do processo observado abaixo de 200 °C (reversível) e o observado acima de 250 °C (irreversível).

Além da possível quebra de ligações, o comportamento reversível pode ser correlacionado com a eliminação e reincorporação de água no tecido. Observa-se que o processo de eliminação da água no tecido aquecido com temperaturas menores que 200 °C é reversível [19], entretanto o mesmo processo é irreversível para aquecimentos acima desta temperatura.

O aquecimento da dentina ($T < 200$ °C) produz a diminuição da área sob as bandas da estrutura do colágeno e após o primeiro dia de hidratação estas retornam para os valores observados inicialmente. A restauração da área sob a banda da água é recuperada integralmente no primeiro dia de hidratação para as amostras aquecidas abaixo de 200 °C, sendo que esta é preservada ate o quinto dia de hidratação.

Um modelo que explica a alteração da estrutura do colágeno em função da presença ou ausência de água no tecido pode ser vista na Figura 3.135. Uma fibra de colágeno apresenta um grande número de pontes de hidrogênio entre as diferentes cadeias polipeptídicas. A cada três aminoácidos dessa cadeia, ocorre uma ponte de hidrogênio entre os seus resíduos. As ligações peptídicas da Figura 3.135 estão representadas por pequenos círculos. A facilidade de formação de pontes de hidrogênio entre as diferentes cadeias polipeptídicas e/ou moléculas de colágeno determina a sua estabilidade térmica e estrutural. Com a eliminação da água, as pontes de hidrogênio são quebradas e a estrutura natural do colágeno é perdida.

3.8.7 Eliminação da Água

A maior parte da água é eliminada após o aquecimento a 1000 °C, com esse tratamento menos de 10% permanece no tecido. A energia de ativação, associada à eliminação da água, correspondente ao ajuste da equação de Arrhenius da água presente no tecido, foi determinada entre duas regiões: entre 100 °C e 400 °C e entre 700 °C e 1000 °C. Para a primeira região obteve-se uma energia de ativação de $-4,1 \pm 0,2$ kJ/mol para o esmalte, e o mesmo valor para a dentina, enquanto

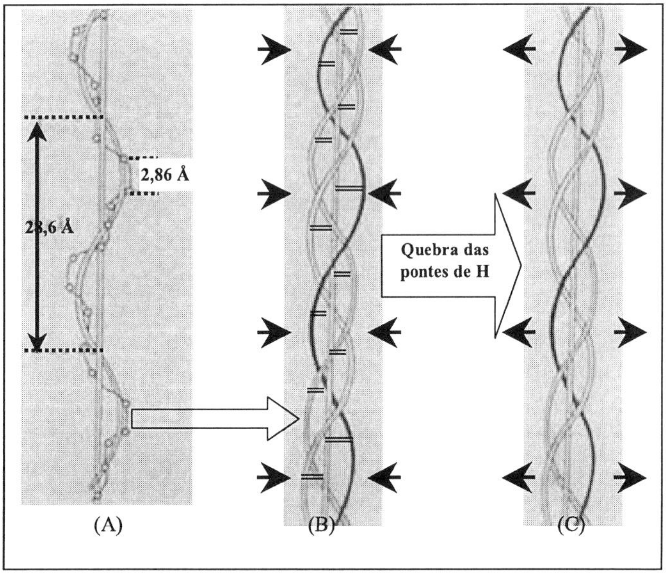

Figura 3.135. *Representação da molécula do colágeno da dentina (adaptado de [101]). Em (A) observa-se a cadeia polipeptídica com a representação (círculos) de suas ligações peptídicas; em (B) três cadeias polipeptídicas estão unidas entre si por pontes de hidrogênio. As pontes estão representadas por traços horizontais que por sua vez geram uma força na direção das setas, estabilizando a estrutura da molécula. Em (C) está representada a perda da estabilidade do colágeno após a quebra das pontes de H; nesse modelo não está representada uma estrutura que é formada após a perda dessas pontes de hidrogênio.*

na segunda região obteve-se uma energia de -63 ± 9 kJ/mol, para o esmalte, e -60 ± 11 kJ/mol, para a dentina. As energias de ativação obtidas são associadas à energia de ligação entre as moléculas da água e alguma estrutura presente nos tecidos. Os valores da energia obtidos para o esmalte e a dentina são próximos, o que indica que a estrutura de ligação é similar nos tecidos de esmalte e de dentina. O valor da energia obtido para os tecidos nas duas faixas de temperaturas pode ser associado, microscopicamente, à energia da barreira para a eliminação da molécula do tecido.

Nas amostras aquecidas com temperaturas inferiores a 400 °C as moléculas de água podem estar ligadas a substratos presentes tanto na matriz orgânica como na inorgânica, enquanto nas amostras aquecidas acima de 400 °C, a estrutura na qual a água se ligaria, estaria presente somente na matriz mineral, isto porque a matriz orgânica é praticamente eliminada do tecido após aquecimento com temperaturas em torno de 350 °C [39, 40, 63].

Para avaliar a natureza da ligação entre a água e o tecido, pode-se fazer uma aproximação e comparar o sistema, composto por hidroxiapatita, proteínas e água, com o sistema composto somente pela água líquida [64, 65, 66]. Na água líquida, o átomo de hidrogênio é ligado com o oxigênio através de uma ligação covalente e com energia de ligação de 492 kJ/mol [64]. Entre a molécula de água e um átomo de oxigênio vizinho, de outra molécula, ocorre uma atração eletrostática de aproximadamente 23 kJ/mol [65], enquanto a energia de ligação de van der Walls no sistema é algo em torno de 5 kJ/mol [66]. A energia de ativação obtida a partir da eliminação da água do tecido durante o aquecimento entre 700 °C e 1000 °C ($\sim$60 kJ/mol) está acima da energia associada à atração eletrostática entre uma molécula de água e um oxigênio. Por outro lado, a energia obtida entre 100 °C e 400 °C ($\sim$4 kJ/mol) apresenta um valor próximo a energia de van der Walls presente na água líquida.

Os resultados do presente trabalho partem de um modelo proposto pela literatura: I) água fracamente ligada, também chamada de adsorvida; II) água fortemente ligada, também chamada de estrutural ou água armadilhada [19, 42]. Os trabalhos apresentados na literatura não apresentam valores para a ligação da água ao tecido. A diferenciação entre fracamente e fortemente ligada é determinada simplesmente pelo valor da temperatura utilizada para eliminá-la e incorporá-la. Sendo que abaixo de 200 °C a água fracamente ligada é reversível enquanto que acima dessa temperatura ela é irreversível. Com os resultados aqui obtidos é possível correlacionar a natureza da água no tecido com energia de ligação: ~4 kJ/mol para a água adsorvida e ~60 kJ/mol para a água estrutural.

3.8.8 Formação do Dióxido de Carbono (O=C=O) Durante o Aquecimento

A banda do dióxido de carbono, observada nos espectros dos tecidos aquecidos, é um dos subprodutos da degradação da matriz orgânica e da degradação do carbonato da matriz mineral.

Apesar de a banda de absorção do dióxido de carbono presente no ar ser similar à banda encontrada nos espectros dos tecidos, no espectro do ar correm bandas rotacionais, indicando o movimento de rotação da molécula, enquanto nos espectros dos tecidos essas bandas rotacionais não são observadas.

No presente trabalho observou-se o dióxido de carbono em ambos os tecidos aquecidos entre 100 °C e 1000 °C. A intensidade permaneceu aproximadamente constante, com exceção do esmalte, onde a área sob a banda dessa molécula apresentou maior intensidade entre 300 °C e 800 °C; nessa faixa de temperatura ocorre um valor máximo em torno de 500 °C. Nos trabalhos da literatura observa-se comportamento similar, mas com o máximo deslocado para 400 °C [37].

Aquecimentos com temperaturas acima de 800 °C produzem uma intensa eliminação de carbonato [37]. A literatura sugere que o dióxido de carbono juntamente com a hidroxila são subprodutos da reação entre água e carbonato: $H_2O+CO_3^{2-} \rightarrow 2(OH)^{2-}+CO_2$. O dióxido de carbono detectado no tecido é apenas a parte armadilhada, enquanto uma segunda parte é volatilizada, não detectado no tecido.

O máximo da área sob a banda do dióxido de carbono é observado quando o tecido é aquecido a temperaturas ligeiramente acima da degradação da matriz orgânica, que ocorre em torno de 350 °C [39]. Com a degradação da matriz orgânica, os subprodutos podem permanecer no tecido até o momento em que o sistema forneça mais energia para desencadear a reação que possa produzir o dióxido de carbono. Dessa forma, o pico da área observado em torno de 500 °C é originário majoritariamente da degradação da matriz orgânica e não da eliminação do carbonato da matriz mineral, que ocorre majoritariamente em torno de 800 °C.

3.8.9 Formação de Cianato (–N=C=O)

O cianato não é observado no esmalte e na dentina naturais. Esse radical é observado somente após o aquecimento dos tecidos ou de apatitas carbonatadas sintéticas [43]. Esse radical é formado quando ocorre a degradação da matriz orgânica ou a eliminação de carbonato da estrutura da hidroxiapatita durante o aquecimento. No presente trabalho o cianato é observado no esmalte aquecido entre 325 °C e 950 °C e na dentina aquecida entre 250 °C e 950 °C. Em ambos os tecidos, o máximo na intensidade da banda ocorre após o aquecimento a 700 °C.

A posição do cianato na rede cristalina foi investigada por intermédio de espectroscopia polarizada e mostra que o radical está alinhado paralelamente com o eixo *c* da rede cristalina da hidroxiapatita [45]. Esse alinhamento mostra que o cianato pode estar ligado à hidroxiapatita a partir do sítio da hidroxila $\{Ca_5(PO_4)_3NCO\}$.

Nas amostras irradiadas com o laser de Er:YAG observa-se a presença de duas bandas, possivelmente associadas ao cianato: 2219 cm^{-1} e 2182 cm^{-1}. A presença de duas bandas de absorção nesta região espectral não é esperada. Essas bandas podem ser associadas a dois diferentes substratos, matriz orgânica e inorgânica. Tal suposição é confirmada porque nas amostras aquecidas sob temperaturas em torno da degradação da matriz orgânica ($T \sim 300$ °C) também são observadas duas bandas de absorção. Nas amostras aquecidas a temperaturas mais altas, acima da temperatura de degradação, ocorre a presença de apenas uma banda. Ou seja, quando a matriz orgânica ainda está presente nos tecidos ocorre uma segunda banda de absorção, deslocada para freqüências de vibração maiores.

3.8.10 Estabilidade Térmica dos Constituintes dos Tecidos

Se considerarmos a hidroxiapatita $Ca_5(PO_4)_3OH$ sem a presença de impurezas e somente composta pelos radicais de fosfato, hidroxila e os íons de cálcio, teremos um composto termicamente mais estável do que o matriz mineral dos tecidos. A hidroxiapatita presente nos tecidos é composta por impurezas tais como a água, o carbonato, o cloro, o cianato e possivelmente o dióxido de carbono; a presença destes é alterada em função da temperatura ($T > 100$ °C).

Os resultados dos experimentos conduzidos com os tecidos aquecidos entre 100 °C e 1000 °C permitem comparar com os resultados observados após a irradiação com o *laser* de érbio. Na Figura 3.136 observa-se o diagrama representando a presença dos constituintes do esmalte e da dentina após aquecimento entre 100 °C e 1000 °C.

O fosfato não é eliminado com o aquecimento dos tecidos sob temperaturas utilizadas neste trabalho (100 – 1000 °C), mas os aquecimentos com temperaturas acima de 600 °C iniciam a formação de novos fosfatos de cálcio com a participação do radical de fosfato.

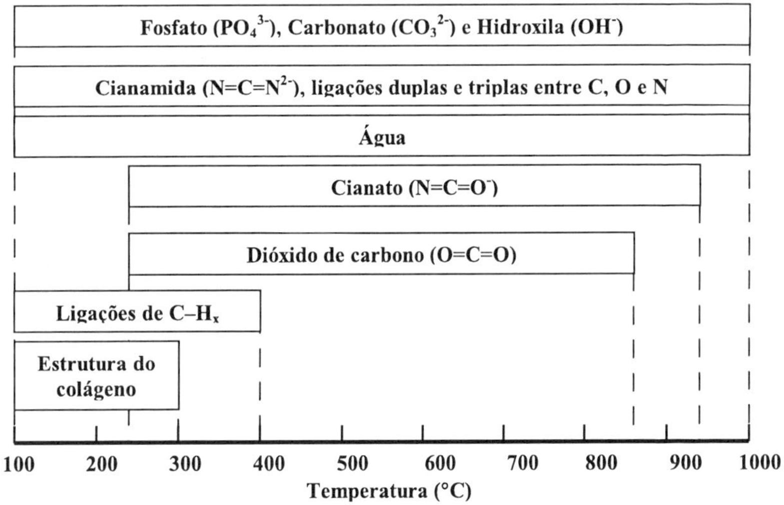

Figura 3.136. *Diagrama representando a presença dos constituintes do esmalte e da dentina aquecidos entre 100 °C e 1000 °C.*

3.8.11 Radical de Hidroxila (–O–H)

A hidroxila apresenta, na hidroxiapatita, bandas de absorção em torno de 3500 cm^{-1} associadas ao modo de estiramento e entre 600 – 700 cm^{-1} associadas ao modo de libração do radical [53]. A freqüência de estiramento da hidroxila é perturbada pela presença do flúor e cloro de tal forma que diferentes bandas são observadas quando esses íons estão presentes na hidroxiapatita [51]. Nas amostras estudadas neste trabalho observa-se a presença de uma banda em 3497 cm^{-1}, a qual é associada à perturbação do modo de estiramento devido à presença do cloro.

A área sob ambas as bandas, estiramento não-perturbado e perturbado pelo cloro, apresentou um valor máximo em torno de 400 °C [37]. No presente trabalho a área sob a banda do modo de estiramento não-perturbado, não apresenta o máximo observado nos trabalhos da literatura, a área permaneceu aproximadamente constante entre 100 °C e 950 °C. Por outro lado, a área sob a banda do modo de estiramento perturbado apresentou um máximo em torno de 600 °C, próximo ao máximo observado nos trabalhos da literatura (400 °C). Acima de 600 °C a área sob a banda diminui progressivamente até a temperatura de 1000 °C. A diferença observada pode ser associada à atmosfera utilizada: no presente trabalho utilizou-se ar, enquanto na literatura foi empregado o nitrogênio.

O comportamento da banda de libração da hidroxila em função da temperatura não é reportado nos trabalhos da literatura. Após o aquecimento a área sob a banda aumenta entre 100 °C e 450 °C, permanece constante entre 450 °C e 800 °C, então novamente apresenta um aumento entre 800 °C e 950 °C. O aumento da área sob a banda apresenta um comportamento exponencial e a área acumulada durante o aquecimento entre 100 °C e 950 °C é em torno de 10^3 vezes. Esse aumento, na área sob a banda, é muito maior que o aumento observado na área sob a banda dos modos de estiramento. De acordo com esse comportamento, observa-se que os modos de vibração, de um mesmo radical, apresentam comportamentos muito distintos.

Para determinar a origem do aumento na área sob a banda do modo de libração é possível comparar o comportamento observado com a estabilidade térmica dos demais radicais que compõem o tecido que possivelmente estariam inviabilizando a vibração nessa freqüência (634 cm^{-1}). Os radicais detectados por meio da técnica empregada neste trabalho e que podem interferir no modo de libração da hidroxila são o cianato, a água, o carbonato e o dióxido de carbono. O crescimento exponencial observado entre 100 °C e 450 °C pode ser influenciado somente pela presença da água porque os demais radicais não apresentaram significativa eliminação nessa faixa de temperaturas. Na região entre 800 °C e 950 °C ocorre a eliminação do cianato, da água e do carbonato, dessa forma os três compostos poderiam influenciar o modo de libração da hidroxila.

3.8.12 Comparação entre os Tecidos Irradiados e Aquecidos

Os resultados obtidos da estrutura e composição dos tecidos foram conduzidos para comparar os resultados observados após aquecimento em forno e irradiação *laser* e assim fazer um paralelo, em função da temperatura, dos efeitos que os dois tratamentos possam produzir nos tecidos.

Durante o aquecimento das amostras em forno a ação da temperatura é constante sobre todo o tempo de tratamento e homogêneo em toda a extensão da amostra. Por outro lado, durante a irradiação *laser*, a temperatura a que uma determinada região é submetida apresenta um valor diferente da região circunvizinha, de forma que as alterações, supostamente dependentes da temperatura, também não são homogêneas como as amostras aquecidas no forno. Assim, as técnicas empregadas na caracterização de tecidos irradiados forneceram informações médias da região analisada, ou seja, durante a caracterização do tecido irradiado com o *laser* de érbio não é possível diferenciar uma região do tecido que foi submetida, por exemplo, a região que foi submetida a 300 °C, da região submetida a temperaturas inferiores no tecido subsuperficial.

Se considerarmos que uma determinada reação é dependente somente da temperatura, os resultados observados durante o aquecimento em forno podem ser facilmente extrapolados para as alterações observadas durante a irradiação *laser*. Ou seja, o produto da reação, determinado nas amostras aquecidas, que ocorre a uma determinada temperatura, também deve ocorrer durante a irradiação *laser* que produza elevações térmicas similares. Por outro lado, o tempo de difusão de determinadas substâncias, subprodutos ou radicais presentes no tecidos será diferente durante os dois tratamentos: aquecimento em forno ou irradiação *laser*. Com o aquecimento lento em forno, onde $\Delta t \sim 10^2 - 10^3$ s, ocorre provavelmente uma maior eliminação ou formação de substâncias por entre as estruturas do tecido, enquanto durante a irradiação *laser*, ($\Delta t \sim 10^{-6} - 10^{-3}$ s) a difusão é interrompida e parte dos radicais, que supostamente foram eliminados durante aquecimento lento, não será eliminada durante a irradiação *laser*.

Com essa discussão é possível observar que, quanto ao efeito da temperatura, o aquecimento em forno é similar à irradiação *laser*, porém devemos considerar que os tempos de aquecimento envolvidos nos dois tratamentos são diferentes, o que pode provocar diferenças nas alterações da estrutura e composição dos tecidos tratados.

Os constituintes do esmalte e da dentina que mais foram alterados após a irradiação com o *laser* de érbio são os mais instáveis termicamente: água e material orgânico [37].

A água é eliminada após a irradiação de ambos os tecidos, esmalte e dentina. Na dentina essa diminuição é mais visível em função da fluência, enquanto no esmalte a eliminação não é tão nítida, devido a pouca quantidade desta molécula no esmalte, apenas 1 – 2 % em peso do tecido. Dessa forma, podemos comparar o efeito da fluência de irradiação com a temperatura do aquecimento.

A água apresenta diferentes naturezas de ligação ao tecido: fracamente ligada, a qual pode ser eliminada do tecido após aquecimento com temperaturas menores que 200 °C e é reversível após hidratação [19]; ou fortemente ligada, que é eliminada somente após aquecimentos com temperaturas de aproximadamente 1300 °C [42].

O aquecimento da dentina entre 80 °C e 160 °C seguido de hidratação mostra uma correlação entre a perda de água e degradação da estrutura do colágeno similar ao comportamento observado na dentina irradiada com o *laser* de érbio. No aquecimento a área sob as bandas da matriz orgânica (y) apresentou uma correlação com a área sob as bandas da água (x) como $y = -0,5(\pm 0,1) + 1,5(\pm 0,1)x$. Na irradiação com o *laser*, a equação linear obtida é $y = -0,5(\pm 0,1) + 1,4(\pm 0,1)x$. A dependência entre as áreas da matriz orgânica e da água é estatisticamente igual nos dois tratamentos: irradiação *laser* (0,3 – 1,9 J/cm^2) e aquecimento (80 °C – 160 °C). A similaridade no comportamento observado com a irradiação *laser* e com o aquecimento mostra que nessa faixa de fluência e temperatura a eliminação da água é responsável pela alteração na estrutura do colágeno.

Com o aquecimento dos tecidos ocorre a formação de subprodutos originários da degradação dos radicais existentes no tecido. Alguns desses subprodutos formados não são observados nos tecidos naturais, como é o caso do cianato [43], ou já são observados mas apresentam um aumento na intensidade após o aquecimento, como a cianamida e o dióxido de carbono [37].

O ciantato (NCO^-) apresenta bandas em torno de 2219 cm^{-1} e 2182 cm^{-1} e sua presença é observada tanto na dentina (250 – 950 °C) como no esmalte aquecido (325 – 950 °C). Após a irradiação com o *laser* de érbio observou-se a presença desse radical somente na dentina irradiada com fluências entre 1,2 – 1,9 J/cm^2.

3.9 Conclusões

Os tratamentos térmicos, irradiação laser ou aquecimento em forno, eliminam majoritariamente a água e degradam a matriz orgânica, sendo que os radicais associados à matriz inorgânica são alterados somente quando o tecido é aquecido sob temperaturas mais altas, aproximadamente superiores a 500 °C.

As diferentes formas de preparação das amostras de dentina influenciam na posição e largura das bandas de absorção. As amostras em pó: 1) alargam as bandas dos radicais de carbonato e fosfato, 2) deslocam a posição de algumas bandas da estrutura do colágeno para freqüências de vibração mais altas.

Após a irradiação dos tecidos com o laser de érbio são observadas alterações na composição da água, da hidroxila e do colágeno As alterações são mais visíveis na dentina porque esta é composta por maior quantidade de matéria orgânica e água, enquanto no esmalte, devido à baixa quantidade percentual desses constituintes, as alterações são mais difíceis de serem detectadas.

Na dentina irradiada com o laser de érbio ($F < 2$ J/cm^2), observa-se em função da fluência: a redução da quantidade de água, da amida A, da amida B, a degradação da estrutura do colágeno, aumento na quantidade de hidroxila e formação de cianato. A degradação da estrutura do colágeno está correlacionada com a eliminação da água na dentina. Observa-se uma correlação linear entre as bandas desses dois constituintes durante a irradiação com o laser de érbio e a hidratação em solução de cloreto de sódio.

Nas amostras de dentina aquecidas em forno, as bandas da estrutura do colágeno apresentaram uma total reversão quando foram aquecidas a temperaturas inferiores a 200 °C, enquanto nas amostras aquecidas a 200 °C e 225 °C a reversão é parcial e nas amostras aquecidas a 250 °C e 300 °C não se observou a reversão da área sob as bandas de absorção.

A água presente nos tecidos aquecidos perdura até aquecimentos a 1000 °C. No intervalo avaliado (100 – 1000 °C) observam-se dois tipos de água ligados à estrutura do tecido: 1) nas amostras aquecidas sob temperaturas inferiores a 400 °C obteve-se uma energia de ligação, da molécula do tecido, de $\sim$ 4 kJ/mol; 2) nas amostras aquecidas entre 700 °C e 1000 °C obteve-se uma energia de ligação de $\sim$ 60 kJ/mol.

Capítulo 4

Propriedades Ópticas

4.1 Introdução

4.1.1 Coloração dos Tecidos Dentais

O sorriso tem sido uma das mais importantes ferramentas de comunicação entre as pessoas [67, 68], de forma que os pacientes não necessitam apenas de uma boa saúde bucal, mas também de um sorriso perfeito. Esse fato é comprovado por pesquisas de opinião que apontam que 28% da população do Reino Unido e 34% da dos Estados Unidos da América não estão satisfeitas com o seu sorriso ou com a coloração dos dentes [69, 70].

A origem da cor dos dentes pode ser dividida em dois grupos: 1) no primeiro, as características são inerentes aos tecidos naturais, os efeitos dessas características são chamados de coloração intrínseca; 2) a coloração originária da ação de agentes externos, como o depósito de pigmentos (chá, vinho, café e outros produtos químicos) ou alterações das propriedades naturais do tecidos, é denominada como coloração extrínseca [71, 72, 73, 74, 75].

As propriedades ópticas dos tecidos são determinadas pelas propriedades químicas dos tecidos bem como pela microestrutura das matrizes que os formam [72, 76]. A alteração da cor natural dos tecidos pode ser influenciada de diferentes formas: por traumas, retenção de pigmentos provenientes de chá e café [77], pelo uso de clorexidina [78], pela presença de cáries [79], íons de ferro [80, 81], hemoglobina [82, 83], e pelo aquecimento [84, 85, 86].

Especificamente o aquecimento pode produzir diferentes alterações na coloração dos tecidos, dependendo do tempo e da temperatura alcançada, o comportamento da coloração formada na dentina aquecida pode ser visualizado na Figura 4.1 e no esmalte aquecido na Figura 4.2; essas figuras foram adaptadas da referência [86]. Observa-se a formação de diferentes colorações: preto, marrom, azul, cinza, branco e rosa.

O aquecimento dos tecidos pode ocorrer em procedimentos que utilizem a broca de alta rotação ou irradiação *laser* [87, 88]. Em ambos os procedimentos, a maior elevação térmica ocorre na superfície do tecido enquanto nas regiões subsuperficiais a temperatura atinge valores menores. Dessa forma, as alterações originárias do aquecimento acompanham o gradiente térmico produzido: alterações mais intensas na superfície e menos intensas nas camadas mais profundas do tecido.

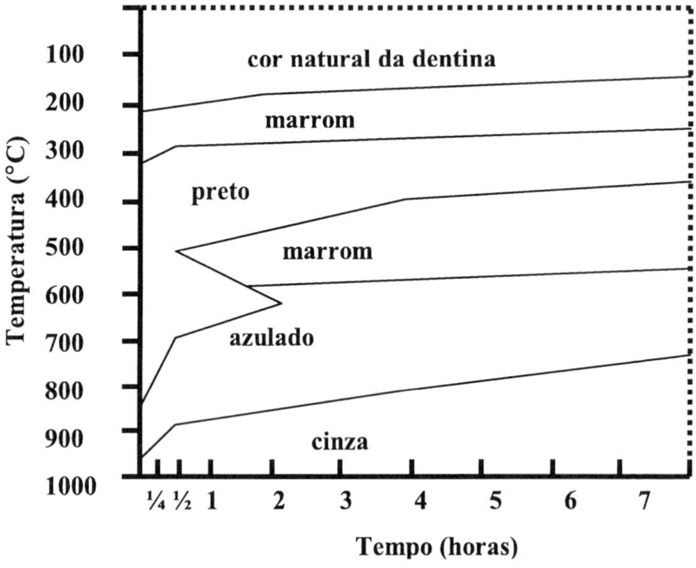

Figura 4.1. *Coloração da dentina aquecida sob diferentes temperaturas ($T <$ 1000 °C) e tempos (15 minutos – 8 horas) (adaptado de [86]).*

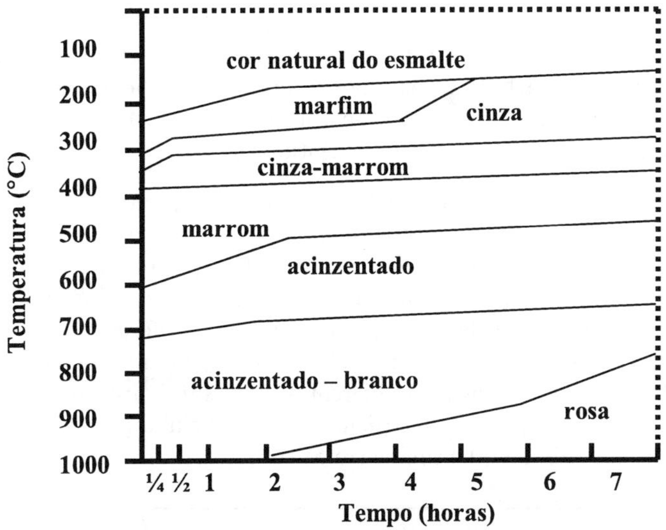

Figura 4.2. *Coloração do esmalte aquecido sob diferentes temperaturas ($T < 1000\,^\circ C$) e tempos (15 minutos – 8 horas) (adaptado de [86]).*

4.1.2 Subestruturas do Esmalte e da Dentina

O esmalte apresenta uma microestrutura composta majoritariamente pela matriz mineral; essa estrutura pode ser vista na Figura 4.3. Na parte *(A)* dessa figura observa-se a estrutura dos prismas que partem da junção esmalte-dentina até a superfície externa do dente, permanecendo com o eixo longitudinal dos prismas aproximadamente ortogonal à superfície externa do dente. O diâmetro aproximado dos prismas é de 5 μm. Na parte *(B)* da mesma figura observa-se a distribuição dos cristais de hidroxiapatita no interior de um prisma. Na parte superior (a) os cristais estão alinhados paralelamente ao eixo longitudinal do prisma, enquanto nas regiões mais inferiores deste ocorre uma mudança na direção dos prismas, chegando a se alinhar ortogonalmente ao eixo longitudinal do prisma, com mostrado em *(D)*. Na parte *(C)* observam-se os cristais de hidroxiapatita que apresentam dimensões aproximadas de 1000 nm de comprimento e 40 nm de diâmetro.

A dentina é composta por várias subestruturas que apresentam diferentes densidades eletrônicas e índices de refração. Assumindo os índices de refração da hidroxiapatita, do colágeno e da água respectivamente iguais a 1,62, 1,40 e 1,33, foi determinada a distribuição teórica dos índices de refração no interior da dentina [89]. Os valores dos índices de refração obtidos para as diferentes estruturas estão listados na Tabela 4.1. Com base nos valores dessa tabela e associado à microestrutura da dentina, representou-se na Figura 4.4 a distribuição dos índices de refração internos à dentina.

Na parte *(A)* da Figura 4.4 observa-se o diagrama de um bloco de dentina, onde estão representados três túbulos dentinários. Esses túbulos podem apresentar diâmetros entre $1-5$ μm e comprimentos de alguns milímetros, que se estendem desde a polpa até a junção dentina-esmalte. Esse bloco de tecido é composto por diferentes estruturas que estão apresentadas na parte *(B)*, *(C)* e *(D)* da mesma figura. Em *(B)* observa-se a indicação de diferentes índices de refração associados à região tubular, peritubular (dentina circunvizinha aos túbulos) e à dentina intertubular (dentina entre os túbulos).

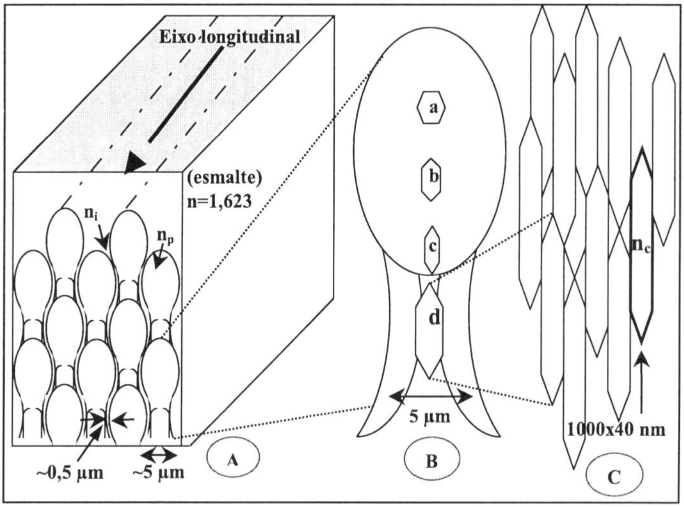

Figura 4.3. *Representação das subestruturas do esmalte. Em (A) observa-se a distribuição dos prismas (diâmetro ~ 5 μm) e a região interprismática apresenta dimensões em torno de 0,5 μm; essa região é composta por uma maior quantidade de matéria orgânica que a região prismática. Em (B), observa-se a distribuição dos cristais de hidroxiapatita no interior de um prisma; em (C), observam-se os cristais com comprimentos em torno de 1000 nm e diâmetro aproximado de 40 nm.*

Na parte *(C)* da Figura 4.4, observa-se a estrutura das fibrilas de colágeno que possuem diâmetros entre 50 nm e 200 nm e são compostas por moléculas de colágeno que estão representadas na parte *(D)* da Figura 4.4; estas possuem comprimento em torno de 280 nm – 330 nm e diâmetro em torno de $1,35$ nm e $1,5$ nm.

Os cristais de hidroxiapatita que formam a dentina são mostrados tanto dentro como na parte externa das fibrilas [90]. Na parte interna das fibrilas, o eixo ***c*** desses cristais está orientado, de forma aproximada, paralelamente ao eixo das fibrilas (Figura 4.4, parte *D*).

A composição dos aminoácidos do colágeno presente na dentina é muito similar ao colágeno encontrado nos tecidos moles [101]. Mas apesar da semelhança na composição, o colágeno presente na dentina apresenta uma maior estabilidade térmica e estrutural [91, 92]. Isso se deve principalmente à maior quantidade de ligações intermoleculares,

Tabela 4.1. *Composição química (% em volume) dos constituintes da dentina e sua microestrutura com o cálculo de seus respectivos índices de refração [89].*

Componentes	Composição química				Índice de refração (calculado)
	Mineral	Colágeno	Proteína não-colágena	Água	
Dentina inteira	48	25,5	2,5	24	1,49
Túbulos	—	—	—	16	1,33
Dentina sem os túbulos	48	25,5	2,5	8	1,52
Dentina peritubular	25,7	—	0,6	2,3	1,59
Dentina intertubular	22,3	25,5	1,9	5,7	1,45
Intrafibrilar	21,2	25,5	—	3,2	1,49
Interfibrilar	1,1	—	1,9	2,6	1,41
Índice de refração	1,62	1,40	1,40	1,33	—

tanto fracas como covalentes, o que produz uma rede tridimensional fortemente ligada entre si.

No tecido mole, o colágeno está orientado paralelamente um ao outro formando feixes maiores. Na dentina e no osso, as fibrilas do colágeno não estão alinhadas; especificamente na dentina estão distribuídas ortogonalmente aos túbulos dentinários. Nesse plano, ortogonal aos túbulos, as fibrilas estão distribuídas aleatoriamente cruzando-se com as outras fibrilas do tecido.

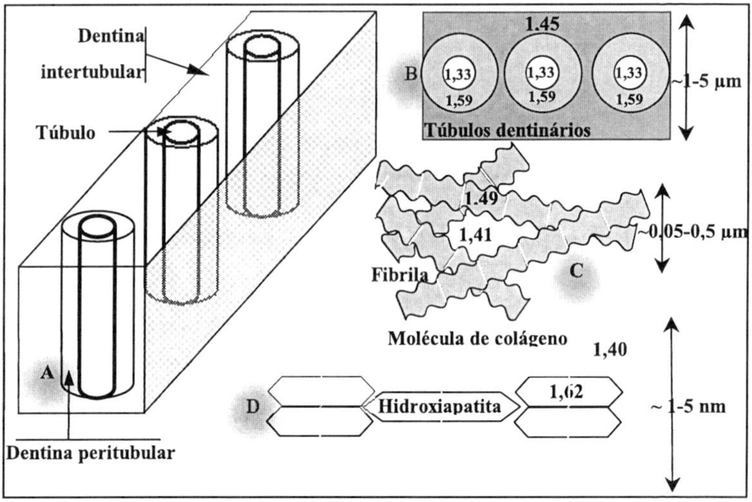

Figura 4.4. *Diagrama representando a microestrutura da dentina e a distribuição dos índices de refração obtidos da tabela anterior. Em (A) observa-se a representação dos túbulos dentinários num bloco de dentina com a identificação em (B) dos índices de refração da dentina intertubular, peritubular e do interior aos túbulos (supostamente tomada por água). Em (C) observa-se a estrutura das fibrilas e em (D) a estrutura da molécula de colágeno e dos cristais de hidroxiapatita.*

4.1.3 Espalhamento da Luz Ultravioleta-Visível no Esmalte e na Dentina

O espalhamento da luz é causado pela descontinuidade do índice de refração do meio em que a luz se propaga. Dessa forma, a eficiência de espalhamento da luz (S) é dependente dessa descontinuidade, mas não do valor absoluto dos índices de refração e sim da razão entre o índice de refração da estrutura espalhadora (n_1) e o índice de refração do meio em que cerca essa estrutura (n_2).

De forma similar ao índice de refração, o espalhamento também não depende dos valores absolutos do comprimento de onda e do tamanho da estrutura espalhadora, mas da razão entre o tamanho dessa estrutura e do comprimento de onda em questão (r/λ). Assim, podemos escrever a eficiência de espalhamento como função da razão entre os índices de refração e o tamanho da estrutura espalhadora pelo comprimento de onda espalhado: $S = S(n_1/n_2, r/\lambda)$.

A seção transversal de espalhamento, proporcional à eficiência de espalhamento, foi determinada primeiro por Mie em 1908. A relação entre a seção transversal de espalhamento, com o tamanho da partícula espalhadora, da distribuição angular e dos índices de refração não é simples, mas algumas aproximações podem ser feitas para casos particulares.

Quando a dimensão das partículas espalhadoras é muito menor que o comprimento de onda espalhado, o espalhamento pode ser expresso como $S \propto k^4$, com $k = -4$. Quando as partículas são da ordem de grandeza do comprimento de onda, k varia entre -4 e 0,2. Quando as partículas são maiores que o comprimento de onda, o valor de k é zero [93].

Para complementar a avaliação da estrutura espalhadora interna dos tecidos, além da distribuição de índices de refração, podem-se listar os tamanhos dessas estruturas e compará-las com o comprimento de onda. As dimensões das estruturas que compõem o esmalte e a dentina estão listadas na Tabela 4.2. Esses valores foram obtidos de alguns trabalhos da literatura, mas não representam a sua totalidade. O que se pretende com essa tabela é listar as estruturas hierárquicas que compõem os tecidos e compará-las com os comprimentos de onda do espectro visível. Os valores da tabela podem ser vistos na Figura 4.5 numa escala nanométrica e comparada com o espectro eletromagnético. Nesse diagrama é possível ver a grande diversidade de estruturas que podem agir como espalhadoras da luz ultravioleta e visível.

Tabela 4.2. *Descrição das estruturas que compõem o esmalte e a dentina com suas respectivas dimensões; esses valores estão representados na Figura 4.5, onde se podem comparar as diferentes dimensões com os comprimentos de onda do espectro eletromagnético.*

Estrutura	Descrição	Tamanho	Ref.
Túbulos dentinários	Diâmetros	$2,6 - 2,9\ \mu m$	[94]
		$1,58 \pm 0,28\ \mu m$	[95]
		$0,5 - 3 \mu m$	[96]
Dentina intertubular	Distância entre os túbulos	$4,4 \pm 1\ \mu m$	[89]
Prismas de esmalte	Largura	$4,9 - 5,3\ \mu m$	[97]
Regiões interprismáticas	Distância entre os prismas	$0,1 - 0,5\ \mu m$	[96]
Fibrilas	Diâmetro	50 – 150 nm	[96]
		100 – 200 nm	[101]
Espaçamento entre as moléculas de colágeno	Axial	64 – 70 nm	[98]
	Radial	1 – 1,5 nm	[122]
Cristais de hidroxiapatita no esmalte	Comprimento	1000 nm	[6]
	Diâmetro	40 nm	[6]
Cristais de hidroxiapatita na dentina	Comprimento	20 nm	[6]
		20 nm	[99]
	Largura	4 nm	[6]
		5 nm	[99]
Molécula de colágeno	Comprimento	280 nm	[100]
		330 nm	[101]
	Diâmetro	1, 5 nm	[100]
		1,35 nm	[101]

Tabela 4.2. *Estruturas que compõem esmalte e dentina. (continuação)*

Estrutura	Descrição	Tamanho	Ref.
Cadeia polipeptídica	Entre aminoácidos	0,31 nm	[102]
	1.ª periodicidade helicoidal	0,93 nm	[102]
	2.ª periodicidade helicoidal	2,86 nm	[102]
Rede cristalina dos cristais de hidroxiapatita	a	~ 0,94 nm	[6]
	c	~ 0,69 nm	[6]

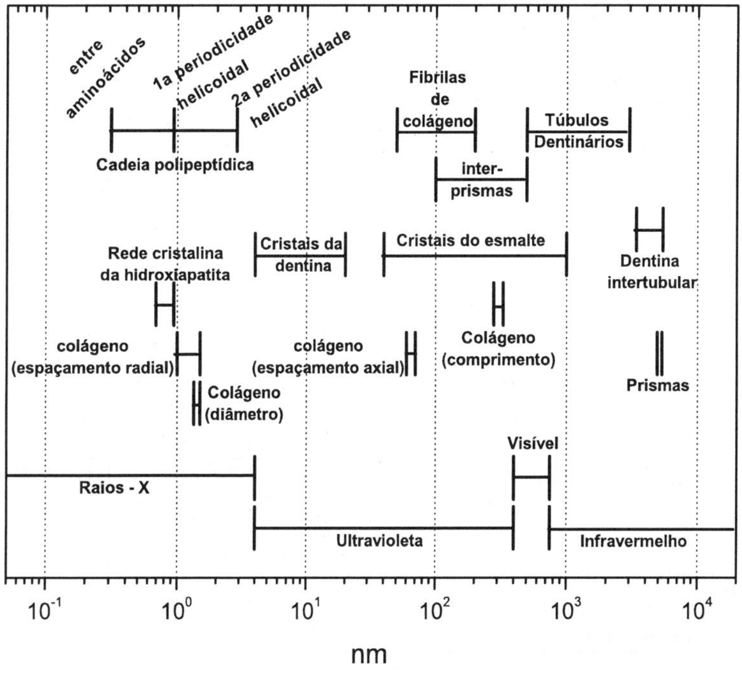

Figura 4.5. *Diagrama representando as dimensões das estruturas que compõem o esmalte e a dentina; os valores destas estão listados na Tabela 4.2.*

A seção transversal de espalhamento dos tecidos é então dependente: 1) das razões entre os índices de refração; e 2) da razão entre as dimensões de todas as subestruturas envolvidas pelo comprimento de onda em questão. Dessa forma, torna-se difícil identificar as origens do espalhamento final observado no esmalte e na dentina.

Alguns trabalhos que determinaram os coeficientes de absorção e espalhamento do esmalte e da dentina na região do ultravioleta e visível estão listados na Tabela 4.3. Nessa tabela, apesar da grande variedade de valores, observa-se que os coeficientes de espalhamento são aproximadamente uma ordem de grandeza maior que os coeficientes de absorção. Portanto, especificamente na região do ultravioleta e visível, a coloração dos tecidos é majoritariamente dependente do espalhamento.

Tabela 4.3. *Coeficientes de absorção (a) e espalhamento (s) do esmalte e da dentina. Na região do espectro ultravioleta-visível os tecidos apresentam coeficientes de espalhamento maiores que os de absorção.*

Tecido	a (cm^{-1})	s (cm^{-1})	λ (nm)	Ref.
Esmalte humano	12	370	220	[108]
	1,5	—	400	
	1,2	23	400 – 700	
	—	105	543	[103]
	—	60	632	
	—	15	1053	
	—	66	633	[104]
Esmalte bovino	—	100	500	[105]
	—	70	600	
	—	55	700	
Dentina humana	6 – 10	∼ 100	400 – 650	[106]
	6	1200	633	[107]
Dentina bovina	3,5	2000	633	[107]

4.2 Justificativa

A temperatura altera as características naturais dos tecidos de tal forma que ocorrem diferentes tonalidades de cores, como as apresentadas na introdução deste capítulo. Durante um procedimento que envolve a utilização de *lasers* com ação térmica, a temperatura gerada pode chegar a valores superiores ao ponto de fusão do tecido ($\sim$ 1280 °C) [39].

Dessa forma, além da caracterização da coloração dos tecidos em função do aquecimento, é importante determinar a origem dessas alterações. Com a determinação do processo responsável pela alteração da cor, o seu efeito durante um processo de irradiação *laser* pode ser minimizado.

Para determinar a origem desse processo, as alterações no espectro visível serão correlacionadas com a sua composição química, as propriedades paramagnéticas ou outras características que possam identificar a origem química da coloração dos tecidos.

4.3 Objetivos

O objetivo deste trabalho é estudar as origens das alterações que a temperatura produz na coloração do esmalte e da dentina e comparar com a coloração formada nos tecidos irradiados com o *laser* de érbio (Er:YAG – 2,94 μm). Especificamente, pretende-se identificar a origem do embranquecimento e escurecimento observado nos tecidos aquecidos sob diferentes temperaturas. Pretende-se, portanto, correlacionar as alterações na coloração observadas durante o aquecimento com o espectro de transmissão dos tecidos dentais na região do ultravioleta-visível. Esses resultados serão comparados com a composição química do esmalte e da dentina aquecidos entre a temperatura ambiente e 1000 °C.

4.4 Materiais e Métodos

4.4.1 Preparação das Amostras

Os experimentos envolvendo a determinação da coloração e dos espectros de transmissão na região do ultravioleta e visível foram conduzidos utilizando-se amostras preparadas de três diferentes formas: pó, fatias, e pastilhas prensadas, as quais eram compostas por pó e brometo de potássio (KBr). Nessa seção utilizaram-se preferencialmente dentes bovinos. Dentes humanos foram empregados somente para comparar a coloração dos tecidos naturais quando estes são iluminados com luz transmitida ou refletida pela amostra. A conservação das amostras foi similar ao procedimento descrito no capítulo anterior: solução de cloreto de sódio a $0,9\%$ para as amostras em fatias e conservação em frascos secos quando as amostras se encontraram em pó. Em seqüência serão apresentados os procedimentos adotados especificamente para cada forma de preparação dos tecidos.

Pó

Para obter o pó, o dente foi cortado em fatias de aproximadamente $0,5$ mm utilizando-se a cortadeira de disco diamantado e irrigação de água. Após a separação do esmalte e da dentina, as fatias de tecido foram trituradas manualmente utilizando-se gral e pistilo de ágata. O pó resultante dessa moagem foi dividido em amostras com massa de 50 mg. As amostras foram utilizadas nessa seção para avaliar a coloração dos tecidos em função da temperatura ($100\ ^\circ C - 1000\ ^\circ C$) e também foram utilizadas nos experimentos de ressonância paramagnética eletrônica que serão descritos no Capítulo 5.

Pastilhas (Pó mais KBr)

As pastilhas produzidas são compostas por 10 mg de KBr e 5 mg de tecido, o qual foi preparado de forma similar ao procedimento de preparação descrito no parágrafo anterior. O conjunto (100 mg de KBr + 5 mg de tecido) foi compactado com o auxílio de uma prensa hidráulica, que produzia uma pressão correspondente à massa de $2 - 4$ toneladas. O molde utilizado na confecção possuía 12 mm de diâmetro e a pastilha resultante, aproximadamente $0,5$ mm de espessura. As pastilhas preparadas foram utilizadas nessa seção para a determinação da coloração e espectros de transmissão na região do ultravioleta e visível dos tecidos aquecidos entre $100\ ^\circ C$ e $1000\ ^\circ C$. Adicionalmente, as mesmas amostras foram utilizadas nos experimentos de espectroscopia de transmissão no infravermelho, que serão descritos no Capítulo 3.

Fatias

As fatias preparadas foram utilizadas exclusivamente nessa seção nos experimentos de espectroscopia de transmissão e determinação da coloração dos tecidos naturais e aquecidos entre 100 °C e 300 °C.

Para obter as fatias com espessura desejável o dente foi cortado com espessura de aproximadamente 0,5 mm de forma similar ao procedimento anteriormente descrito. As fatias foram desgastadas utilizando-se lixas de carbeto de silício como abrasivo e água como irrigante. Após o desgaste as amostras foram polidas com lixas de numeração crescente até atingir lixa com # 4000.

As amostras analisadas sob o microscópio de luz foram desgastadas até espessuras menores que 80 μm para permitir a transmissão de luz pela amostra. As amostras utilizadas para analisar a coloração em função do aquecimento foram cortadas com espessuras em torno de 1 mm. Todas as amostras foram polidas com lixas # 6000 (granulometria de 2 μm). Para a irradiação das amostras com o *laser* de érbio, utilizaram-se fatias de aproximadamente 2 mm de espessura.

4.4.2 Irradiação com Laser de Érbio

A irradiação dos tecidos com o *laser* de érbio foi realizada com o *laser* de Er:YAG (KAVO Key II) do Laboratório Especial de *Lasers* em Odontologia, com emissão em $2,94$ μm, largura temporal entre 250 – 500 μs.

4.4.3 Tratamento Térmico

O tratamento térmico foi conduzido em estufas e fornos tipo mufla com aquecimento automatizado. As temperaturas utilizadas estiveram entre 80 °C e 1000 °C e tempos de tratamento variável entre 30 minutos e 6 horas. Na avaliação da temperatura fixou-se o tempo de tratamento em 30 minutos.

Após o aquecimento da dentina sob temperaturas entre 100 °C e 300 °C, avaliou-se a reversão das alterações durante a hidratação das amostras aquecidas. A hidratação foi conduzida em soluções similares à utilizada na estocagem das amostras: solução de cloreto de sódio a 0,9%.

4.4.4 Espectroscopia de Transmissão na Região do Ultravioleta

A análise das amostras aquecidas foi conduzida num espectrômetro de transmissão (Cary-17, Olis) do Centro de *Lasers* e Aplicações. A região analisada está compreendida entre 250 nm e 750 nm, englobando o visível e o ultravioleta (a partir de 250 nm), os espectros foram obtidos com resolução entre 0,5 − 1 nm. O diagrama esquemático do espectrômetro óptico pode ser visualizado na Figura 4.6.

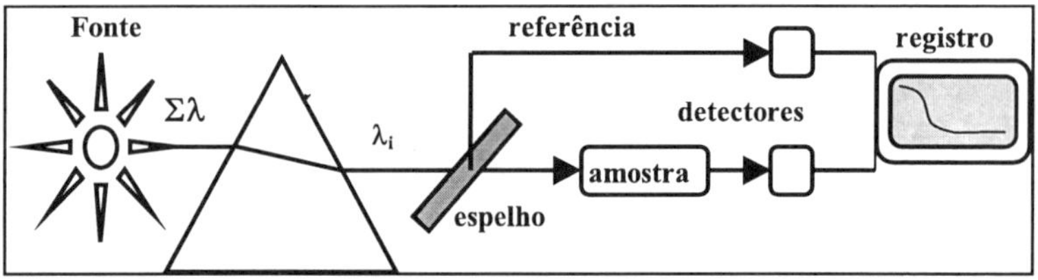

Figura 4.6. *Diagrama do espectrômetro óptico de duplo feixe (Cary-17, Olis) utilizado para espectroscopia de transmissão.*

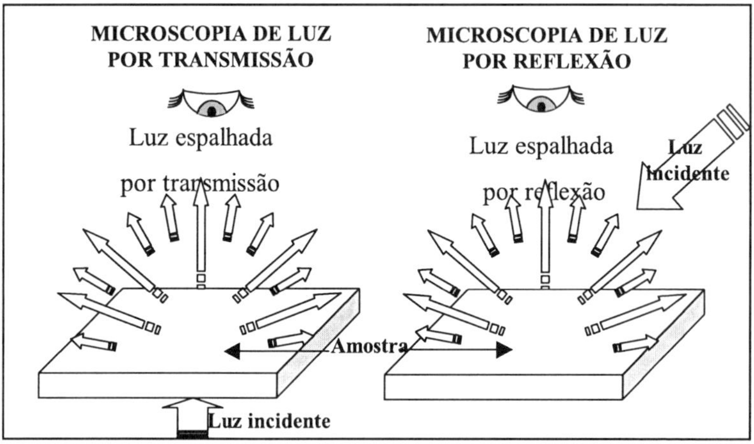

Figura 4.7. *Diagrama da técnica de microscopia de luz (Leica, DM/LP) utilizada na avaliação da coloração dos tecidos, quando estes são iluminados por luz transmitida ou refletida pela amostra.*

4.4.5 Microscopia de Luz

Utilizou-se o microscópio de luz (Leica, DM/LP) do Laboratório de Crescimento de Cristais do Centro de *Lasers* e Aplicações. Os tecidos foram avaliados por: transmissão e reflexão sem a utilização de filtros ou polarizadores. O diagrama das duas técnicas empregadas podem ser visualizados na Figura 4.7. A iluminação das amostras foi realizada com luz halógena (OSRAM, Xenophot).

4.5 Resultados

4.5.1 Esmalte e Dentina Naturais

Os tecidos de esmalte e dentina naturais não apresentam bandas de absorção na região do visível, dessa forma a cor dos tecidos é determinada majoritariamente pelo espalhamento da luz por estruturas internas [89]. Como exemplo pode-se citar o esmalte que possui coeficiente de espalhamento em torno de 100 cm^{-1} e coeficiente de absorção menor que 5 cm^{-1} na região do azul, enquanto na região vermelha do espectro tanto o coeficiente de absorção como de espalhamento do esmalte são da ordem de 1 cm^{-1} [108]. Na Figura 4.8 (vide páginas centrais), podem-se ver os tecidos humanos e bovinos sob microscopia de luz quando analisados por reflexão ou transmissão da luz. A coloração dos tecidos humanos, observados em *(A)* com luz refletida e em *(B)* com luz transmitida, similar à coloração observada nos tecidos bovinos, observados em *(C)* e *(E)* com luz refletida e em *(D)* e *(F)* com luz transmitida. As diferenças observadas na coloração da dentina ocorrem devido às variações na densidade óptica, isto é, em regiões mais escuras a densidade óptica é maior do que em locais mais claros da imagem.

Analisando os tecidos por reflexão, o esmalte apresenta uma cor branca com tonalidade azulada, enquanto a dentina também apresenta a cor branca mas com tonalidade amarela. Nessas amostras a coloração do esmalte não é influenciada pela dentina, como ocorre num dente íntegro. Pois esta não participa como "substrato" do esmalte, como ocorre nos dentes íntegros. No dente a translucidez do esmalte permite que a dentina, alguns milímetros abaixo da superfície do esmalte, reflita a sua cor e contribua para a coloração do dente.

4.5.2 Esmalte e Dentina Irradiados com Laser de Érbio

Na Figura 4.9 (vide páginas centrais), observa-se esmalte irradiado com o *laser* de érbio, utilizando-se 500 mJ por pulso, 2 Hz, com o sistema de refrigeração ligado. A irradiação ocorreu com a amostra na região focal do feixe *laser* e a área resultante possui diâmetro de $0,8$

mm, o que resultou numa fluência de 100 J/cm^2. Na Figura 4.10 foram utilizados os mesmos parâmetros sem o uso da refrigeração. Em ambas as figuras irradiou-se o tecido com 1 pulso (A) e 3 pulsos (B). Observa-se o embranquecimento do esmalte em todas as áreas irradiadas.

Na Figura 4.11 (vide páginas centrais), observa-se a dentina irradiada com o *laser* de érbio utilizando-se 400 mJ por pulso, 2 Hz e com o sistema de refrigeração ligado. A irradiação ocorreu com a amostra na região focal do feixe *laser* o que resultou numa fluência de 80 J/cm^2. Na Figura 4.12 (vide páginas centrais), foram utilizados os mesmos parâmetros descritos anteriormente, mas sem o sistema de refrigeração do *laser*. Em ambas as figuras irradiou-se o tecido com 1 pulso (A) e 3 pulsos (B). Nas irradiações com o sistema de refrigeração ligado observa-se que ocorre em menor grau o escurecimento das amostras, como é observado durante as irradiações sem a refrigeração. Na Figura 4.12 (páginas centrais), observa-se que a região irradiada com 3 pulsos apresenta uma coloração mais escura que a região irradiada com apenas 1 pulso.

Diferentemente da dentina, o esmalte irradiado com 1 ou 3 pulsos apresenta a mesma coloração, branca opaca. Outra observação é a característica opaca do esmalte irradiado de forma homogênea em toda a área irradiada, enquanto na dentina irradiada, principalmente na irradiação sem a refrigeração, ocorre um escurecimento preferencial nas bordas do tecido. As fluências utilizadas (80 – 100 J/cm^2) e o desligamento do sistema de refrigeração foram escolhidos para avaliar a coloração que pode ocorrer nos tecidos irradiados, sem que se houvesse a preocupação com a viabilidade clínica desses parâmetros.

4.5.3 Coloração das Fatias de Esmalte e Dentina Aquecidos

A coloração das fatias de esmalte e dentina antes e após o aquecimento, sob temperaturas entre 100 °C e 300 °C, pode ser visualizada nas figuras que se seguem. As amostras aquecidas a 100 °C podem ser vistas na Figura 4.13 (vide páginas centrais), com as imagens formadas pela luz refletida e transmitida pela amostra. Aquecimentos com a 100 °C temperatura não apresentam grandes alterações na coloração dos tecidos, apenas a coloração típica dos tecidos naturais com variações de tonalidade. Após o aquecimento a 150 °C (Figura 4.14, nas páginas centrais), de forma similar, o aquecimento a essa temperatura não apresenta alterações significativas nos tecidos tratados.

Por outro lado, na amostra aquecida a 200 °C , que pode ser vista na Figura 4.14 (vide páginas centrais), ocorre um visível escurecimento da dentina e embranquecimento do esmalte. Essa observação é obtida na imagem com luz refletida, enquanto na imagem formada por luz transmitida não se observam tais alterações. Acima desta temperatura, 250 °C e 300 °C (Figura 4.15, nas páginas centrais), observa-se a intensificação dos dois efeitos já observados em 200 °C: escurecimento da dentina e embranquecimento do esmalte. De forma similar, essas alterações são observadas somente nas imagens obtidas por reflexão, enquanto nas imagens obtidas por transmissão, a coloração antes e depois do aquecimento não é muito alterada.

4.5.4 Coloração do Pó de Esmalte e da Dentina Aquecidos

Além das fatias de esmalte e dentina avaliou-se a coloração das amostras em pó não compactado e compactado com brometo de potássio (KBr).

Na Figura 4.16 (vide páginas centrais), são apresentadas as pastilhas (5 mg de tecido + 100 mg de KBr) de esmalte aquecido entre 100 °C e 1000 °C durante 30 minutos a cada patamar. As amostras de dentina aquecidas de forma similar estão apresentadas na Figura 4.17 (vide páginas centrais). Desconsiderando a opacidade do esmalte, que é observada quando esse tecido se encontra em forma de pastilha, observa-se o início do escurecimento do tecido após o aquecimento a 250 °C (Figura 4.16, nas páginas centrais). Nessa temperatura a amostra apresenta uma fraca tonalidade marrom. Com o aumento da temperatura ocorre o aumento na intensidade dessa cor e é observado um máximo após o aquecimento a 350 °C. Acima dessa temperatura a tonalidade do marrom fica menos intensa atingindo um mínimo em torno de 450 °C. Acima dessa temperatura as amostras apresentam uma cor marrom-escura que irá se maximizar novamente após o aquecimento a 750 °C. Os tratamentos acima de 750 °C produzem o embranquecimento das amostras, tornando-as totalmente brancas após aquecimentos sob temperaturas de 950 °C e 1000 °C.

Na dentina (Figura 4.17), observa-se o início do escurecimento após o aquecimento do tecido a 250 °C, acima dessa temperatura as amostras escurecem rapidamente, apresentando uma cor avermelhada após o aquecimento a 325 °C. Entre 350 °C e 375 °C ocorre o escurecimento das amostras e acima de 375 °C as amostras voltam a apresentar uma coloração mais clara, com um mínimo em torno de 500 °C. Acima de 500 °C, novamente ocorre escurecimento até um máximo em torno de 700 °C, acima desta temperatura as amostras passam pela coloração cinza e voltam a sua cor inicial após aquecimentos com temperaturas entre 900 °C e 1000 °C.

Na dentina observa-se uma maior quantidade de tonalidades que no esmalte, mas duas temperaturas formam cores similares nos dois tecidos: em 350 °C 700 °C onde se observa um escurecimento mais intenso.

4.5.5 Espectroscopia de Transmissão da Dentina Aquecida (Fatias)

Os espectros da dentina, sob a forma de fatias, aquecidos entre 100 °C e 300 °C com intervalos de 25 °C podem ser visualizados nas figuras a seguir (Figuras 4.18 a 4.26). A máxima temperatura empregada nesse experimento (300 °C), deve-se ao fato de as amostras trincarem sob temperaturas superiores, inviabilizando o seu uso no espectrômetro. Para avaliar o efeito da temperatura acima de 300 °C utilizaram-se amostras em pó e os resultados serão apresentados na próxima seção.

Na parte *(A)* das figuras citadas, observa-se o espectro dos tecidos antes e após o aquecimento e ainda a diferença entre a densidade óptica dos dois espectros. Para obter o espectro da diferença entre os espectros antes e após o aquecimento, deslocou-se o espectro da amostra aquecida para um valor de intensidade comum ao espectro da dentina natural. Dessa forma, a intensidade dos espectros em 750 nm era igual antes da subtração dos espectros.

Na parte *(B)* de cada figura observa-se o mesmo espectro da diferença entre as densidades ópticas em escala logarítmica. Nesse espectro ajustou-se uma equação que correlaciona a densidade óptica com o comprimento de onda λ:

$$D.O. = \frac{A}{\lambda^B} \tag{4.1}$$

em que $D.O.$ é a densidade óptica, A e B são constantes extraídas do ajuste. Para determinar essas constantes ajustou-se uma reta aos dados experimentais numa escala logarítmica:

$$\log(D.O.) = \log A - B \log \lambda \,, \quad (4.2)$$
$$y = A' - Bx \,. \quad (4.3)$$

Na região dos comprimentos de onda menores se iniciava uma saturação do sinal de acordo com o aumento da temperatura aplicada e na região vermelha do espectro visível e início do infravermelho a diferença ficava próxima de zero. As duas regiões não eram consideradas para o ajuste porque não apresentavam um comportamento linear no gráfico logarítmico.

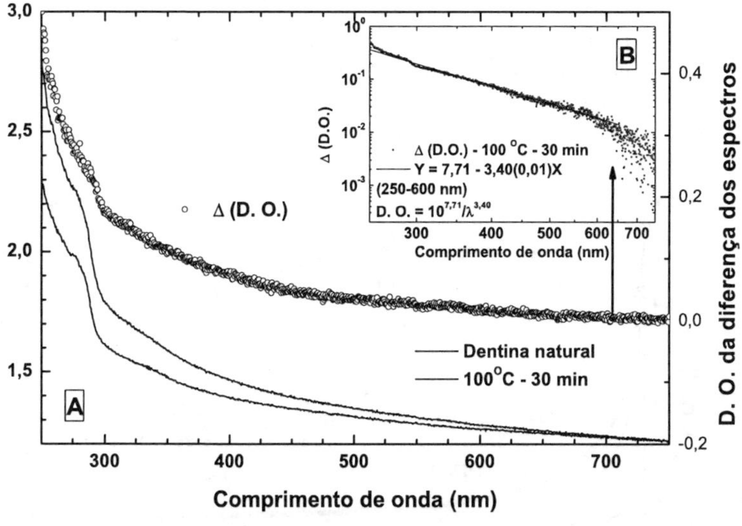

Figura 4.18. Em (A) observa-se o espectro da dentina natural e após aquecimento a 100 °C durante 30 minutos. A diferença da densidade óptica entre os dois espectros pode ser observada na parte (A) com escalas lineares e na parte (B) com escalas logarítmicas; ajustou-se a reta considerando-se os valores entre 250 – 600 nm.

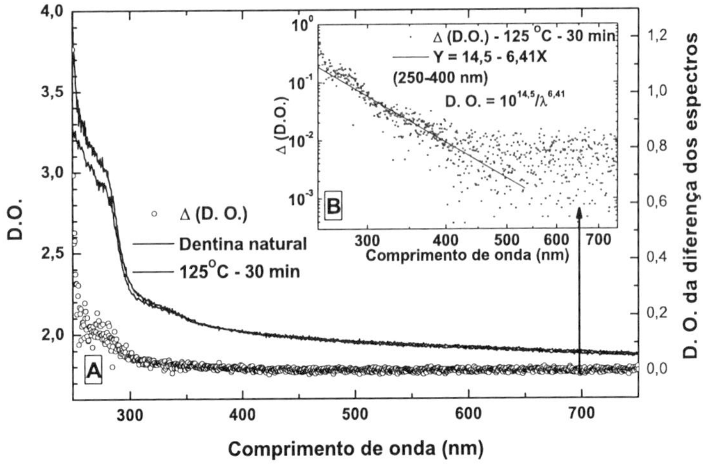

Figura 4.19. *Em (A) observa-se o espectro da dentina natural e após aquecimento a 125 °C durante 30 minutos. A diferença da densidade óptica entre os dois espectros pode ser observada na parte (A) com escalas lineares e na parte (B) com escalas logarítmicas; ajustou-se a reta considerando-se os valores entre* 250 – 400 *nm.*

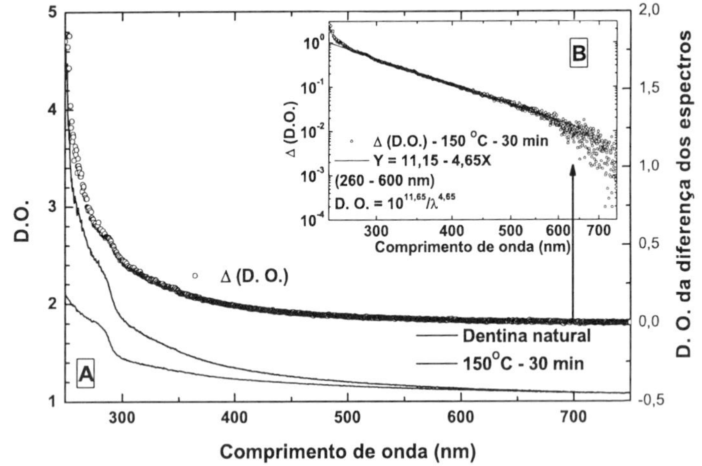

Figura 4.20. *Em (A) observa-se o espectro da dentina natural e após aquecimento a* 150 °C *durante 30 minutos. A diferença da densidade óptica entre os dois espectros pode ser observada na parte (A) com escalas lineares e na parte (B) com escalas logarítmicas; ajustou-se a reta considerando-se os valores entre 260-600 nm.*

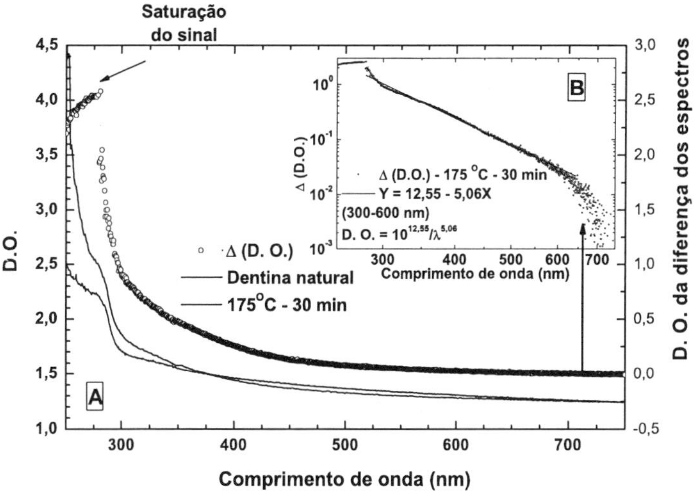

Figura 4.21. Em (A) observa-se o espectro da dentina natural e após aquecimento a 175 °C durante 30 minutos. A diferença da densidade óptica entre os dois espectros pode ser observada na parte (A) com escalas lineares e na parte (B) com escalas logarítmicas; ajustou-se a reta considerando-se os valores entre 300-600 nm.

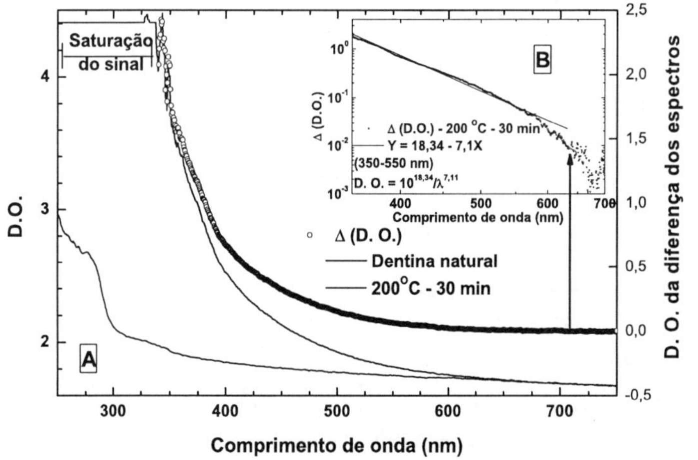

Figura 4.22. Em (A) observa-se o espectro da dentina natural e após aquecimento a 200 °C durante 30 minutos. A diferença da densidade óptica entre os dois espectros pode ser observada na parte (A) com escalas lineares e na parte (B) com escalas logarítmicas; ajustou-se a reta considerando-se os valores entre 350-550 nm.

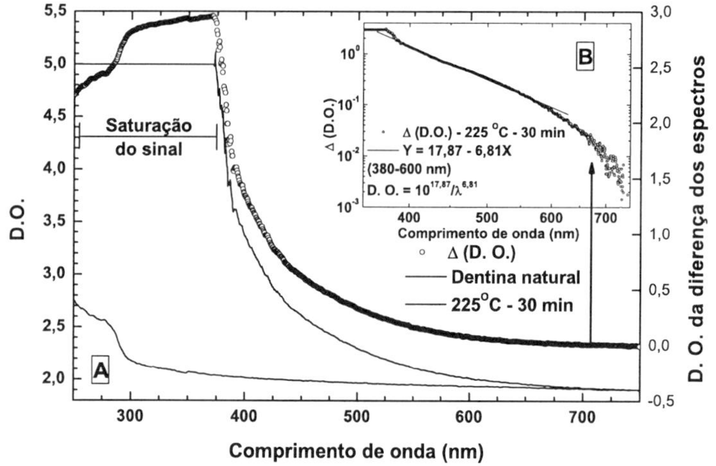

Figura 4.23. *Em (A) observa-se o espectro da dentina natural e após aquecimento a 225 °C durante 30 minutos. A diferença da densidade óptica entre os dois espectros pode ser observada na parte (A) com escalas lineares e na parte (B) com escalas logarítmicas; ajustou-se a reta considerando-se os valores entre 380-600 nm.*

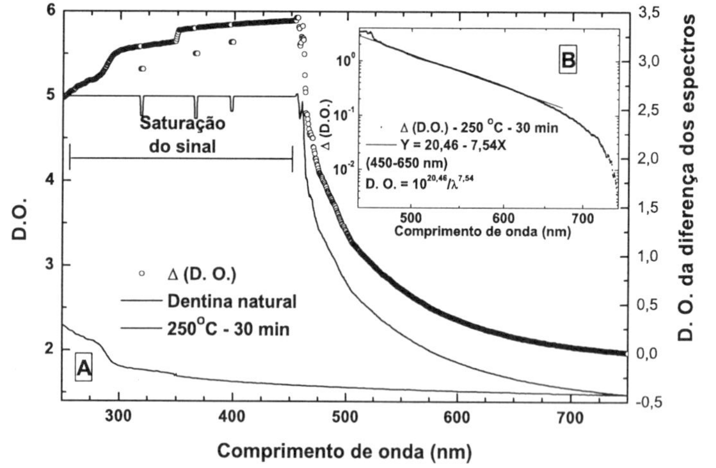

Figura 4.24. *Em (A) observa-se o espectro da dentina natural e após aquecimento a 250 °C durante 30 minutos. A diferença da densidade óptica entre os dois espectros pode ser observada na parte (A) com escalas lineares e na parte (B) com escalas logarítmicas; ajustou-se a reta considerando-se os valores entre 450-650 nm.*

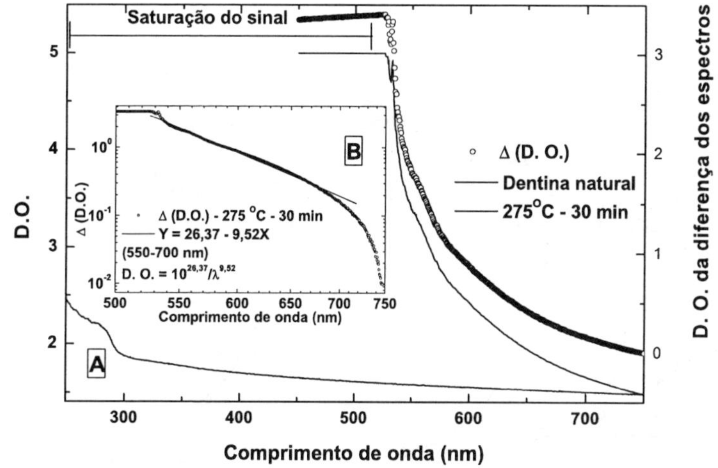

Figura 4.25. *Em (A) observa-se o espectro da dentina natural e após aquecimento a 275 °C durante 30 minutos. A diferença da densidade óptica entre os dois espectros pode ser observada na parte (A) com escalas lineares e na parte (B) com escalas logarítmicas; ajustou-se a reta considerando-se os valores entre 550-700 nm.*

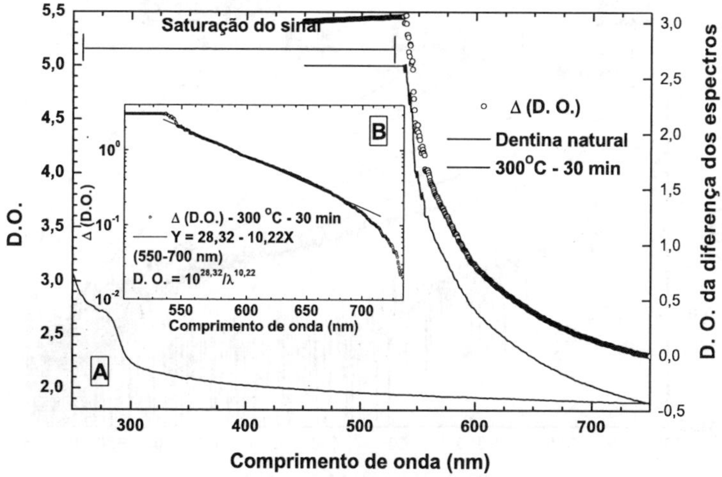

Figura 4.26. *Em (A) observa-se o espectro da dentina natural e após aquecimento a 300 °C durante 30 minutos. A diferença da densidade óptica entre os dois espectros pode ser observada na parte (A) com eixos lineares e na parte (B) com escalas logarítmicas; ajustou-se a reta considerando-se os valores entre 550-700 nm.*

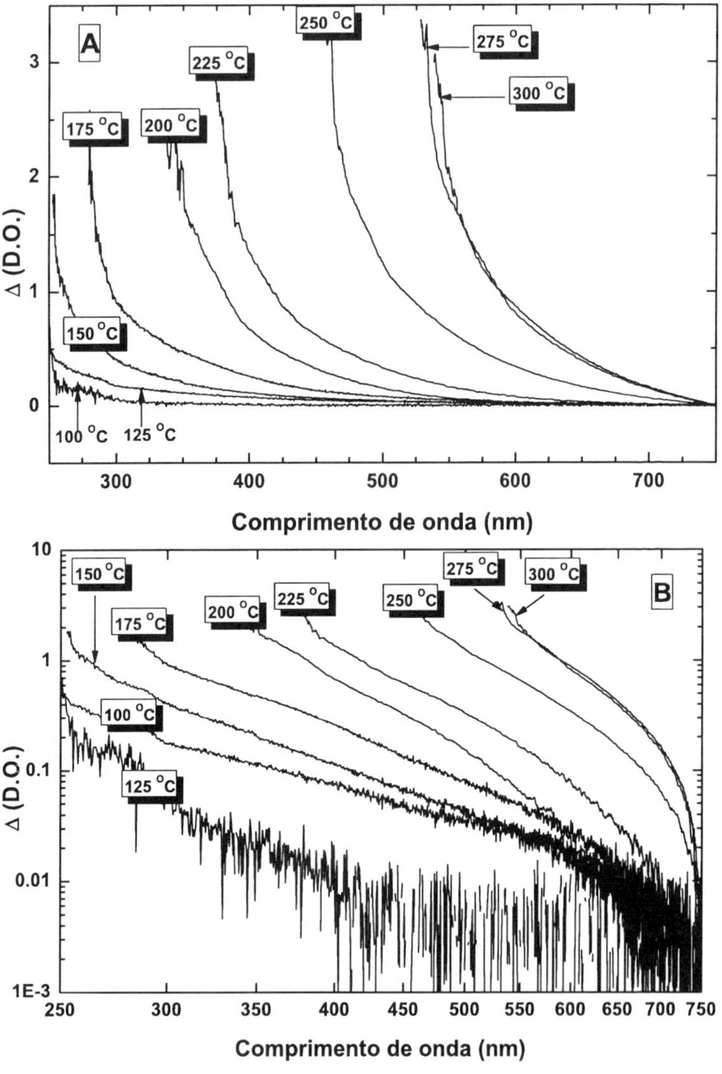

Figura 4.27. *Espectro originário da diferença entre os espectros de dentina natural e os da dentina aquecida sob diferentes temperaturas é visualizado em (A) com escala linear e em (B) com escala logarítmica.*

A diferença entre os espectros, natural e aquecido, pode ser comparada para diferentes temperaturas na Figura 4.27-A com escala linear e na Figura 4.27-B com escala logarítmica.

O coeficiente angular obtido do ajuste, varia de 3,4, após o aquecimento a 100 °C, até 10,22, após o aquecimento a 300 °C. Com exceção do aquecimento a 125 °C, que apresentou um valor diferente do comportamento observado, os coeficientes angulares obtidos dependem linearmente da temperatura de tratamento (Figura 4.28 e Tabela 4.4). O coeficiente linear da reta também apresenta uma variação linear em função da temperatura e possui uma constante de proporcionalidade de 3,08 com o coeficiente angular, de forma que o aumento na densidade óptica da dentina, produzida com o aquecimento, pode ser escrito empiricamente como:

$$D.O. = \frac{10^{3,08x}}{\lambda^x}, \tag{4.4}$$

em que x varia de acordo com a temperatura aplicada (Tabela 4.4).

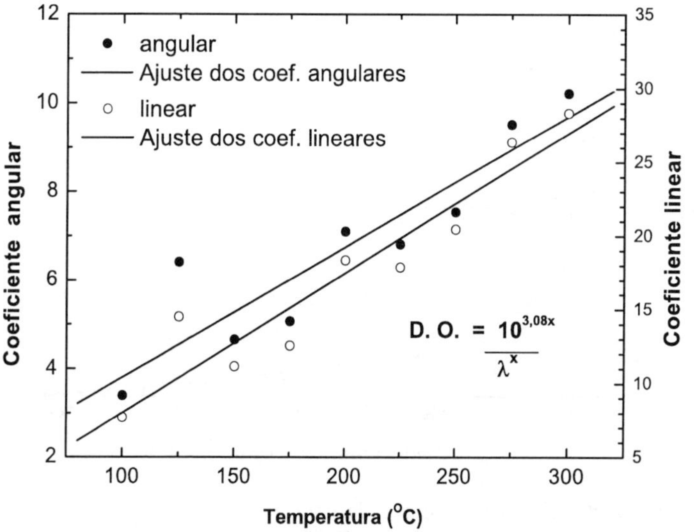

Figura 4.28. *Dependência dos coeficientes angulares obtidos em função da temperatura, observa-se uma proporcionalidade de 3,08 entre os dois coeficientes.*

Tabela 4.4. *Coeficientes angulares obtidos do ajuste aos espectros experimentais.*

T	100	125	150	175	200	225	250	275	300
x	3,40	6,41	4,65	5,06	7,10	6,81	7,54	9,52	10,22

O efeito do tempo de tratamento (1 – 6 h) sobre os espectros da dentina aquecida foi avaliado para diferentes temperaturas: 80 °C, 100 °C, 140 °C e 200 °C. Na Figura 4.29 observa-se a densidade óptica entre 250 nm e 750 nm da dentina aquecida a 80 °C. A diferença entre os espectros do tecido aquecido e o natural é observada na Figura 4.30. Observa-se um aumento mais pronunciado após as primeiras horas de tratamento, enquanto os períodos superiores a duas horas apresentam espectros similares.

Na Figura 4.31 observam-se os espectros da dentina aquecida a 100 °C durante diferentes tempos e a diferença entre os espectros da dentina aquecida e o da natural é mostrada na Figura 4.31-B com

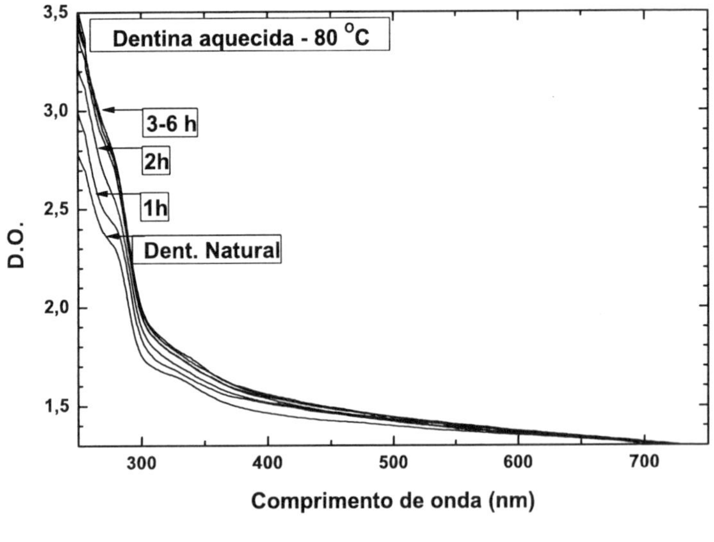

Figura 4.29. *Densidade óptica da dentina natural e aquecida a 80 °C por diferentes períodos de aquecimento (1–6 h). Observa-se um aumento mais pronunciado na região do ultravioleta e azul, após as duas primeiras horas de tratamento, enquanto para os demais períodos não ocorrem alterações no espectro.*

escalas lineares e na Figura 4.32-A com escalas logarítmicas e seus respectivos ajustes lineares. Os coeficientes obtidos desse ajuste podem ser visualizados na Figura 4.32-B. Diferentemente das demais temperaturas avaliadas os tratamentos com 80 °C e 100 °C apresentaram bandas de absorção na região do ultravioleta e visível (azul) em torno de 288 nm e 410 nm. A banda observada em ~ 288 nm já está presente no tecido natural e se intensificou após o aquecimento a 80 °C/1 hora, enquanto a banda ~ 410 nm se formou com o aquecimento. Após tempos de tratamentos mais longos as duas bandas desaparecem gradativamente.

Os espectros da dentina aquecida a 140 °C são mostrados na Figura 4.33 e a diferença entre esses espectros e o espectro da dentina natural na Figura 4.34-A. Apesar da dependência linear da densidade óptica com o comprimento de onda, observa-se a formação de uma banda em torno de 400-500 nm. Os coeficientes linear e angular do ajuste estão apresentados, em função do tempo de tratamento, na Figura 4.34-B.

Na Figura 4.35 observam-se os espectros da dentina aquecida a 200 °C. O ajuste linear da diferença entre esses espectros e o espectro da dentina natural está apresentado Figura 4.36-A e os coeficientes linear e angular, obtidos desses ajuste, na Figura 4.36-B.

O aumento na densidade óptica é mais evidente nas amostras aquecidas a 140 °C e 200 °C. Por outro lado, apesar de o aumento da densidade óptica nas amostras aquecidas a 80 °C e 100 °C ser menos evidente, essas amostras não apresentam uma dependência linear com o comprimento de onda, como as demais amostras aquecidas acima de 100 °C apresentaram.

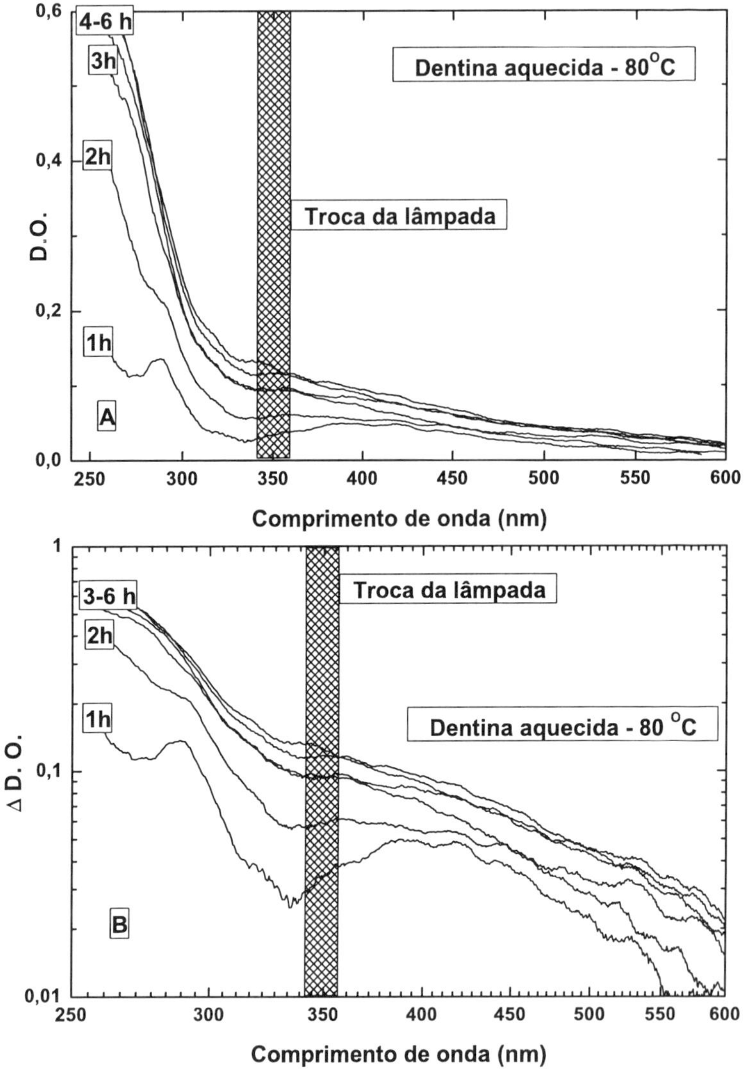

Figura 4.30. *A diferença entre os espectros da dentina aquecida e o espectro da dentina natural é visualizada na parte (A) com escalas lineares e na parte (B) com escalas logarítmicas.*

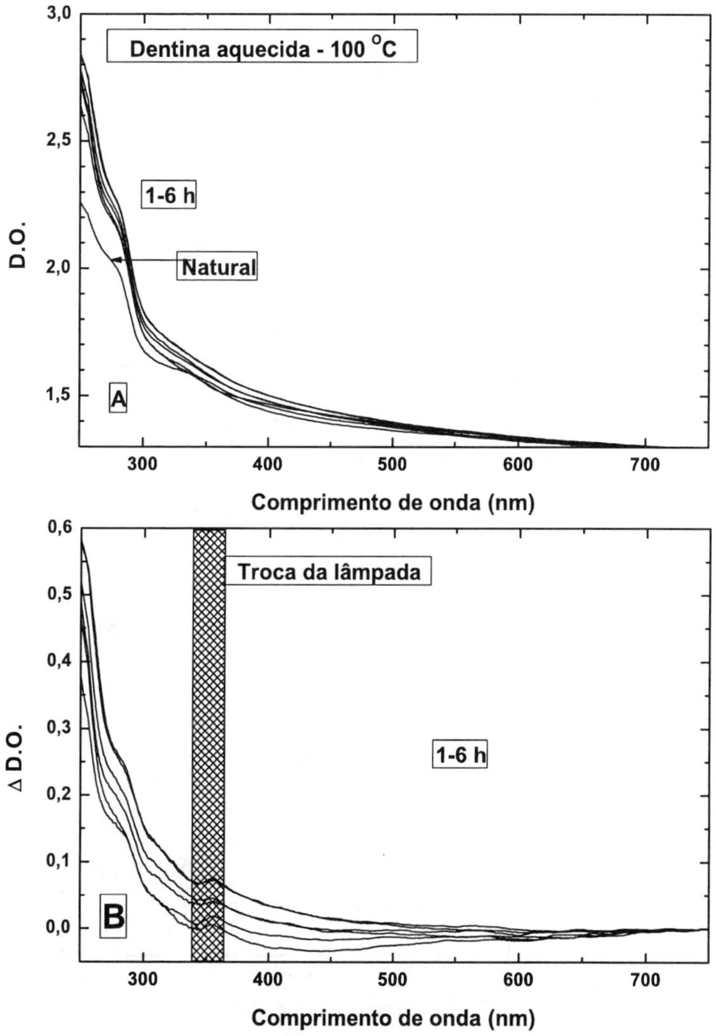

Figura 4.31. *Em (A) observa-se a densidade óptica da dentina natural e aquecida a 100 °C durante diferentes tempos (1–6 h). Ocorre um aumento mais pronunciado na região do ultravioleta e azul após a primeira hora de aquecimento, sendo que os tratamentos subseqüentes não apresentam maiores variações. Em (B) observa-se a diferença entre esses espectros e o espectro da dentina natural.*

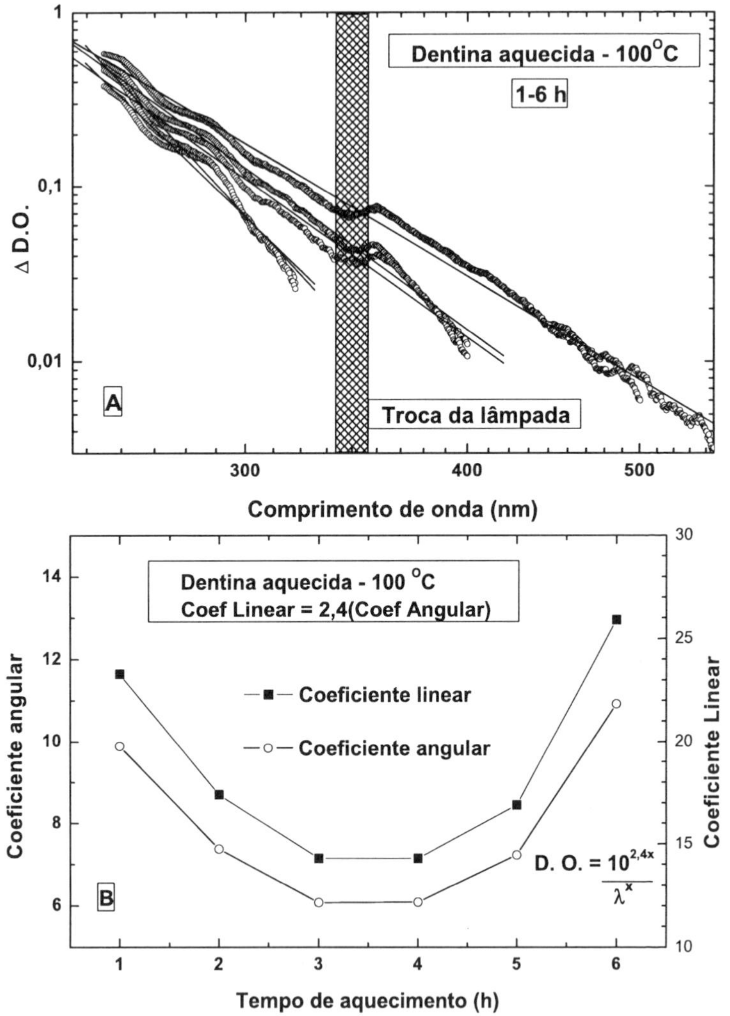

Figura 4.32. *Em (A) observa-se a diferença entre os espectros da dentina aquecida e natural e seus respectivos ajustes; em (B) estão apresentados os coeficientes lineares e angulares desse ajuste. O comportamento dos coeficientes não é dependente do tempo do tratamento térmico, e a constante de proporcionalidade obtida entre os dois coeficientes é de 2,4.*

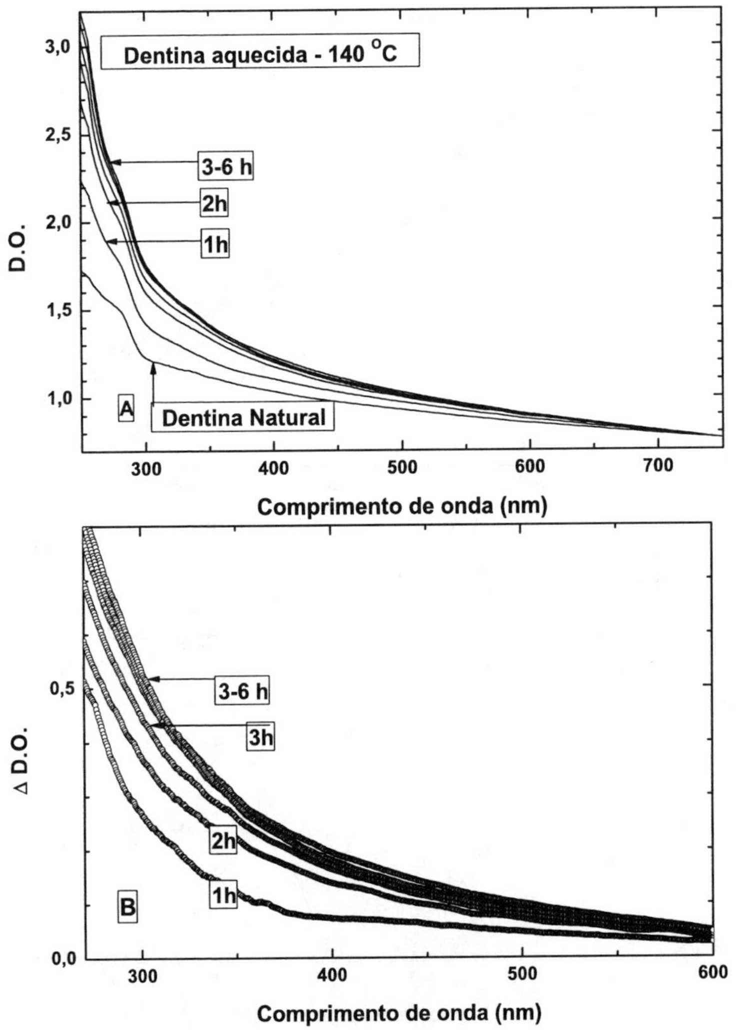

Figura 4.33. *Em (A) observa-se a densidade óptica da dentina natural e aquecida a 140 °C durante diferentes tempos (1–6 h). Ocorre um aumento mais pronunciado na região do ultravioleta e azul após o aquecimento das duas primeira horas, enquanto os tratamentos subseqüentes não apresentam maiores variações. Em (B) observa-se a diferença entre esses espectros e o espectro da dentina natural.*

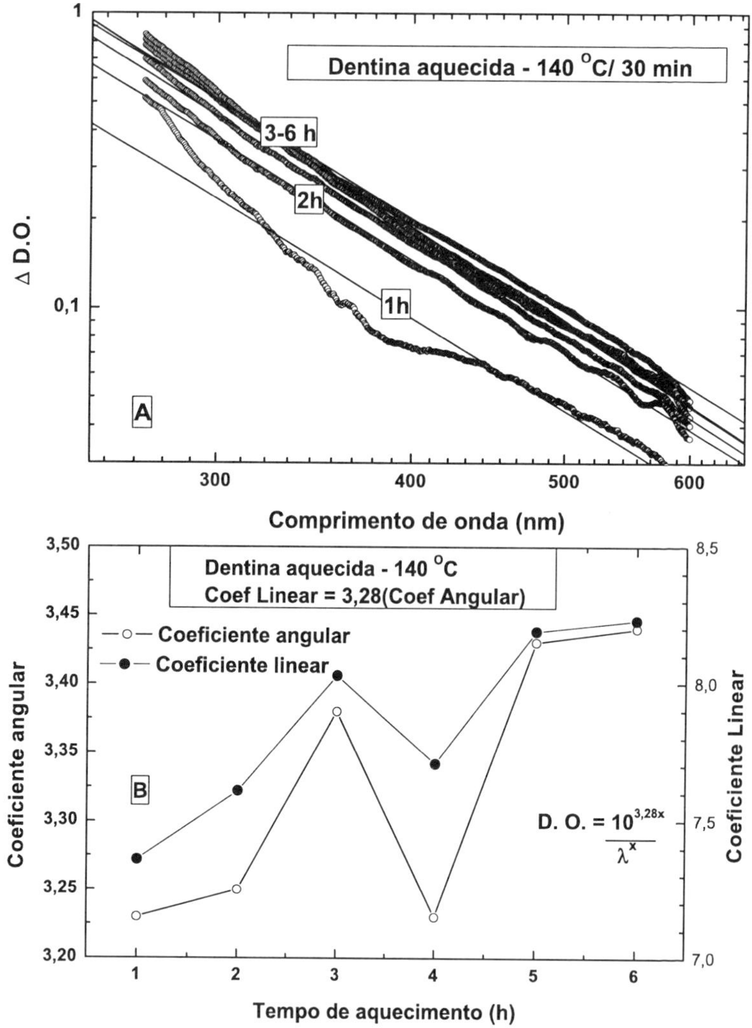

Figura 4.34. *Em (A) observa-se a diferença entre os espectros da dentina aquecida e natural e seus respectivos ajustes e em (B) podem ser vistos os coeficientes lineares e angulares desse ajuste. O comportamento dos coeficientes é pouco dependente do tempo de tratamento, e a constante de proporcionalidade obtida entre os dois coeficientes é de 3,28.*

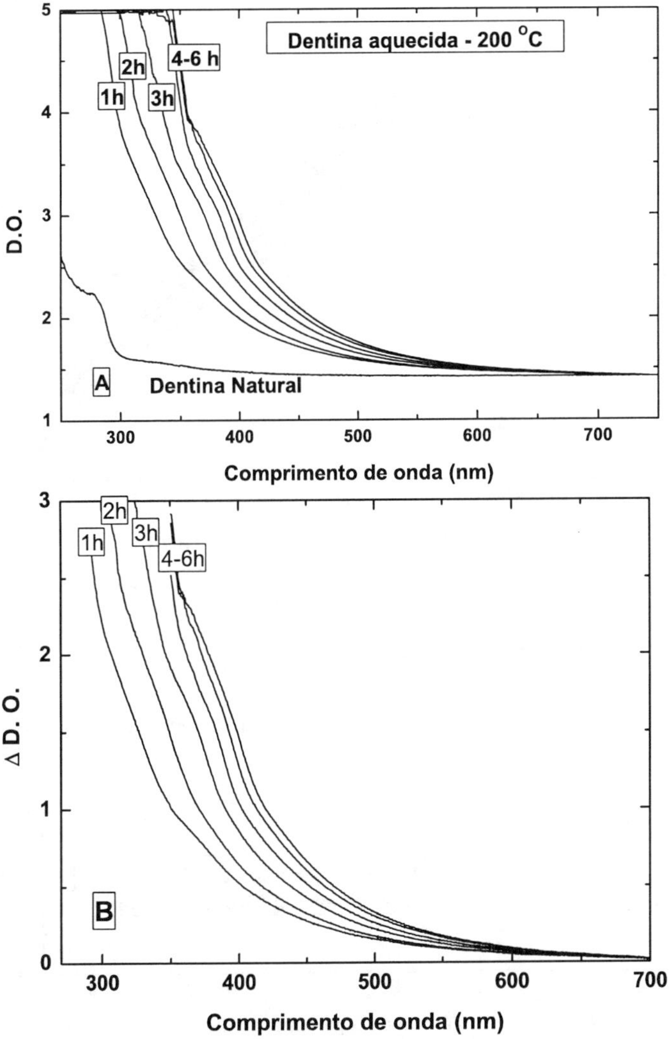

Figura 4.35. *Em (A) observa-se a densidade óptica da dentina natural e aquecida a 200 °C durante diferentes tempos (1–6 h). Ocorre um aumento mais pronunciado na região do ultravioleta após o aquecimento da primeira hora, enquanto os tratamentos subseqüentes apresentam aumentos menos pronunciados. Em (B) observa-se a diferença entre esses espectros e o espectro da dentina natural.*

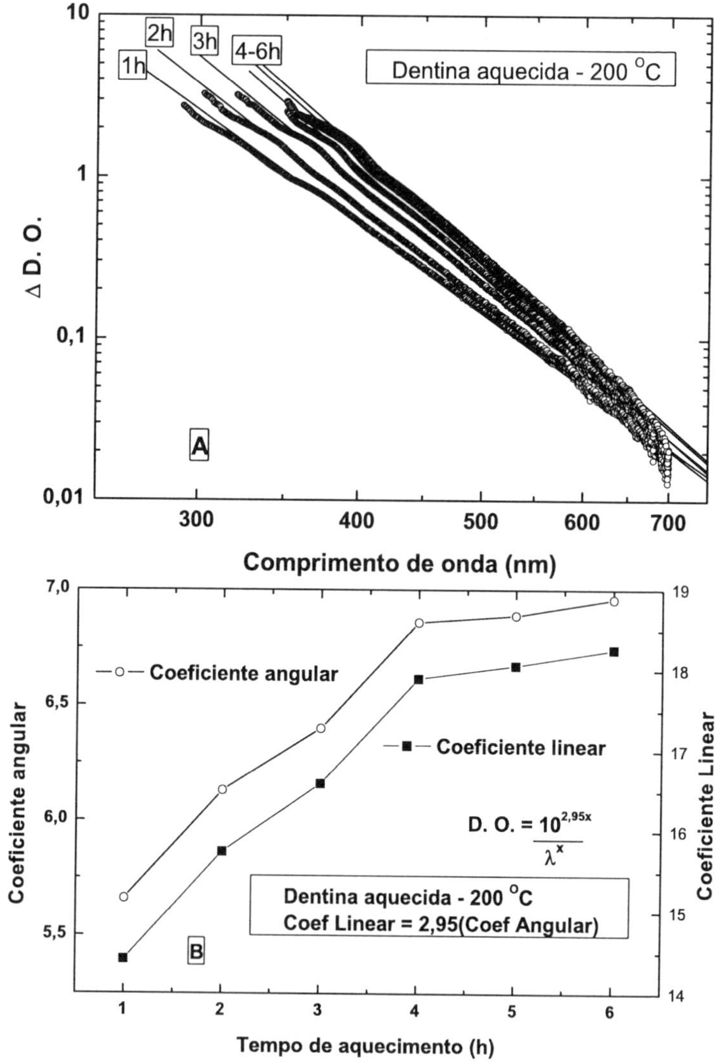

Figura 4.36. *Em (A) observa-se a diferença entre os espectros da dentina aquecida e natural e seus respectivos ajustes e em (B) podem ser vistos os coeficientes lineares e angulares obtidos deste ajuste. O comportamento dos coeficientes é dependente do tempo de tratamento térmico, e a constante de proporcionalidade obtida entre os dois coeficientes é de 2,95.*

4.5.6 Espectroscopia de Transmissão da Dentina Aquecida e Hidratada

Após a hidratação da dentina aquecida identificou-se uma reversão do aumento na densidade óptica, observado na região do ultravioleta e visível (azul). Nos aquecimentos a 100 °C (Figura 4.37-A) não ocorreu a reversão do espectro e na amostra aquecida a 125 °C (Figura 4.37-B) a variação é pouco visível. Por outro lado, as amostras aquecidas a 150 °C (Figura 4.38-A) e 175 °C (Figura 4.38-B) apresentam um aumento mais pronunciado e ocorre uma nítida reversão do espectro aos valores próximos aos observados na dentina natural. As amostras aquecidas a 200 °C (Figura 4.39-A) e 225 °C (Figura 4.39-B) apresentaram uma pequena reversão após a hidratação.

As amostras aquecidas acima de 225 °C apresentaram um comportamento similar: apenas uma pequena reversão similar à observada na amostra aquecida a 225 °C.

4.5.7 Espectroscopia de Transmissão do Esmalte e da Dentina Aquecidos (Amostras em Pó)

As amostras de dentina e de esmalte em pó foram avaliadas por espectroscopia de transmissão entre 250 nm e 750 nm. Diferentemente de dentina em fatia, nesse experimento determinou-se a densidade óptica dos tecidos aquecidos entre 100 °C e 1000 °C. Como os resultados apresentaram uma grande oscilação quanto à densidade óptica, não se determinou a diferença entre o espectro de tecido natural e o aquecido.

Na Figura 4.40 observa-se a densidade óptica do esmalte aquecido sob diferentes temperaturas. Dessa figura, selecionaram-se apenas alguns espectros para visualizar o comportamento destes em função da temperatura. Ocorre um aumento da densidade óptica na região do azul, sendo mais pronunciado após o aquecimento a 300 °C e na faixa de 600 – 800 °C. Os valores da densidade óptica para diferentes comprimentos de onda de todas as amostras aquecidas podem ser vistos na Figura 4.41. O perfil dos valores experimentais da densidade óptica em 390 nm assinala dois máximos: um entre 300 – 400 °C e outro entre 600 – 900 °C. O perfil identificado para esse comprimento de onda é, aproximadamente, mantido nos demais comprimentos de onda, apesar da grande oscilação dos valores experimentais.

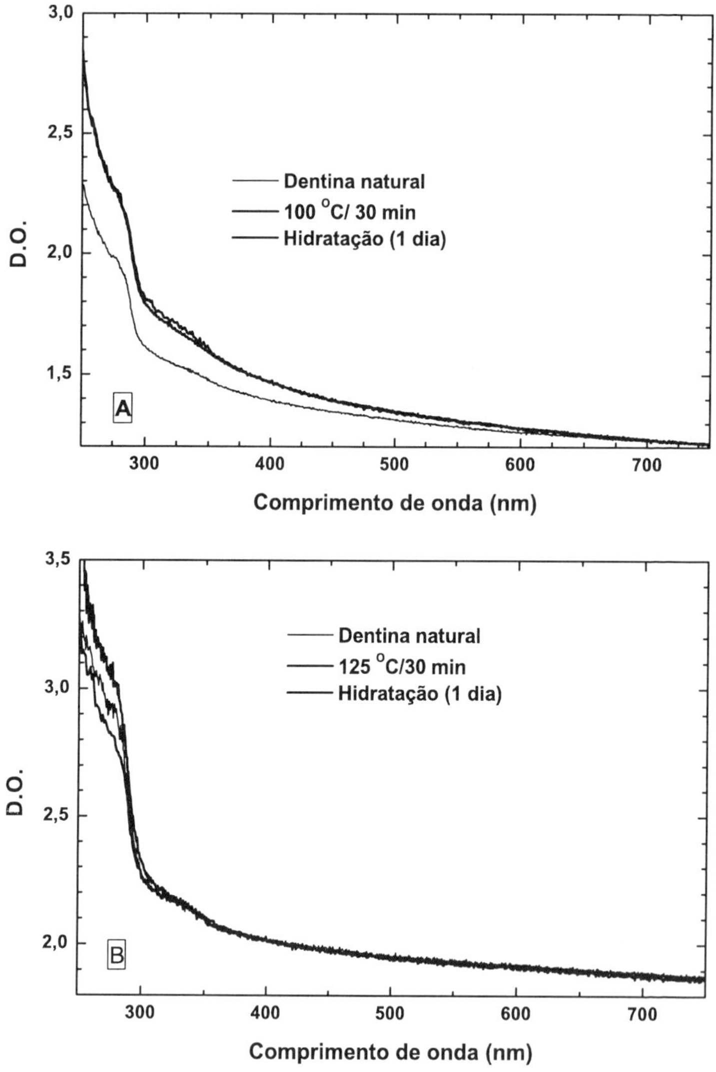

Figura 4.37. *Densidade óptica das amostras antes e após o aquecimento a 100 °C (A) e 125 °C (B) durante 30 minutos e após 1 dia de hidratação em solução de cloreto de sódio. Com a hidratação das amostras não se observa uma significativa alteração no espectro.*

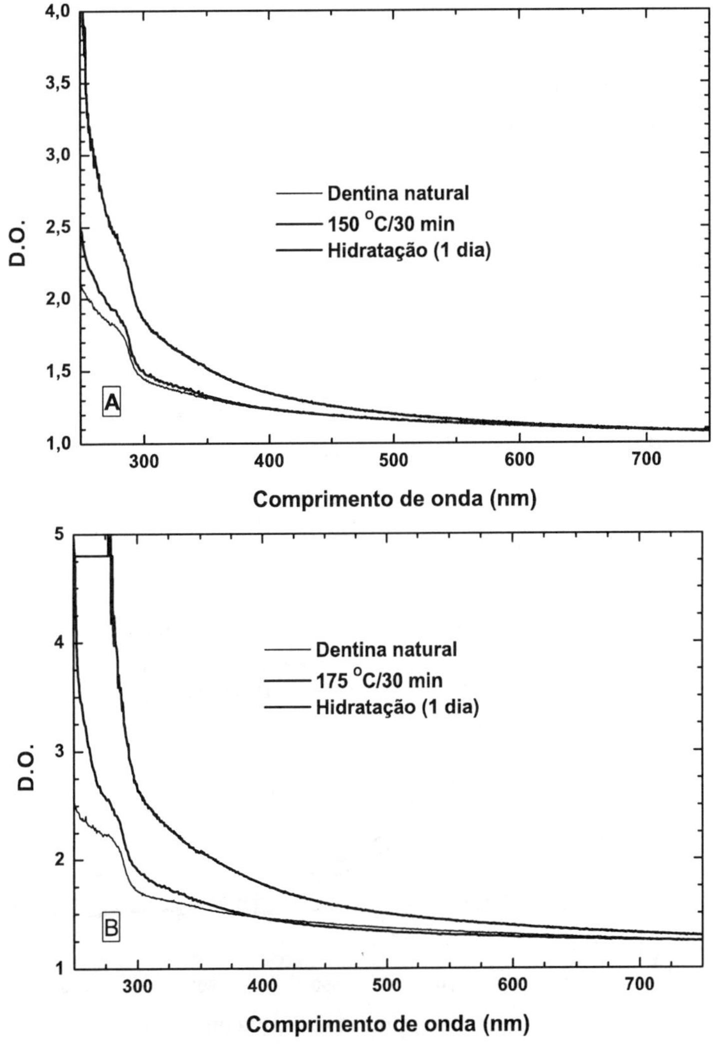

Figura 4.38. *Densidade óptica das amostras antes e após o aquecimento a 150 °C (A) e 175 °C (B) durante 30 minutos. Com o aquecimento observa-se o aumento na densidade óptica e após 1 dia de hidratação em solução de cloreto de sódio ocorre uma reversão parcial, apresentando valores próximos aos observados inicialmente nas amostras naturais.*

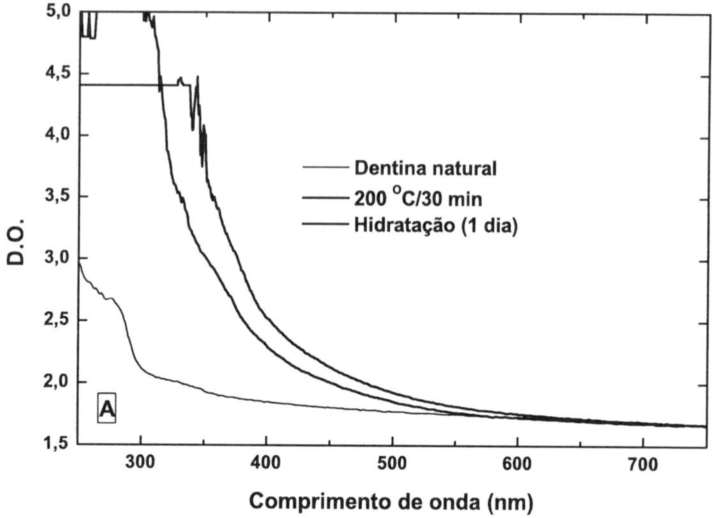

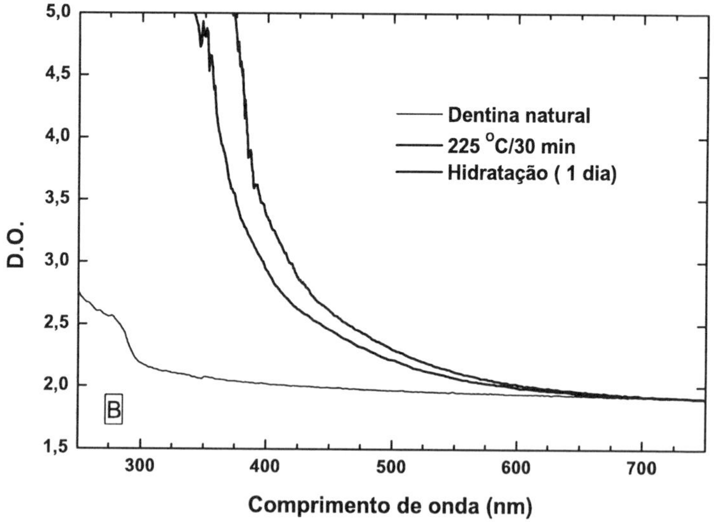

Figura 4.39. *Densidade óptica das amostras antes e após o aquecimento a 200 °C (A) e 225 °C (B) durante 30 minutos. Com o aquecimento observa-se o aumento na densidade óptica e após 1 dia de hidratação em solução de cloreto de sódio observa-se um pequeno decréscimo deste parâmetro.*

Os espectros de transmissão de algumas amostras de dentina aquecida entre 100 °C e 1000 °C estão apresentados na Figura 4.42, e os valores da densidade óptica de todas as amostras aquecidas nessa região, na Figura 4.43. Observa-se na Figura 4.42 uma maior densidade óptica nas amostras aquecidas entre 300 – 400 °C e a 700 °C. Esse comportamento é observado também na Figura 4.43, onde estão representadas as densidades ópticas das amostras para comprimentos de onda menores que 540 nm e na Figura 4.44, para comprimentos de onda maiores que 540 nm. O valor máximo observado entre 300 – 400 °C decresce com o comprimento de onda, enquanto o máximo observado entre 600 – 900 °C não sofre grandes alterações para os diferentes comprimentos de onda avaliados. Essa diferença nos valores de densidade óptica entre o comprimento de onda azul e o vermelho é melhor visualizada na Figura 4.45. Nesta figura, observa-se um máximo apenas nas amostras aquecidas entre 300 – 400 °C, enquanto na região entre 600 – 900 °C observa-se uma densidade óptica aproximadamente constante, com exceção do valor da amostra aquecida a 700 °C.

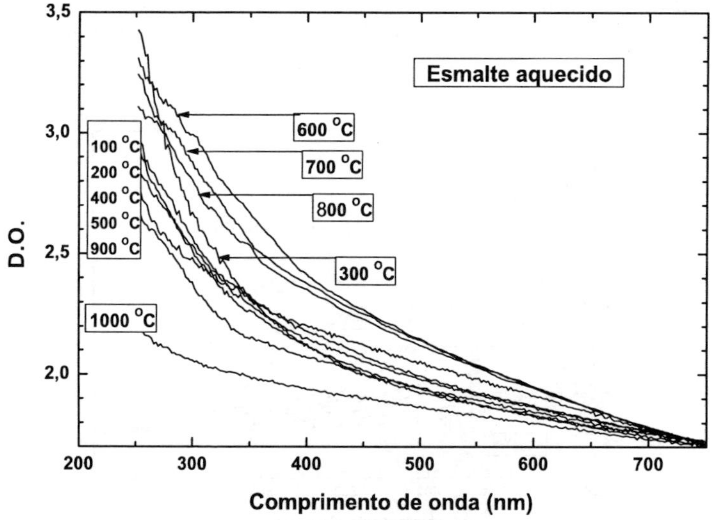

Figura 4.40. *Espectros de transmissão entre 250 nm e 750 nm do esmalte em pó aquecido sob diferentes temperaturas. Observa-se que a maior densidade óptica na região do ultravioleta-visível (azul) é observada após o aquecimento do tecido a 300 °C e 600 – 800 °C.*

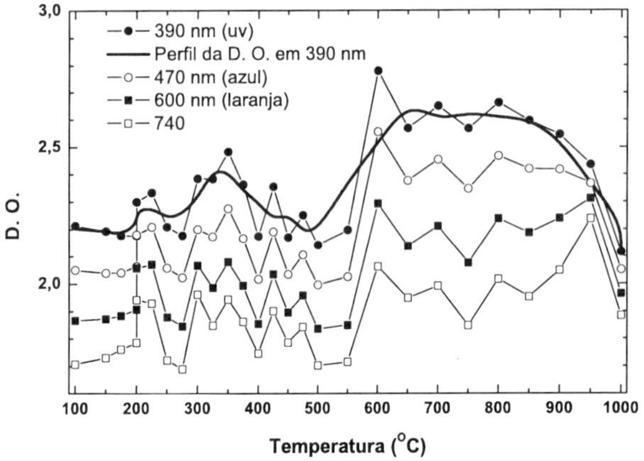

Figura 4.41. *Densidade óptica para diferentes comprimentos de onda do esmalte aquecido entre* 100 °*C e* 1000 °*C. No perfil da densidade óptica em* 390 *nm observam-se dois máximos: em torno de* 300 – 400 °*C e entre* 600 – 900 °*C. Os dois máximos são mais nítidos na região do ultravioleta-azul do espectro, enquanto nos demais comprimentos de onda (600 nm e 740 nm), apesar de o perfil ser similar, os dois máximos não são tão destacados.*

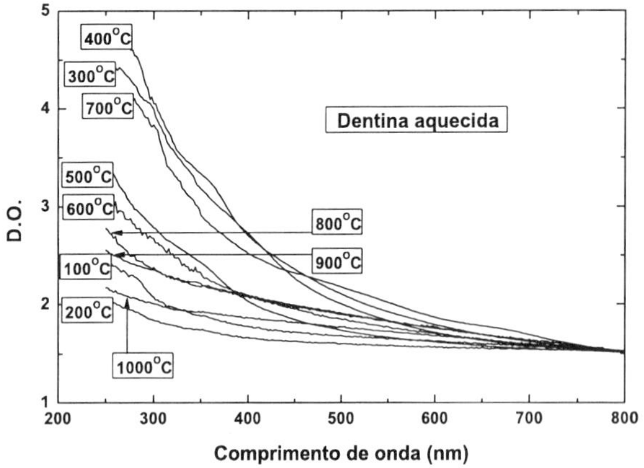

Figura 4.42. *Espectros de transmissão entre 250 nm e 750 nm da dentina em pó aquecida sob diferentes temperaturas. Observa-se que a maior densidade óptica na região do ultravioleta-visível (azul) é observada após o aquecimento do tecido sob temperaturas entre* 300 – 400 °*C e a* 700 °*C.*

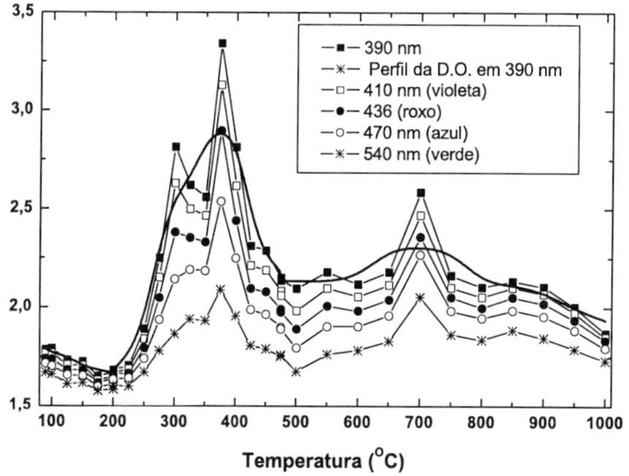

Figura 4.43. *Densidade óptica para diferentes comprimentos de onda da dentina aquecida entre 100 °C e 1000 °C. Observa-se uma região entre 300 – 400 °C e em 700 °C onde ocorrem os valores máximos; esse perfil é observado em todos os comprimentos de onda, apesar de a intensidade decrescer com o aumento do comprimento de onda avaliado e especificamente no máximo em torno de 300 – 400 °C esse decréscimo ocorre mais rapidamente.*

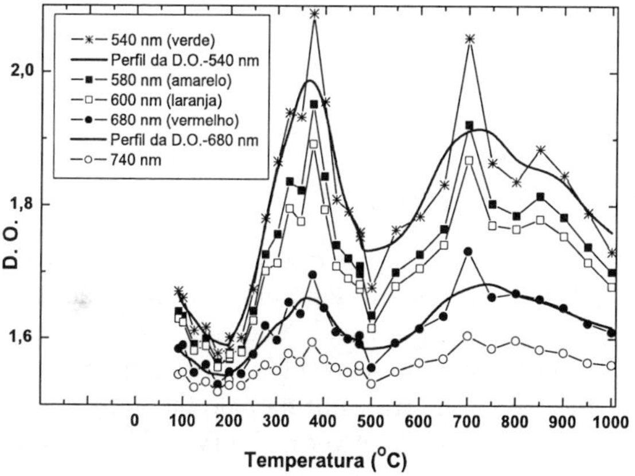

Figura 4.44. *Como continuação da figura anterior, observa-se nesta o comportamento da densidade óptica entre 540 nm e 740 nm. O pico observado em torno de 700 °C decresce mais lentamente que a densidade óptica do pico entre 300 – 400 °C, de forma que na região espectral do vermelho e infravermelho, a intensidade da densidade óptica apresenta valores similares.*

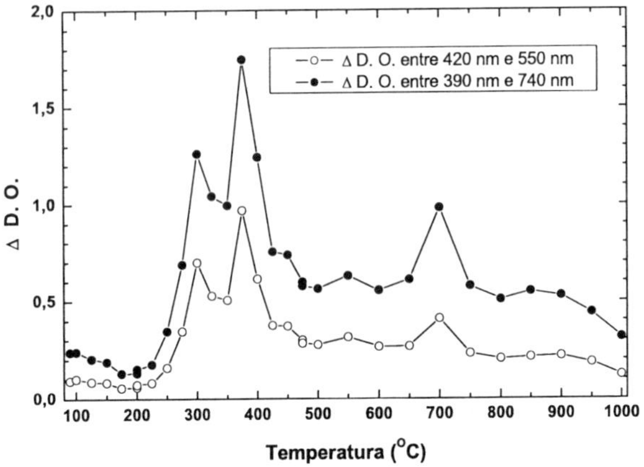

Figura 4.45. *Diferença entre as densidades ópticas em 420 nm e 550 nm e entre 390 nm e 740 nm. Com essa diferença observa-se que o pico de densidade em torno de 300-400 nm não é constante para diferentes comprimentos de onda, enquanto o pico observado em torno de 600-900 nm é constante, ou seja, a diferença entre a densidade óptica no azul e no vermelho é praticamente constante, com exceção da medida experimental da amostra aquecida a 700 °C.*

4.6 Discussão

4.6.1 Coloração dos Tecidos Iluminados por Transmissão ou Reflexão

Quando os tecidos são iluminados e se visualizada a imagem formada pela luz refletida, os tecidos apresentam uma coloração branca, sendo que o esmalte apresenta uma tonalidade azulada e a dentina amarelada. Por outro lado, quando os tecidos são iluminados e se visualiza a imagem formada pela luz transmitida pelo tecido, a coloração muda drasticamente para a tonalidade vermelho (vide Figura 4.46).

Como mencionado na introdução deste capítulo, os tecidos dentais não possuem bandas de absorção na região do espectro visível, dessa forma o espalhamento da luz pelas estruturas internas determina majoritariamente a sua coloração. A diferença entre a coloração dos tecidos quando se visualiza a luz transmitida ou refletida é associada ao maior espalhamento da luz azul pelo tecido. Tanto o esmalte como a dentina apresentam coeficientes de espalhamento e absorção maiores na região azul, o que propicia a maior transmissão da componente vermelha [106].

Na Figura 4.46 observa-se um diagrama que representa a iluminação de uma fatia de tecido com luz branca e análise da imagem formada por transmissão (I) e por reflexão (II). A luz visível, responsável pela formação da imagem do objeto, é composta por componentes de diferentes cores, que juntos produzem a cor branca. Desconsiderando as componentes intermediárias do espectro visível, pode-se simplificar levando em conta somente duas componentes: 1) componente vermelha, associada aos comprimentos de onda longos; e 2) componente azul, associada aos comprimentos de onda curtos. No diagrama (I), quando a luz é transmitida pelo tecido, a componente azul é espalhada com maior intensidade, de forma que a luz que chega ao observador é majoritariamente vermelha. De forma similar em (II), a componente azul também é espalhada com maior intensidade, mas nessa configuração ela chega ao observador com maior intensidade que a componente vermelha.

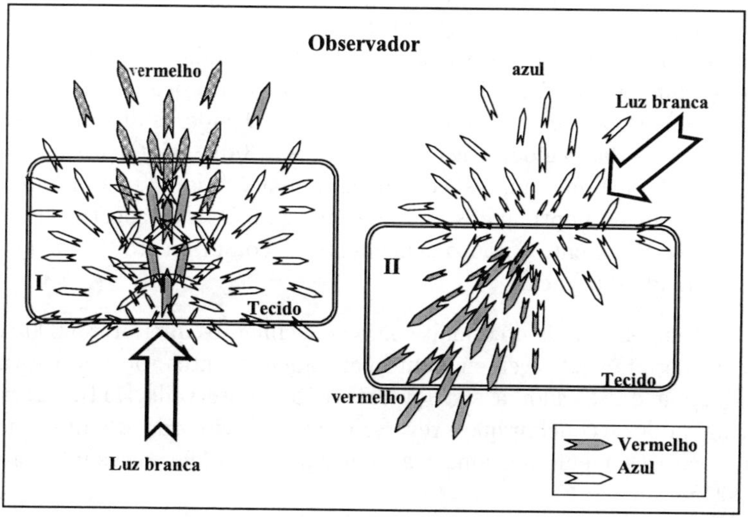

Figura 4.46. *Representação da propagação da componente vermelha (v) e componente azul (a) no tecido quando este é visualizado a partir da luz transmitida pelo tecido (I) ou da luz refletida pelo tecido (II). Devido ao maior espalhamento da componente azul pelo tecido, a luz que forma a imagem por transmissão da luz pelo tecido é avermelhada e, quando formada por reflexão, é azulada.*

4.6.2 Embranquecimento do Esmalte Aquecido

O esmalte é composto por prismas, e estes por cristais de hidroxiapatita carbonatada que apresenta propriedade birrefringente, dessa forma o tecido deveria apresentar dois índices de refração. Como o tecido é composto por uma microestrutura e a organização dos cristais apresenta variações, assume-se um único índice de refração para o tecido: 1,623 [109]. Esse índice está próximo ao índice da hidroxiapatita sintética ($n_e = 1,643 \pm 0,002$; $n_o = 1,649 \pm 0,002$) e da fluorapatita sintética ($n_e = 1,640$; $n_o = 1,633$) [109].

Com o aquecimento do esmalte observou-se um aumento da opacidade do tecido. Em amostras mais delgadas, é possível observar a translucidez do tecido natural, enquanto após o aquecimento, o aumento da opacidade não permite mais observar tal característica. O aumento da opacidade também é observado no esmalte após a secagem com ar comprimido ou em dessecador com sílica gel [110]. Essa maior opacidade é associada à troca da água ($n = 1,33$), na região interprismática, pelo ar ($n = 1,0$), o que produz um aumento na diferença entre o índice de refração dos prismas ($n = 1,623$) e o ndice de refração das regiões interprismáticas. Esse aumento na diferença provoca um maior espalhamento da luz na interface prisma-ar. Devido às dimensões características das regiões prismáticas ($4,9 - 5,3 \mu$m) e interprismáticas ($0,1 - 0,5$ μm) que são, respectivamente, maior e da mesma ordem de grandeza dos comprimentos de onda que compõem o espectro visível [97], o espalhamento é pouco dependente do comprimento de onda e a cor formada é branca.

A água eliminada do esmalte para aquecimentos inferiores a 200 °C é considerada reversível, enquanto para aquecimentos sob temperaturas acima desse valor a sua reversão não é observada [111]. Dessa forma, pode-se concluir que a reversão da translucidez do esmalte aquecido ocorre somente nas amostras aquecidas a temperaturas inferiores a 200 °C.

Para se certificar da correlação entre a translucidez e a natureza da água no tecido é necessário determinar a translucidez do tecido em função da composição da água nas amostras aquecidas e reidratadas. Apesar da reversão da água ao tecido, não há como garantir que essa água se reincorporará na mesma microrregião onde ela se encontrava, inicialmente, no tecido não-desidratado.

4.6.3 Escurecimento dos Tecidos (Esmalte e Dentina)

O comportamento do escurecimento da dentina em função do seu aquecimento é reportado em diversos trabalhos [86, 112, 113], mas a sua origem não é conhecida.

A dentina apresentou um escurecimento, identificado visualmente, quando foi aquecida sob temperaturas acima de 200 °C, mas esse mesmo efeito pôde ser detectado pelo espectro de transmissão nas amostras aquecidas a 100 °C.

O máximo da coloração observada, em torno de 375 °C, apresenta uma maior intensidade na dentina aquecida e menor intensidade no esmalte aquecido. Para identificar a origem desse escurecimento, é necessário identificar as demais alterações que o aquecimento, com tais temperaturas, gera nos tecidos. A associação do escurecimento à matriz orgânica concorda com o valor percentual desta matriz nos tecidos: ~ 20% na dentina e ~ 1 − 2% no esmalte. A degradação da matriz orgânica e conseqüentemente a sua eliminação do tecido

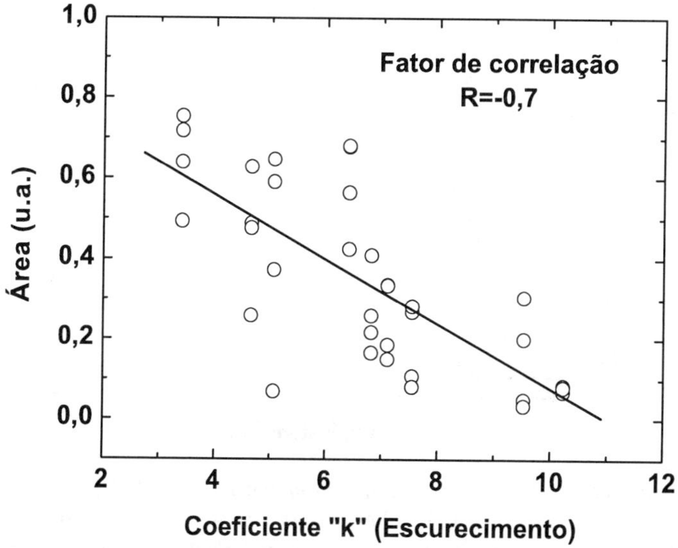

Figura 4.47. *Correlação da área sob as bandas da estrutura do colágeno com o escurecimento da dentina aquecida entre 100 °C e 300 °C. Esse comportamento indica que, nessa faixa de temperatura, a alteração na estrutura do colágeno é responsável pelo escurecimento do tecido.*

ocorrem de forma acentuada em torno de 320 °C [114].

Nos trabalhos de espectroscopia no infravermelho é identificada a degradação da matriz do colágeno e de ligações de C–H durante o aquecimento dos tecidos entre 100 °C e 400 °C. Dessa forma o escurecimento mais intenso é observado próximo à temperatura de degradação da matriz orgânica [114]. Antes da eliminação do material orgânico do tecido (~ 320 °C) ocorre a denaturação do colágeno e a degradação das ligações, de forma que os subprodutos ainda permanecem no tecido e assim contribuem no escurecimento dos tecidos. Na Figura 4.47 a área sob as bandas da estrutura do colágeno está correlacionada com o grau de escurecimento da dentina aquecida com temperaturas inferiores a 300 °C. A correlação de 0,7 indica que nessa faixa de temperatura a estrutura do colágeno é responsável pelo escurecimento da dentina aquecida.

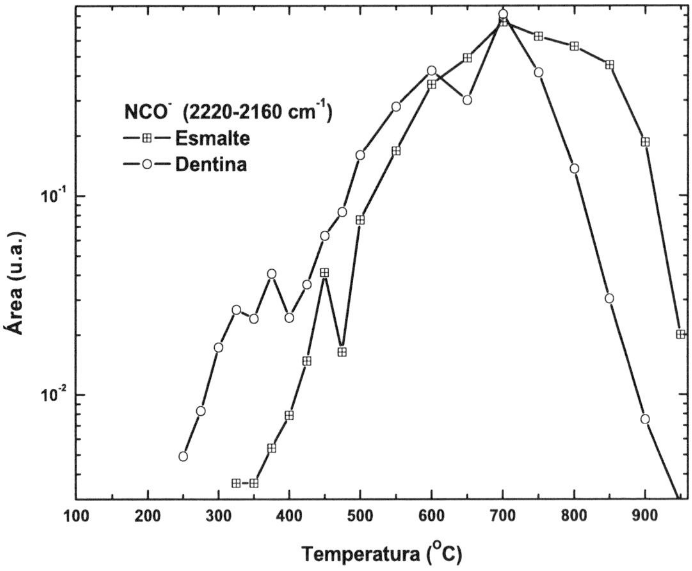

Figura 4.48. *Área sob a banda do cianato (–N=C=O) em função da temperatura (100 °C – 1000 °C). O cianato é primeiro detectado quando o esmalte é aquecido a 325 °C e a dentina a 250 °C, acima dessa temperatura ocorre um aumento (escala logarítmica) até um valor máximo observado em 700 °C. Entre 700 °C e 950 °C ocorre uma diminuição da área, com o desaparecimento do cianato nos tecidos aquecidos a 1000 °C.*

Na segunda região (600 – 900 °C) onde ocorre um máximo no escurecimento do tecido, a intensidade desse efeito é similar para ambos os tecidos. O escurecimento observado entre 600 – 900 °C apresenta uma coloração preta, enquanto o observado entre 250 – 450 °C é marrom-amarelado. Ainda na faixa entre 600 – 900 °C as alterações químicas provocadas pelo aquecimento estão restritas à matriz inorgânica, pois os componentes orgânicos já foram eliminados durante o aquecimento com temperaturas menores.

Comparando o comportamento da densidade óptica nas amostras aquecidas acima de 500 °C, observa-se que o máximo do escurecimento ($\sim$ 700 °C) ocorre próximo à máxima formação do radical de cianato (vide Figura 4.48). Os detalhes da aquisição desses resultados podem ser acompanhados no capítulo que aborda especificamente a composição química dos tecidos. A correlação entre a formação do cianato e o escurecimento não determina que esse radical é responsável pelo processo, mas dá o indicativo de que a presença deste no tecido está envolvida no processo de escurecimento.

4.6.4 Reversão do Escurecimento e Reversão da Estrutura do Colágeno

O aumento na densidade óptica, observado na dentina aquecida, apresenta uma reversão após a sua hidratação em solução de cloreto de sódio. Essa reversão é pouco visível nas amostras aquecidas a 100 °C e 125 °C, contudo, é mais visível nas amostras aquecidas a 150 °C e 175 °C (Figura 4.38). O espectro dessas amostras após a hidratação não apresenta valores iguais aos observados na dentina natural, mas apresentam valores próximos. As amostras aquecidas acima de 200 °C apresentam uma pequena reversão após hidratação. Esse comportamento dá o indicativo de que a estrutura responsável pela coloração da dentina pode ser reversível, dependendo da temperatura a que é submetida. A composição química das amostras aquecidas a temperaturas inferiores a 200 °C é alterada majoritariamente de duas formas: degradação da matriz orgânica e eliminação da água. Essas duas alterações apresentam reversão ao estado inicial quando a amostra é hidratada.

Para explicar o aumento na densidade óptica da dentina aquecida serão apresentadas duas suposições. A primeira é similar ao modelo apresentado na seção 4.6.2, para o tecido de esmalte. A água, com índice de refração ($n = 1,33$), que é eliminada da dentina aquecida, provavelmente é trocada pelo ar que possui índice de refração menor

($n = 1,0$). Essa troca aumentaria a diferença entre os índices de refração da estrutura espalhadora e o meio que a cerca, aumentando assim a eficiência de espalhamento dessas estruturas.

Um segundo processo responsável pelo aumento na densidade óptica da dentina é a alteração da estrutura do colágeno, ou seja, os modos de vibração desta estrutura são alterados em função da temperatura (seção 3.8.6). Essa alteração pode estar associada à alteração do tamanho da molécula: diâmetro, comprimento ou espaçamento entre as moléculas, tanto radial como axial. Essa mudança na distribuição do tamanho das estruturas espalhadoras presentes no tecido altera a seção de espalhamento da luz.

4.6.5 Escurecimento da Dentina em Função do Comprimento de Onda

Como mencionado anteriormente, o coeficiente de espalhamento dos tecidos naturais na região visível do espectro eletromagnético é uma ordem de grandeza maior que os coeficientes de absorção na mesma região.

A intensidade de espalhamento de uma estrutura com dimensões muito menores que o comprimento de onda (espalhamento Rayleigh) pode ser representada como proporcional ao número de espalhadores (N), quadrado da polarizabilidade (α), fator de anisotropia (g') e inversamente proporcional à quarta potência do comprimento de onda (λ) [115]:

$$\lambda_s \propto \frac{N\alpha^2 g'}{\lambda^4} \,. \tag{4.5}$$

Para descrever o espalhamento da luz ultravioleta e visível no tecido biológico os trabalhos utilizam equações que correlacionam simultaneamente o espalhamento Rayleigh e Mie. Essa associação é realizada porque os tecidos são compostos tanto por estruturas menores como maiores que o comprimento de onda do espectro visível [116]. Nesse modelo o coeficiente de espalhamento para diferentes comprimentos de onda é dado por um polinômio de segundo grau (espalhamento Mie) e pelo inverso da quarta potência (espalhamento Rayleigh).

No presente trabalho o espectro resultante da diferença entre o espectro das amostras aquecida e natural apresentou um comportamento logarítmico. Dessa forma, para obter um melhor ajuste aos valores experimentais, utilizou-se uma equação similar à lei de espalhamento de Rayleigh, mas com a potência do comprimento de onda variável: $D.O. = A\lambda^{-B}$, em que A e B são obtidos do ajuste.

A diferença entre o espectro de densidade óptica da dentina aquecida e a natural apresentou uma dependência com o comprimento de onda de tal forma que se obteve uma equação empírica: $D.O. = 10^{-3,08x}\lambda^{-x}$, em que x varia entre 3,4 e 10,2, o que corresponde respectivamente às amostras aquecidas a 100 °C e 300 °C. Não se obteve um significado físico para o aumento da potência do comprimento de onda.

Com o aquecimento também seria possível alterar o número de estruturas espalhadoras ou a polarizabilidade dessas estruturas, que seriam outras variáveis que aumentariam o empalhamento da luz azul pelo tecido.

4.6.6 Bandas de Absorção do Colágeno Desnaturado

O aumento da densidade óptica observada na região do ultravioleta $\lambda >$ 250 nm e visível pode ser parte de uma banda centrada na região não avaliada, região do espectro ultravioleta com comprimentos de onda menores que 250 nm. Não foi determinado o espectro das amostras aquecidas nessa região, onde poderia ocorrer o máximo de uma suposta banda.

A denaturação do colágeno dos tecidos moles apresenta a formação de uma banda posicionada em torno de 226 nm, que aumentaria com o aumento da temperatura de denaturação [117]. Nessa amostra de colágeno, a temperatura de denaturação é inferior a 100 °C, diferente da temperatura necessária para denaturar o colágeno presente nos tecidos calcificados, como dentina e osso, que é de aproximadamente 150 °C [118]. A banda de absorção formada no ultravioleta, em torno de 226 nm, é associada à quebra da estrutura helicoidal da tripla hélice do colágeno [119, 120], o que fortalece a suposição de que a alteração da estrutura do colágeno é responsável pelo aumento na densidade óptica observada no visível.

Além da possível formação de bandas de absorção na região espectral menor que 250 nm, nas amostras aquecidas a 80 °C observou-se a formação de uma banda posicionada em torno de 288 nm e 410 nm. O aquecimento utilizando temperaturas superiores a 80 °C e tempos superiores a 1 hora, as bandas desaparecem gradativamente, enquanto que a suposta banda posicionada na região do espectro menor que 250 nm aumenta.

4.6.7 Perda da Água e Diminuição da Distância Intermolecular

Conforme pode ser observado na Tabela 4.5, a composição química da dentina é similar à do osso, bem como a cristalinidade e o tamanho dos cristais que formam os tecidos [6].

Dessa forma, é possível comparar os resultados observados na literatura, em amostras de osso [121, 122, 123, 124], com os resultados deste trabalho, observados nas amostras de dentina.

No osso a matriz mineral está distribuída da seguinte forma: 28% da matriz se encontram entre os espaços axiais das moléculas do colágeno, 58% na região radial intrafibrilar, ou seja, dentro das fibrilas e 14% na região radial extrafibrilar (região externa às fibrilas). O modelo que descreve a estrutura do colágeno no osso apresenta diferentes diâmetros moleculares quando as amostras são hidratadas ou secas [121, 122]. A matriz orgânica do osso apresenta uma redução de 1,53 (amostra hidratada) para 1,1 nm, quando é seca. Por outro lado, as amostras de osso mineralizado apresentam uma redução de $1,24$ nm (hidratado) para 1,16 nm (secas). Considerando valores percentuais

Tabela 4.5. *Características químicas e cristalográficas da dentina e do osso [6].*

	Tecido	
	Dentina	Osso
Ca [a]	$35,1$	$34,8$
P [a]	$16,9$	$15,2$
CO_3^{2-} [b]	$5,6$	$7,4$
Inorgânico [a]	70	65
Orgânico [a]	20	25
Água [a]	10	10
Cristalinidade [c]	$33-37$	$33-37$
Cristais (nm)	200×40	250×30

[a] Percentual em peso da amostra.
[b] Determinado pela técnica de espectroscopia no infravermelho.
[c] Calculado a partir da razão entre a luz espalhada de forma coerente e incoerente (hidroxiapatita= 100).

em relação aos valores das amostras hidratadas, após a desidratação o osso encolhe 0,6% na direção axial e 3,5% na direção radial. Considerando apenas a matriz orgânica do osso, o encolhimento é 3,6% na direção axial e 34% na direção radial [121]. Desse mesmo modelo, os autores identificam diferentes energias de ligação para a água presente no osso, dois tipos dessa água se encontram internamente à estrutura helicoidal do colágeno. A água, entretanto, presente na parte externa das moléculas, apresenta uma espessura de aproximadamente 0,16 nm. A representação das dimensões das moléculas de colágeno e dessa camada de água se encontra na Figura 4.49. Nessa figura estão representadas quatro moléculas de colágeno e suas respectivas camadas de água, em torno de cada molécula. A diminuição dos espaçamentos axiais também é observada após a desidratação do colágeno de amostras de tendão [125]. O espaçamento de 67 nm nas amostras hidratadas é reduzido para 64,7 nas amostras secas com jato de ar e reduzidas para 62 nm quando as amostras são desidratadas a 120 °C.

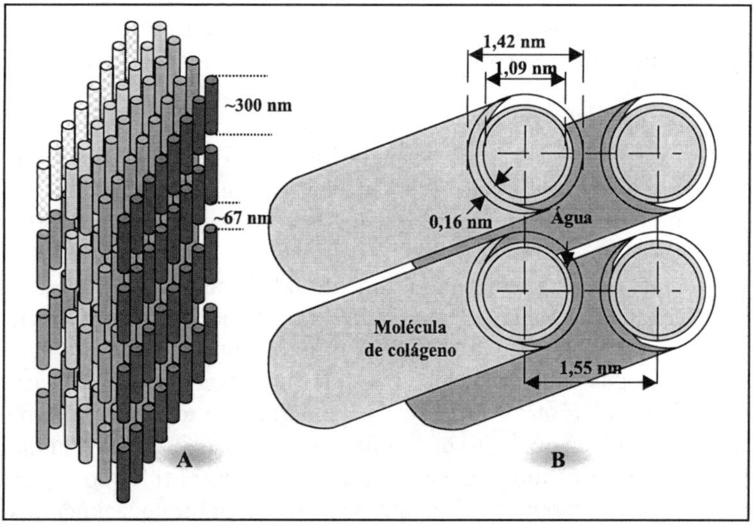

Figura 4.49. *Padrão tetragonal da organização das moléculas de colágeno nos tecidos mineralizados. Em (A) observa-se a disposição axial das moléculas (~300 nm) com seus espaçamentos nessa direção (~67 nm); em (B) a disposição radial das moléculas (~1,42 nm), com a representação da camada de água adsorvida (~0,16 nm) e espaçamento intermolecular (~ 0,13 nm) [121].*

Correlacionando a eliminação da água com o encolhimento das moléculas de colágeno no osso e no tendão, tanto na direção axial como radial, espera-se que ocorra um processo similar nas amostras de dentina aquecidas estudadas neste trabalho. Com a diminuição das distâncias radiais e axiais das moléculas, ocorre uma mudança nas características de espalhamento dessa estrutura. Esse processo pode ser responsável pelo aumento da densidade óptica na região do espectro ultravioleta-visível. A eliminação da água presente entre as moléculas aumentaria a diferença entre o índice de refração da estrutura espalhadora (colágeno) e o meio que a cerca. Esse aumento, associado à diminuição do tamanho radial e diminuição dos espaçamentos axiais, produziria um aumento na eficiência de espalhamento dessas estruturas.

4.6.8 Alteração da Cor dos Tecidos Irradiados com Laser de Érbio

Nas imagens do esmalte e da dentina irradiados com o *laser* de érbio, ocorre o escurecimento da dentina na borda da região irradiada, enquanto no esmalte ocorre o embranquecimento de toda a região irradiada.

Como discutido no final da seção anterior, a perda da água é o processo responsável pelo embranquecimento do esmalte e a desnaturação do colágeno seria supostamente um dos processos responsáveis pelo escurecimento da dentina aquecida sob temperaturas inferiores a 300 °C.

Para que ocorra o embranquecimento do esmalte não é necessário que ocorra uma elevação térmica muito acentuada. Basta um sistema de dessecamento (sem aquecimento) para eliminar a água e aumentar assim a opacidade do tecido. Dessa forma, sugere-se que durante a irradiação com o *laser* de érbio, toda a superfície irradiada seja submetida a um pequeno aumento de temperatura, suficiente para eliminar a água e promover o embranquecimento. As imagens obtidas do esmalte irradiado com o *laser* de érbio apresentam um embranquecimento similar ao observado no aquecimento utilizando o forno. Clinicamente esse embranquecimento é eliminado, porque tal coloração não perdura após tratamento. Esse retorno é atribuído à reincorporação da água reversível, ou seja, aquela eliminada com aquecimentos inferiores a 200 °C.

Quanto à dentina, para que apresente um escurecimento, é necessário que sofra um aquecimento superior a 100 °C, diferente do esmalte que pode apresentar o embranquecimento sem aquecimento, apenas realizando a desidratação. Dessa forma, o escurecimento da dentina não é observado em toda a região irradiada, somente nas bordas da área produzida pela incidência do feixe *laser*. O escurecimento é observado nessa borda porque é nessa região que ocorre uma maior elevação térmica. Na Figura 4.50 observa-se que a região mais periférica de um pulso *laser* não tem fluência suficiente para provocar a ablação do tecido, portanto, a energia do pulso depositada é convertida em calor gerando uma maior elevação térmica que na parte central.

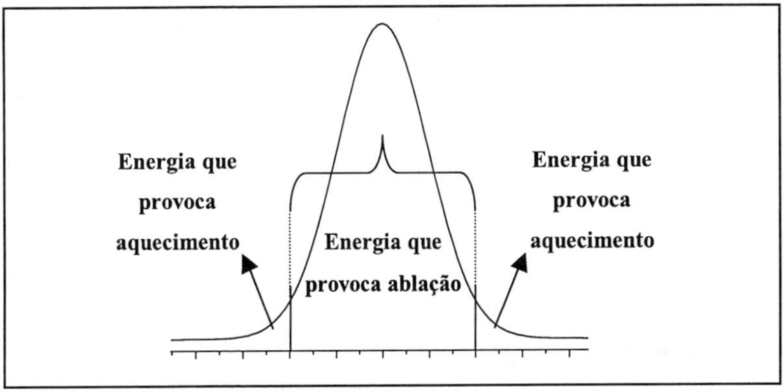

Figura 4.50. *Perfil espacial da energia de um pulso laser, a região lateral possui fluência menor que a parte central, não sendo suficiente para produzir a ablação do tecido, o que provocaria apenas uma maior elevação térmica na região.*

4.7 Conclusões

A coloração dos tecidos é influenciada majoritariamente pelo espalhamento de suas estruturas internas. Com a alteração das dimensões dessas estruturas e dos índices de refração que as circundam, a seção transversal de espalhamento é alterada, sendo assim responsável pela mudança na coloração dos tecidos tratados termicamente.

O embranquecimento do esmalte é associado à eliminação da gua e ao aumento do espalhamento da luz visível pelas estruturas prismáticas que possuem dimensões maiores que os comprimentos de onda do espectro visível.

O escurecimento dos tecidos, com máximo em torno de 375 °C e 700 °C, é associado respectivamente à degradação da matriz orgânica e à presença de cianato. O pico de escurecimento em torno de 375 °C é menos intenso no esmalte porque a sua matriz orgânica é menor que a da dentina, enquanto o segundo pico, que apresenta um comportamento similar para ambos os tecidos, é associado à matriz inorgânica.

Com o aquecimento, antes da total degradação, a alteração na estrutura do colágeno é responsável pelo aumento na densidade óptica na região do ultravioleta e azul, formando a coloração marrom-avermelhada. Com a reversão da estrutura do colágeno, nas amostras de dentina, aquecidas ($T < 200$ °C) e reidratadas, o escurecimento sofre uma reversão.

O embranquecimento do esmalte e o escurecimento da dentina irradiados com o laser de érbio são originários das elevações térmicas locais, e os efeitos são atribuídos aos mesmos processos descritos para as amostras aquecidas em forno.

Capítulo 5

Espécies Paramagnéticas

5.1 Introdução

A primeira detecção de sinais paramagnéticos em tecidos mineralizados submetidos a tratamento térmico foi realizada em osso [126]. Desse trabalho inicial até a atualidade, diversos estudos foram conduzidos para caracterizar os sinais observados em tecidos aquecidos e determinar o processo responsável pela produção e degradação desses sinais paramagnéticos [127, 128].

Além de aquecimento e radiações ionizantes, outros agentes produzem radicais com propriedades paramagnéticas: moagem [129, 130], radiação solar [131] e ultravioleta [132]. Diversos trabalhos avaliaram a influência do aquecimento sobre os sinais dosimétricos, ou seja, sobre a estabilidade dos sinais formados por radiações ionizantes, entre estes podemos listar alguns: [133, 134, 135, 136, 137]; mas poucos, da influência sobre o sinal nativo [127, 128].

Dessa forma, os procedimentos clínicos que utilizam *lasers* com comprimentos de onda com ação térmica alteram as propriedades naturais dos tecidos. O tecido irradiado pelo *laser* é submetido a grandes variações térmicas num curto período de tempo e espaço, podendo ultrapassar a temperatura de fusão da hidroxiapatita ($\sim$ 1280 °C) [39] no local da irradiação e em camadas subsuperficiais; na região pulpar a elevação térmica não ultrapassa 5 °C, de forma que viabiliza tais procedimentos a serem aplicados na clínica.

5.2 Justificativa

A caracterização do radical químico responsável pelos sinais paramagnéticos nos tecidos mineralizados aquecidos não é ainda perfeitamente compreendida. Os radicais paramagnéticos formados com o aquecimento apresentam sinais com propriedades similares aos sinais dosimétricos, dessa forma, podem introduzir erros nos espectros dos tecidos mineralizados irradiados. A caracterização e determinação desses sinais são, portanto, de grande importância na correta avaliação dos espectros dosimétricos.

A avaliação da influência do aquecimento sobre a estrutura paramagnética dos tecidos dentais duros será correlacionada com os efeitos produzidos nos tecidos irradiados com *lasers* emissores no infravermelho que possuem ação térmica.

5.3 Objetivos

O objetivo nesta seção é estudar o comportamento dos centros paramagnéticos formados em esmalte e dentina aquecidos sob temperaturas inferiores a 1000 °C. Determinar as propriedades paramagnéticas desses centros formados, bem como a sua evolução com a temperatura e estabilidade durante a estocagem e hidratação das amostras. Com a correlação dos resultados obtidos por outras técnicas, como a espectroscopia no infravermelho, ultravioleta-visível e a difração de raios X; pretende-se determinar os radicais químicos ou mecanismos responsáveis pela formação dos sinais paramagnéticos nos tecidos aquecidos.

5.4 Materiais e Métodos

5.4.1 Preparação e Conservação das Amostras

Nos experimentos de espectroscopia de ressonância paramagnética eletrônica (RPE) utilizaram-se preferencialmente amostras em forma de pó. Nos casos em que se avaliou a hidratação, as amostras foram cortadas em forma de palitos com dimensões de, aproximadamente, 2 mm de diâmetro e 10 mm de comprimento, por causa da dificuldade de hidratação de amostras em pó.

As amostras em forma de pó foram preparadas a partir de diferentes dentes bovinos. Após a moagem este pó foi dividido em porções

(50 mg) e cada uma submetida aos tratamentos térmicos. Com esse procedimento, não ocorrem grandes variações na composição química entre as diferentes amostras utilizadas. Por outro lado a condução de experimentos com amostras em forma de palitos estaria susceptíveis a variações.

5.4.2 Espectrômetro de Ressonância Paramagnética Eletrônica

Os experimentos de ressonância paramagnética foram conduzidos num espectrômetro Varian E-4, com uma cavidade retangular TE-102 operando na banda X ($f \sim 9$ GHz) do Departamento de Física e Matemática da Faculdade de Filosofia, Ciências e Letras de Ribeirão Preto. A análise foi conduzida com as amostras inseridas em um tubo de vidro (diâmetro interno = 5 mm) centrado na cavidade. Para padronizar a posição desse tubo na cavidade utilizou-se um suporte de vidro que permitia um posicionamento padrão do tubo durante a troca das amostras.

Para determinar os parâmetros de aquisição dos espectros de EPR[a] que foram utilizados ao longo do trabalho, conduziram-se experimentos pilotos com dentina em pó aquecida a 200 °C. Os parâmetros determinados estão listados na Tabela 5.1. O número de varreduras foi determinado de acordo com a relação sinal/ruído da amostra em questão.

Tabela 5.1. *Parâmetros utilizados na aquisição dos espectros de EPR.*

Potência da fonte de microondas	50 mW
Amplitude de modulação	0,1 mT
Freqüência de modulação	100 kHz
Tempo de varredura de sinais estreitos (~ 1 mT)	1–2 minutos
Tempo de varredura de sinais largos (~ 30 mT)	3–6 minutos

Para avaliar a intensidade do sinal utilizou-se, inicialmente, como referência, o óxido de cálcio com manganês (CaO/Mn^{2+}). Este material fornece um sinal com valor de g diferente de 2, o que permite compará-lo com o sinal obtido dos tecidos aquecidos. O inconveniente observado foi a absorção de água pelo óxido de cálcio, o que o tornava

[a]EPR é originário do acrônimo de "Electron Paramagnetic Resonance" e também chamado de ESR originário de "Electron Spin Resonance".

úmido e aderente à superfície do capilar, provocando a perda de material durante o manuseio. Devido a essas pequenas perdas, observou-se a diminuição da intensidade do sinal de referência após 1, 4 e 6 meses de avaliação. Dessa forma, essa referência foi utilizada somente nos experimentos conduzidos no mesmo dia, ou seja, nos experimentos onde não se necessitava manusear o óxido de cálcio e tinha-se a certeza de que se utilizava a mesma quantidade de óxido para diferentes experimentos.

Foram encontradas duas outras formas para avaliar a reprodutibilidade da amplitude do sinal paramagnético. A primeira foi obtida pelo uso de uma amostra de dpph (α,α-*diphenyl*-β-*picrylhydrazyl*) existente no laboratório ($g_{\text{dpph}} = 2,0037 \pm 0,0002$) [138]. Essa amostra permanecia num capilar lacrado, o que permitia determinar a sua amplitude ao longo dos experimentos. Uma segunda forma para avaliar a reprodutibilidade e estimar o erro experimental foi determinar a amplitude do sinal de dentina aquecida a uma determinada temperatura. Para tal, utilizou-se dentina aquecida a 200 °C durante 30 minutos. Com a amplitude desse sinal, foi possível avaliar a reprodutibilidade e determinar o erro experimental, que foi associado aos demais resultados experimentais. Efetuando-se a média com cinco amostras, obteve-se um erro de 8% no valor da amplitude do sinal, o qual foi adicionado aos demais gráficos da amplitude.

5.4.3 Determinação do Valor de g

A determinação do g das amostras foi realizada obtendo-se o "g" do dpph de acordo com a expressão que segue:

$$g = \frac{h\nu}{\beta H} = 714,4775\frac{\nu}{H}\,, \tag{5.1}$$

em que h é a constante de Planck ($h = 6,6262 \times 10^{-34}$ J $\cdot$ s), ν a freqüência da microonda (Hz), β o magneton de Bohr (Am^2) e H, o campo magnético aplicado (G).

Com a aquisição dos espectros da amostra em questão ($g_{\text{amostra-medido}}$), do dpph ($g_{\text{dpph-medido}}$) e utilizando-se o valor de g tabelado do dpph, denominado dpph-real ($g_{\text{dpph}} = 2,0037 \pm 0,0002$), fez-se uma normalização para determinar o valor de da amostra da seguinte forma:

$$g_{\text{amostra-Real}} = \left(\frac{g_{\text{dpph-Real}}}{g_{\text{dpph-medido}}}\right) \cdot g_{\text{amostra-medido}}\,. \tag{5.2}$$

Dessa forma, para obter uma relação entre o valor de g-real da amostra com o valor de g-medido, fez-se uma única vez a aquisição dos espectros de dpph, e assim, obteve-se uma constante de normalização para as amostras a serem medidas em experimentos futuros. Nessa medida o espectro de dpph foi determinado varrendo-se o campo magnético na direção crescente e decrescente. Como a direção da varredura muda ligeiramente a posição do campo em que ocorre a absorção da microonda, isto introduziria um erro, caso o espectro fosse determinado somente se considerando uma direção.

Na Figura 5.1, observam-se os espectros da amostra de dpph obtidos com a varredura nas duas direções do campo magnético. Com a varredura na direção crescente obteve-se um fator g igual a 2,0016 e na direção decrescente, 2,0017. Tomando a média desses valores (2,00165) e o valor real de g (2,0037), obtemos o seguinte fator de normalização:

$$g_{\text{amostra-Real}} = 1,0010 \cdot g_{\text{amostra-medido}} \,. \tag{5.3}$$

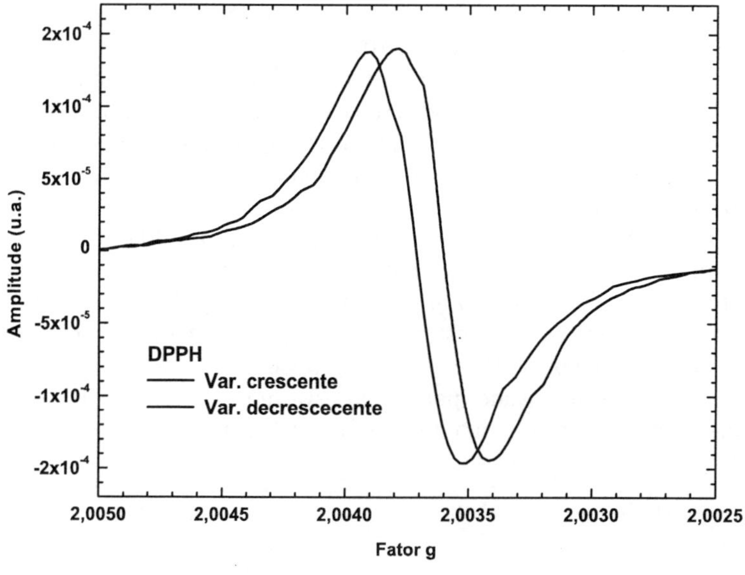

Figura 5.1. *Espectro da amostra de dpph determinado com varredura do espectro na direção do campo crescente e decrescente.*

Tratamento Térmico, Hidratação e Estocagem dos Tecidos

O tratamento térmico foi conduzido num forno tipo mufla com temperaturas entre 100 °C e 1000 °C e tempo de tratamento entre 10 minutos e 3 horas. Para avaliar o efeito da temperatura, fixou-se um tempo de tratamento térmico de 30 minutos.

Para avaliar a estabilidade dos radicais formados após hidratação ou estocagem das amostras, determinou-se a amplitude após a hidratação, durante cinco dias, em solução de cloreto de sódio à concentração de 0,9 % e após a estocagem, até seis meses, com as amostras a seco e em solução de cloreto de sódio.

5.5 Resultados

5.5.1 Avaliação do Tempo de Tratamento

O tempo de tratamento térmico foi avaliado previamente para se determinar a sua influência sobre a amplitude dos sinais observados. Na Figura 5.2, observa-se o comportamento da amplitude do sinal paramagnético na dentina aquecida a 200 °C para diferentes tempos de tratamento. A amplitude do sinal foi normalizada pela amplitude do sinal proveniente da referência (Mn^{2+}) e sua evolução ao longo do tempo pode ser observada na Figura 5.3. Observa-se que, no intervalo de tempo analisado, a amplitude cresce chegando a um comportamento constante. Para um tempo de 30 minutos, a quantidade de centros formados é de aproximadamente 80% da quantidade formada após duas horas de tratamento.

O sinal formado na dentina após aquecimento a 300 °C é observado na Figura 5.4 e a evolução da amplitude, normalizada, ao longo do tempo, na Figura 5.5. Para essa temperatura, observa-se um aumento da amplitude com posterior queda após aquecimentos mais longos (acima de 1 hora). Este aumento é apenas uma variação do comportamento da amplitude, pois se observa uma amplitude aproximadamente constante ao longo do tempo de tratamento.

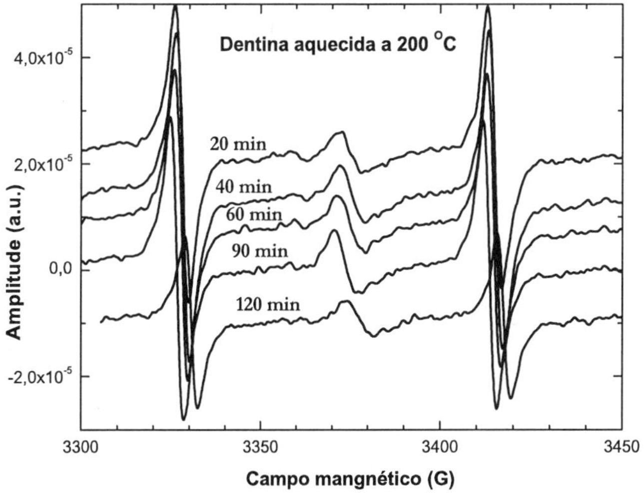

Figura 5.2. *Espectro de EPR de dentina aquecida a 200 °C durante períodos de 20, 40, 60, 90 e 120 minutos. O sinal central é proveniente do aquecimento do tecido e os sinais adjacentes são pertencentes à referência* (CaO/Mn^{2+}).

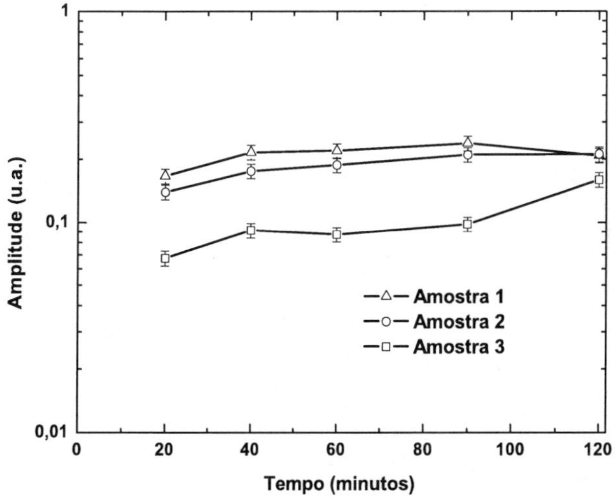

Figura 5.3. *Amplitude do sinal paramagnético formado na dentina aquecida a 200 °C por períodos de 20 a 120 min. A amplitude do sinal no tecido está normalizada pela referência* (CaO/Mn^{2+}).

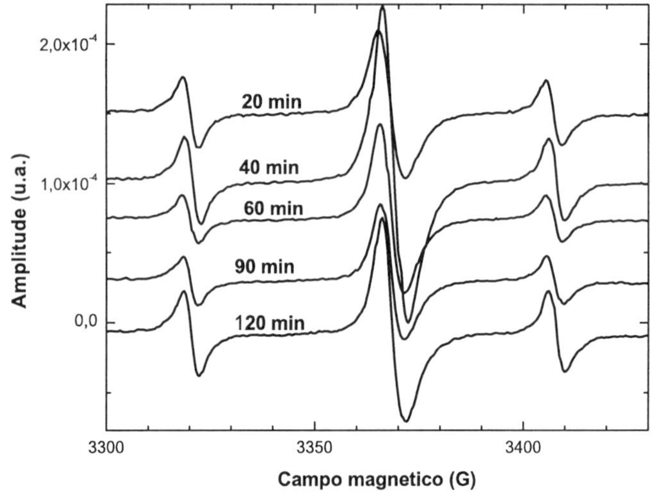

Figura 5.4. *Espectro de EPR de dentina aquecida a 300 °C durante períodos de 20, 40, 60, 90 e 120 minutos. O sinal central é proveniente do tecido aquecido e os sinais adjacentes são pertencentes à referência* (CaO/Mn^{2+}).

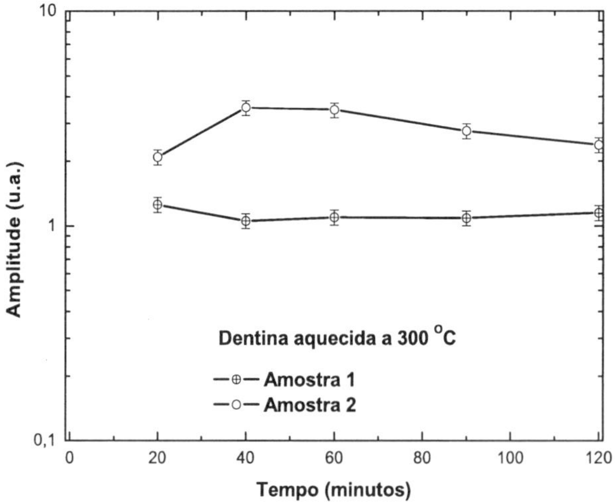

Figura 5.5. *Amplitude do sinal paramagnético formado na dentina aquecida a 300 °C por períodos de 20 a 120 min. A amplitude do sinal no tecido está normalizada pela amplitude da referência* (CaO/Mn^{2+}).

5.5.2 Avaliação da Temperatura

Com a evolução da temperatura o sinal paramagnético é formado no esmalte, somente após o aquecimento a 300 °C durante 30 minutos. Esse sinal é fraco e, para o número de varreduras utilizado, apresenta grande interferência de ruído. Com o aumento da temperatura do tratamento térmico, observa-se um crescimento da amplitude do sinal. Como pode ser observado na Figura 5.6, os sinais formados entre 300 °C e 750 °C apresentam o mesmo perfil e com valores de g em torno de 2.

O aquecimento do esmalte sob temperaturas acima de 750 °C produz a diminuição da amplitude do sinal paramagnético atingido com temperaturas menores que 750 °C. Além dessa diminuição ocorre a formação de sinais adicionais com outros valores de g. Esses sinais podem ser observados entre 3800 G e 2900 G ($g = 2,005 - 2,0015$) na Figura 5.7 e entre 1660 G e 1460 G ($g = 4,3$) na Figura 5.8.

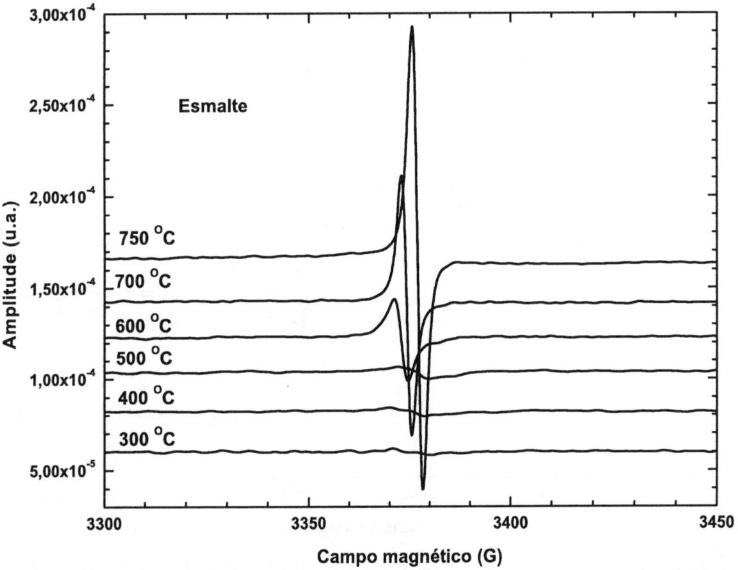

Figura 5.6. *Espectro de EPR do esmalte aquecido entre 300 °C e 750 °C por 30 minutos. Os centros paramagnéticos formados com aquecimentos entre 300 °C e 500 °C possuem baixa amplitude, enquanto entre 500 °C e 750 °C crescem exponencialmente com a temperatura.*

Os sinais observados em aquecimentos com temperaturas menores que 750 °C apresentam larguras típicas de 10 G e g em torno de 2,0065, os quais foram preservados nos aquecimentos até 1000 °C. Os sinais formados acima de 750 °C apresentam larguras em torno de 300 G e g em torno de 2,005 – 2,0015, enquanto os sinais formados em torno de $g \sim 4,3$ apresentam largura em torno de 50 – 70 G.

O sinal de EPR detectado na dentina aquecida ocorre nos tratamentos com temperaturas entre 100 °C e 1000 °C. A amplitude do sinal cresce com o aumento da temperatura do tratamento térmico e apresenta um máximo após o aquecimento a 325 °C. Acima dessa temperatura, a amplitude apresenta um ligeiro decréscimo e torna a crescer com um segundo máximo em torno de 750 °C. Na Figura 5.9, observa-se o espectro dos sinais formados na dentina aquecida entre 100 °C e 1000 °C. Acima de 750 °C, ocorre um comportamento similar ao descrito para o esmalte aquecido: decréscimo do sinal existente

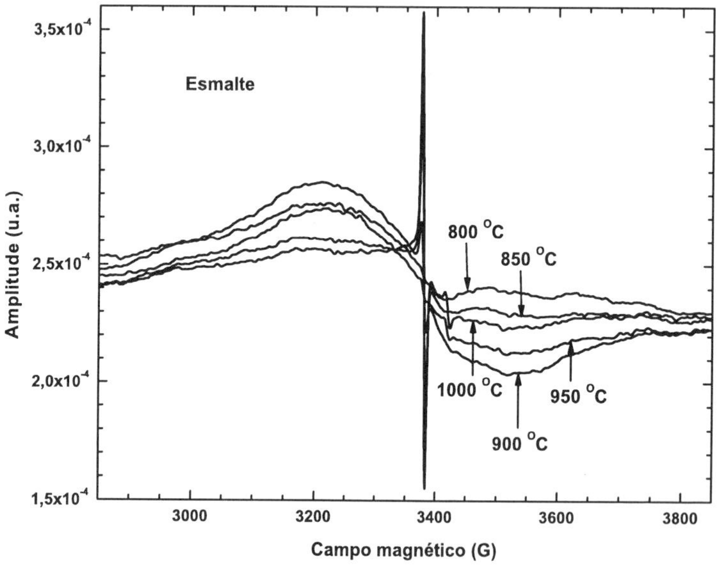

Figura 5.7. *Espectro de EPR do esmalte aquecido entre 800 °C e 1000 °C por 30 minutos. Os centros paramagnéticos formados com temperaturas menores que 750 °C (sinal estreito) decrescem progressivamente com a elevação da temperatura entre 800 °C e 1000 °C, enquanto um sinal adicional (sinal largo) é formado na mesma faixa de temperatura.*

e formação de sinais largos em torno de g igual a 2,005 – 2,0015 e 4,3. Esses sinais formados podem ser observados entre 3900 G e 2900 G na Figura 5.10.

Os valores de g e a largura dos sinais formados no esmalte foram determinados no intervalo de temperaturas entre 325 °C e 950 °C. Os sinais formados com temperaturas fora desse intervalo apresentaram baixa amplitude e interferência de ruído, conseqüentemente a largura e o g não foram determinados. Na Figura 5.12, observam-se o comportamento dos valores de g e as larguras do sinal formado no esmalte aquecido. Ocorre uma acentuada mudança nos valores quando o tecido é aquecido sob temperaturas acima de 500 °C. O valor de g permanece constante em amostras aquecidas entre 325 °C e 500 °C: valores em torno de 2,0065 – 2,0067. Com o tratamento térmico sob temperaturas em torno de 500 – 600 °C, o valor de g diminui de forma acentuada e

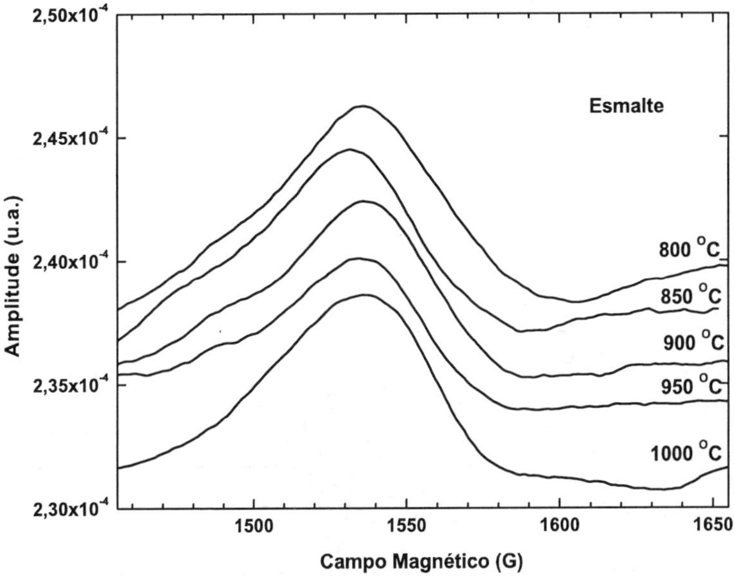

Figura 5.8. *Espectro de EPR entre 1660 G e 1460 G do esmalte aquecido entre 800 °C e 1000 °C. Nessa faixa de temperatura, o sinal paramagnético permanece aproximadamente constante, apresentando um ligeiro estreitamento para temperaturas maiores. O valor de g e da largura do sinal formado no esmalte aquecido varia de $g = 4,305$ e $\Delta B = 70$ G quando aquecido a 800 °C para $g = 4,330$ e $\Delta B = 55$ G quando aquecido a 1000 °C.*

novamente permanece constante nas amostras aquecidas entre 600 °C e 950 °C, com valores de g em torno de 2,0056 – 2,0059.

Na Figura 5.13, observam-se os valores de g e a largura do sinal paramagnético estreito formados na dentina aquecida entre 150 °C e 950 °C. Com o aumento da temperatura, o valor de g decresce lentamente na região de 200 °C e 600 °C; entre 600 °C e 800 °C ocorre uma diminuição acentuada e então permanece aproximadamente constante. A largura do sinal decresce entre 150 °C e 300 °C: de 1,2 mT para 0,6 mT; acima dessa temperatura diminui suavemente e novamente cai após aquecimentos entre 650 °C e 750 °C: de 0,5 mT para 0,25 mT. Acima de 750 °C a largura permanece aproximadamente constante (~0,3 mT).

Na Figura 5.11, observa-se a dependência da amplitude dos sinais largos em torno de $g = 2,0$ e $4,3$ formados no esmalte e na dentina aquecidos sob temperaturas entre 800 °C e 1000 °C. O sinal observado em $g \sim 4,3$ não apresenta um comportamento dependente da tempe-

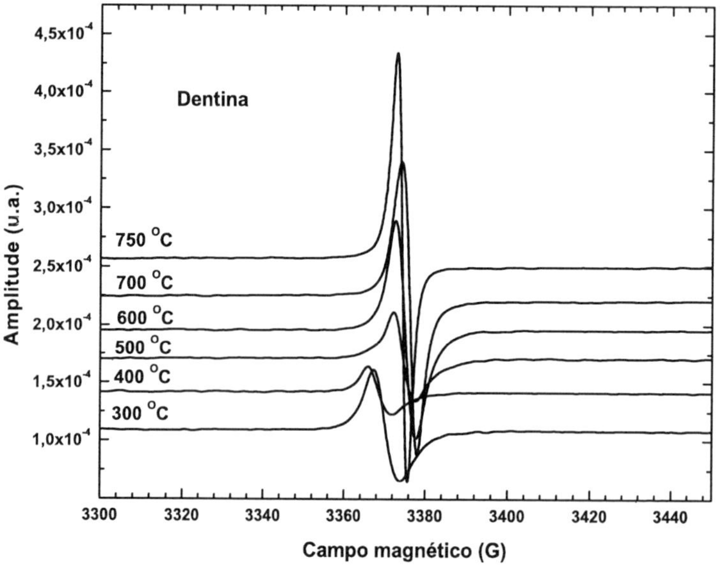

Figura 5.9. *Espectro de EPR da dentina aquecida por 30 minutos entre 300 °C e 750 °C. Na dentina, o sinal é observado após o aquecimento do tecido a 100 °C, a amplitude do sinal paramagnético cresce com a temperatura e apresenta dois máximos de intensidade, em torno de 325 °C e 750 °C.*

ratura, enquanto a amplitude do sinal observado em $g \sim 2,0$, dentro da faixa de 800 – 100 °C, cresce com o aumento da temperatura.

Na Figura 5.14, observa-se a amplitude do sinal paramagnético estreito formado no esmalte e na dentina aquecidos entre 100 °C e 1000 °C durante 30 minutos. A amplitude do sinal formado na dentina apresenta dois máximos: em 325 °C e em 750 °C. No esmalte, a amplitude deste sinal apresenta um máximo em 350 °C e em 750 °C. Em razão da baixa intensidade do sinal no esmalte aquecido com temperaturas inferiores a 500 °C, o pico em 350 °C não é tão definido como o pico observado na dentina. Por outro lado, o pico em 750 °C apresenta uma amplitude por miligrama próxima à encontrada na dentina.

Na Figura 5.15, observa-se o comportamento do valor de g e a largura do sinal paramagnético formado entre 1650 G e 1450 G em esmalte e dentina aquecidos entre 850 °C e 1000 °C. Com exceção da dentina aquecida a 850 °C, o valor de g permanece em torno de

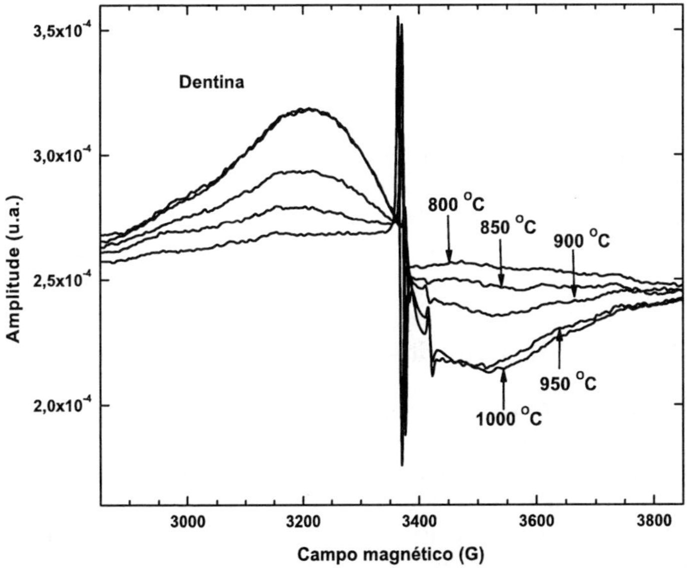

Figura 5.10. *Espectro de EPR da dentina aquecida entre 800 °C e 1000 °C por 30 minutos. O sinal paramagnético formado com temperaturas menores que 750 °C (sinal estreito) decresce após aquecimento entre 800 °C e 1000 °C enquanto um sinal adicional (sinal largo) é formado na mesma faixa de temperatura.*

2,0013 e em torno de 2,005 no esmalte aquecido. Com o aumento da temperatura, a largura do sinal decresce em ambos os tecidos: de 400 G em 850 °C decresce para 310 – 330 G para em 1000 °C.

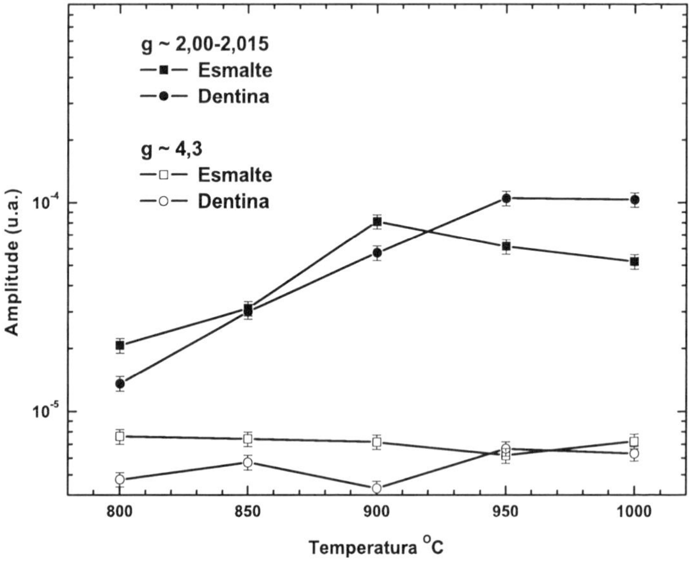

Figura 5.11. *Amplitude do sinal largo com $g \sim 2,0$ e $\sim 4,3$ formado no esmalte e na dentina aquecidos sob temperaturas entre 800 °C e 1000 °C. Com o aumento da temperatura, observa-se a preservação da amplitude do sinal com $g \sim 4,3$ e o aumento do sinal com $g \sim 2,0$.*

5.5.3 Estabilidade dos Radicais Formados

Durante os experimentos em que se avaliou a influência da temperatura na formação dos centros paramagnéticos, observou-se o decaimento parcial da amplitude do sinal formado em dentina aquecida entre 100 °C e 300 °C. Na Figura 5.16, observa-se a amplitude dos sinais medidos um dia, quatro meses e seis meses após o tratamento térmico. A estocagem foi realizada em frascos de vidros lacrados. As três temperaturas analisadas apresentam decaimento do sinal. O sinal mais fraco, observado após aquecimento a 100 °C, não é observado após quatro e seis meses. Esses resultados deram um indicativo de que os sinais formados na dentina aquecida são compostos por dois centros paramagnéticos, a princípio desconhecidos, mas que poderiam ser classificados como estáveis e instáveis.

Com esse indicativo sobre a instabilidade parcial dos radicais formados, conduziu-se um experimento onde se avaliou a amplitude do sinal formado na dentina aquecida entre 100 °C e 300 °C com intervalos de 25 °C e períodos de 30 minutos. Na Figura 5.17, observam-se os espectros determinados 1 dia após o aquecimento da dentina. O sinal da dentina aquecida a 100 °C não é visível nessa figura, mas, com o aumento da temperatura, a amplitude do sinal cresce exponencialmente. É possível observar uma discreta assimetria no perfil do sinal, o que sugere que esse sinal deve ser composto por mais de um radical, conforme já mencionado, devido à diminuição da amplitude após a estocagem.

Para avaliar a estabilidade dos radicais formados determinou-se o espectro das amostras seis meses após o aquecimento. Na Figura 5.18, observa-se a amplitude dos sinais formados um dia após e seis meses após o aquecimento. Na mesma figura, observam-se os valores correspondentes à diferença entre a amplitude determinada após 1 dia

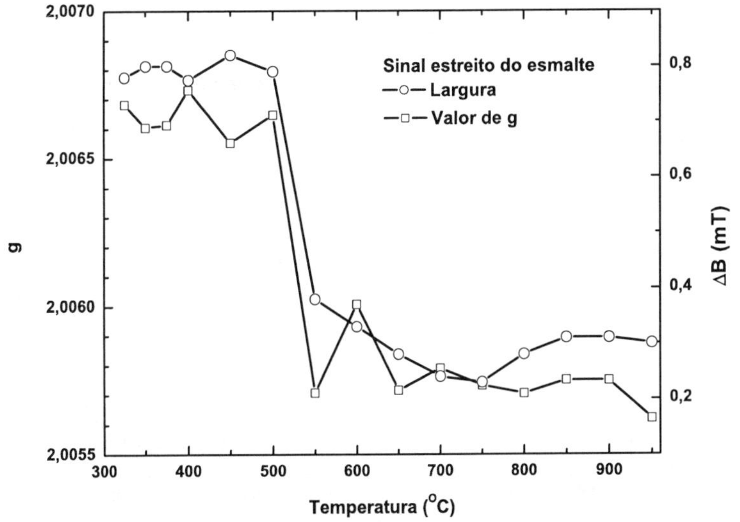

Figura 5.12. *Comportamento do valor de g e da largura do sinal estreito formado no esmalte aquecido entre 325 °C e 950 °C. Os valores apresentam uma acentuada mudança quando o esmalte é aquecido a temperaturas acima de 500 °C; o valor de g decresce de 2,0066 para 2,0057 e o sinal se torna mais estreito, decresce de 0,7 mT para 0,3 mT.*

e determinada após 6 meses de estocagem. Essa diferença corresponde aos sinais instáveis após seis meses.

Considerando que a amplitude após 1 dia ($I_{1\,\text{dia}}$) seja composta pela soma dos radicais estáveis ($I_{\text{estável}}$) e radicais instáveis ($I_{\text{instável}}$) e que a amplitude após seis meses de estocagem ($I_{6\,\text{meses}}$) seja somente igual aos radicais estáveis ($I_{\text{estável}}$), então, subtraindo-se a amplitude dos radicais estáveis, determinada após seis meses, da amplitude inicial determinada após um dia, composta por radicais tanto estáveis como instáveis, obtém-se a amplitude dos sinais instáveis.

Na Figura 5.18, observa-se o ajuste da equação de Arrhenius aos valores experimentais. A equação de Arrhenius pode ser escrita como:

$$I_{ESR} = A \exp\left(-\frac{E_a}{R}\frac{1}{T}\right), \qquad (5.4)$$

em que $IESR$ é a amplitude do sinal paramagnético, A é uma constante, E_a é a energia de ativação, R é a constante dos gases ($8,3144$ J/mol×K) e T é a temperatura.

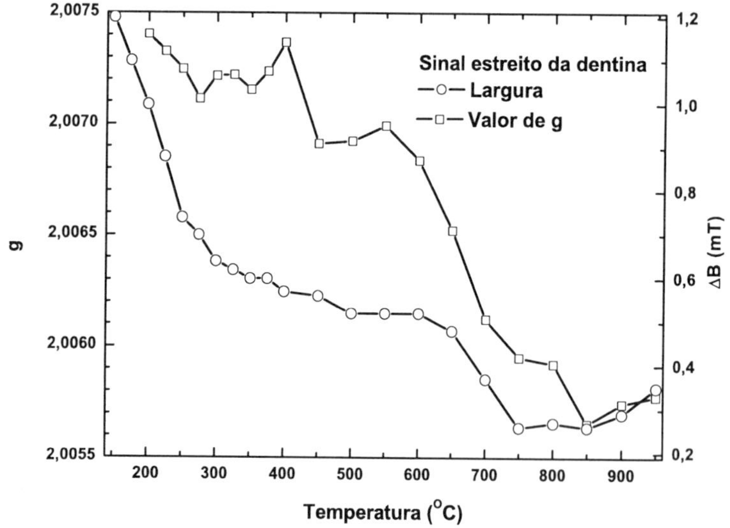

Figura 5.13. *Comportamento dos valores de g e largura do sinal formado na dentina aquecida entre 150 °C e 950 °C. Com o aumento da temperatura o valor de g decresce de 2,0074 em 225 °C para 2,0057 em 950 °C. Esse decréscimo é acompanhado do estreitamento da largura do sinal: 1,2 mT em 150 °C e 0,35 mT em 950 °C.*

Com o ajuste dessa equação aos dados experimentais, obteve-se a energia de ativação associada a cada grupo de dados. Esse valor corresponderia à energia necessária para que a reação química responsável pela formação dos radicais pudesse ocorrer. O ajuste aos dados obtidos após o primeiro dia do tratamento resultou numa energia de ativação de $(41 \pm 2) \times 10^3$ J/mol; após seis meses uma energia de $(67 \pm 3) \times 10^3$ J/mol e, ao conjunto de dados associados aos radicais instáveis ($I_{1\,\text{dia}} - I_{6\,\text{meses}}$), o ajuste forneceu uma energia de ativação de $(38 \pm 2) \times 10^3$ J/mol. O ajuste da equação de Arrhenius aos dados correspondentes a seis meses após o aquecimento foi conduzido sem a amplitude da amostra aquecida a 200 °C, pois esse dado apresentou um valor muito discrepante. Os radicais preservados após seis meses requerem uma energia maior (67×10^3 J/mol) para serem produzidos, enquanto os radicais instáveis necessitam de uma energia menor (38×10^3 J/mol).

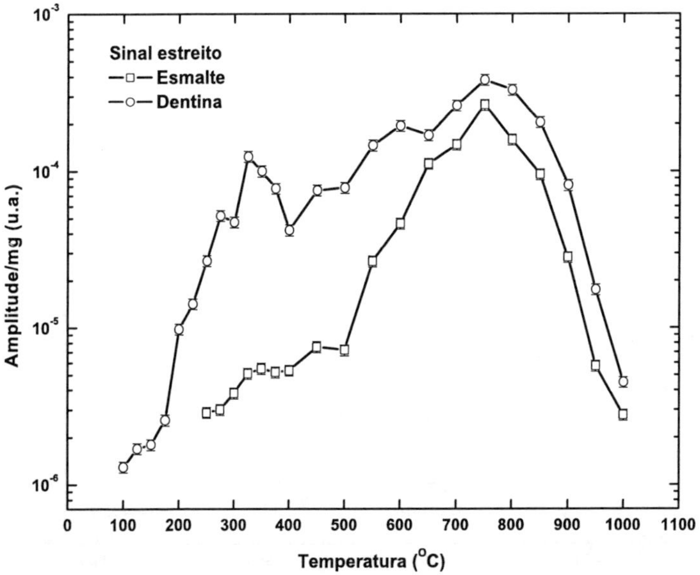

Figura 5.14. *Comportamento da amplitude do sinal estreito formado no esmalte e na dentina aquecidos entre 100 °C e 1000 °C durante 30 minutos. Na dentina, a amplitude do sinal apresenta dois máximos: em 325 °C e em 750 °C. No esmalte, esse sinal apresenta um máximo em 350 °C (pouco definido devido à baixa intensidade) e em 750 °C, com valor próximo ao encontrado na dentina aquecida.*

Ao longo dos experimentos de avaliação da estocagem, ocorreu um problema no sistema de aquisição dos dados e foi necessário fazer a troca de um *lockin*. Dessa forma, para comparar os dados obtidos antes da troca do *lockin* com os obtidos depois desta troca, fez-se uma normalização da amplitude conforme será descrito no próximo parágrafo.

Na Figura 5.19, podem ser visualizados os espectros de dentina aquecida a 300 °C e determinados antes e após a troca do sistema de aquisição. A média da amplitude dos espectros obtidos antes da troca é de $(0{,}98 \pm 0{,}01) \times 10^{-4}$ e após a troca é de $(2,0 \pm 0{,}1) \times 10^{-4}$. Com a razão desses valores, determinou-se um fator de 0,49 para a normalização dos espectros obtidos com o segundo sistema de aquisição. Somente as amplitudes dos espectros da Figura 5.20, Figura 5.21, Figura 5.22 e Figura 5.23 foram normalizados utilizando esse fator.

A amplitude, após seis meses de estocagem, dos sinais formados no esmalte e na dentina aquecidos (100–1000 °C) pode ser vista na Figura

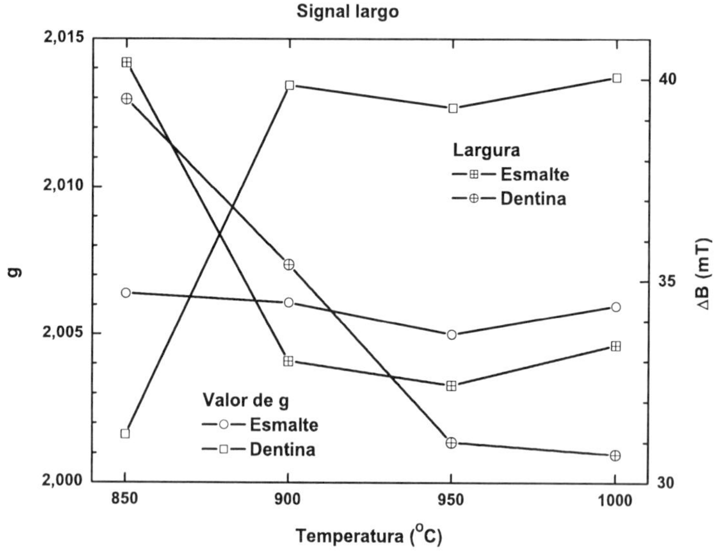

Figura 5.15. *Valores de g e larguras do sinal paramagnético formado entre 1650 G e 1450 G no esmalte e na dentina aquecidos entre 850 °C e 1000 °C. O valor de g permanece aproximadamente constante para as diferentes temperaturas, enquanto a largura dos sinais diminui com o aumento da temperatura.*

5.20. O comportamento da amplitude em função da temperatura, com a posição dos picos em 325 °C e 750 °C, é mantido após os seis meses de estocagem.

Na Figura 5.21, observa-se o comportamento do valor de g e da largura do sinal de EPR formado na dentina aquecida entre 100 °C e 1000 °C. Nesse gráfico, é possível comparar o valor de g e a largura do sinal medido 1 dia após o aquecimento com o medido após seis meses de estocagem a seco. A largura do sinal permaneceu inalterada para todas as temperaturas avaliadas. O valor de g apresentou um aumento nos seus valores após seis meses, verificado em todas as amostras aquecidas, enquanto o perfil permaneceu similar ao determinado um dia após o aquecimento. No tecido de esmalte, observa-se um comportamento similar ao da dentina aquecida: preservação da largura do sinal e deslocamento dos valores de g (Figura 5.22). Na dentina (Figura 5.21), observa-se, em ambas as medidas, uma progressiva diminuição do valor de g com o aumento da temperatura aplicada; de forma similar, observa-se o mesmo comportamento no esmalte aquecido (Figura 5.22).

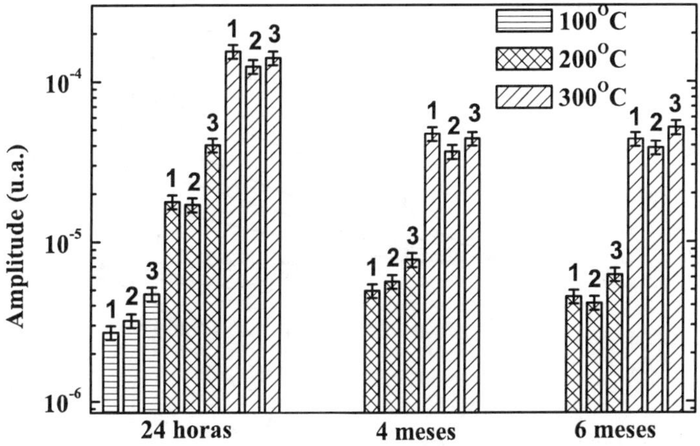

Figura 5.16. *Amplitude do sinal de EPR em dentina aquecida a 100 °C, 200 °C e 300 °C durante 1, 2 e 3 horas. Determinou-se a amplitude dos sinais formados um dia após o aquecimento, 4 meses e 6 meses de estocagem em frascos secos. Os sinais formados a 100 °C desapareceram após quatro e seis meses de estocagem, enquanto, durante o mesmo período, as amostras aquecidas a 200 °C e 300 °C apresentaram apenas um decaimento parcial.*

5.5.4 Estabilidade dos Radicais Formados após Hidratação

Para avaliar a estabilidade dos radicais após a reidratação conduziram-se experimentos utilizando-se dentina em forma de palitos e solução de NaCl a 0,9% para a hidratação. A Figura 5.23 mostra a amplitude do sinal de EPR dos radicais formados em dentina, medida logo após o aquecimento, após 1, 2, 3 dias e após seis meses de estocagem. Logo após o aquecimento, a amplitude apresenta um comportamento crescente com a temperatura, até a região de 300 °C. A partir dessa temperatura, verifica-se uma aparente estabilização. Após os primeiros dias de hidratação, observa-se um decréscimo relativo da taxa de crescimento da amplitude no intervalo entre 100 °C e 225 °C. Entre 225 °C e 300 °C, a taxa de crescimento da amplitude é semelhante e na região entre 300 °C e 400 °C observa-se uma região de amplitude constante.

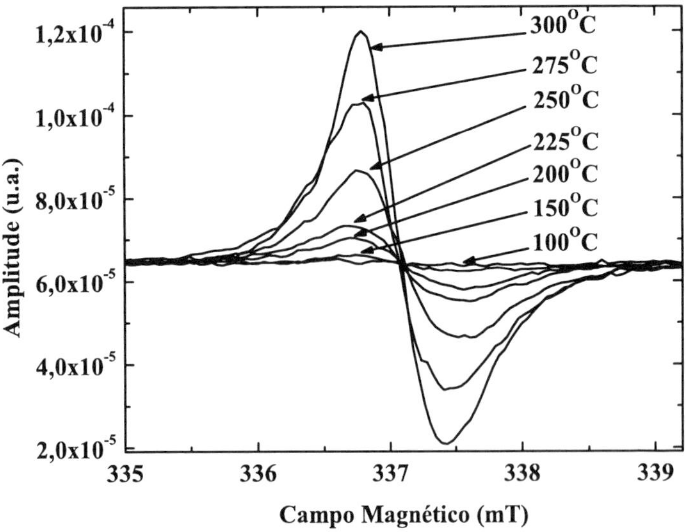

Figura 5.17. *Espectro de EPR de dentina aquecida sob temperaturas entre 100 °C e 300 °C durante 30 minutos. O sinal formado apresenta uma assimetria na sua forma, o que está associado à presença de mais de um radical químico com sinais paramagnéticos.*

5.6 Discussão

5.6.1 Sinal Nativo de Tecidos Não Aquecidos

As amostras utilizadas (esmalte e dentina bovinos) não apresentaram sinal antes do aquecimento. Esse comportamento contrasta com os resultados apresentados na literatura [139, 140], onde se observa em tecidos humanos um sinal paramagnético, denominado sinal nativo. Nos trabalhos da literatura, a origem do sinal nativo não é determinada de forma definitiva, sendo associada somente à matriz orgânica.

O espectro típico de EPR obtido de esmalte humano irradiado é composto por dois sinais: sinal nativo ($g = 2,0045$ e largura de 0,8 − 1,0 mT) e sinal dosimétrico ($g_{\perp} = 2,0018$, $g_{allel} = 1,9985$ e largura de 0,4 mT) [139]. Além da amplitude do sinal dosimétrico, que depende da dose de radiação absorvida, a amplitude dos sinais varia entre diferentes amostras devido a variações na composição química, dieta, poluição

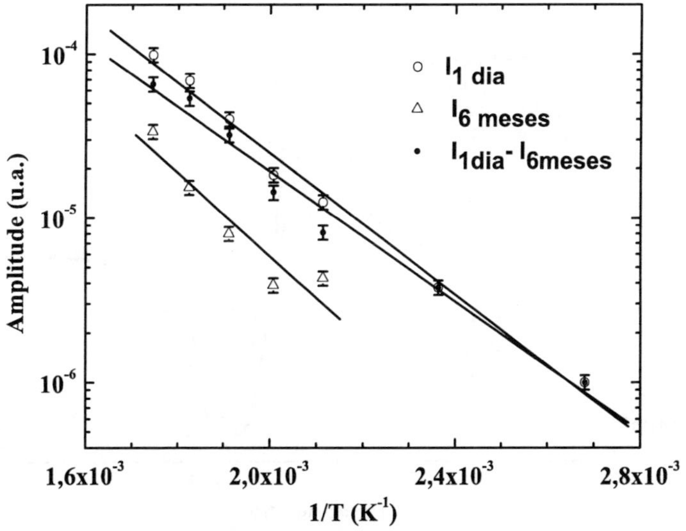

Figura 5.18. *Amplitude do sinal paramagnético formado entre 335 mT e 339 mT na dentina aquecida sob temperaturas entre e 100 °C e 300 °C durante 30 minutos. A amplitude do sinal foi medido a 1 dia e seis meses após o aquecimento do tecido. Os dados apresentados como (·) são provenientes da diferença entre a amplitude determinada 1 dia após o aquecimento e a amplitude determinada após 6 meses. Estes dados são associados aos radicais instáveis nos tecidos.*

ambiental, processos patológicos, exposição à luz solar ou outras fontes de radiação ionizante.

Esses processos que podem produzir sinais paramagnéticos são muito mais predominantes e possíveis de ocorrer ao longo da vida de um ser humano do que de um animal. Os experimentos deste trabalho foram conduzidos utilizando-se amostras de dentes bovinos com idade aproximada de dois anos e não foram expostos a fontes ionizantes. Devido a essas diferenças, os dentes bovinos não apresentaram sinais paramagnéticos antes do aquecimento, ou, se apresentaram, foram menos intensos que os observados nas amostras humanas.

A luz solar, ultravioleta ou visível seriam possíveis fontes de radiação que poderiam produzir sinais paramagnéticos tanto em tecidos humanos, como bovinos ou fosfatos de cálcio sintéticos [141, 142, 143]. A exposição de esmalte humano à radiação ultravioleta produz sinais

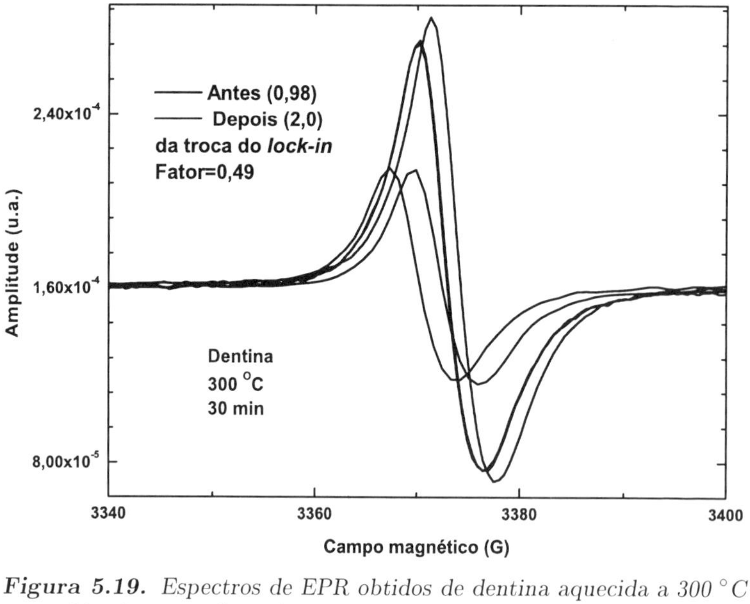

Figura 5.19. *Espectros de EPR obtidos de dentina aquecida a 300 °C por 30 minutos utilizando os dois sistemas de aquisição. A amplitude dos espectros obtidos com o sistema antes da troca forneceu uma média de* $(0{,}98\pm0{,}01)\times10^{-4}$*, enquanto após a troca a amplitude média foi de* $(2{,}0\pm0{,}1)\times10^{-4}$*. Esses valores resultaram num fator de correção de 0,49; todos os resultados obtidos com o segundo sistema foram normalizados multiplicando sua amplitude por esse fator.*

de EPR com g igual a 1,9985, 2,0018, 2,0045, 2,0052 e 2,0110. Devido à anatomia da boca bovina, os dentes, mesmo os incisivos, não ficam expostos à radiação solar como os dentes incisivos humanos e como já mencionado, a idade dos animais é de aproximadamente 2 anos, tempo muito inferior à idade dos dentes humanos.

5.6.2 Sinais Paramagnéticos em Amostras Trituradas

Diversos trabalhos da literatura apresentaram a formação de sinais paramagnéticos em tecidos mineralizados triturados [129, 130, 144]. Em contraste com esses trabalhos, as amostras utilizadas neste trabalho não apresentaram sinais paramagnéticos após a moagem. Essa diferença se deve a alguns fatores: as amostras foram moídas manualmente utilizando-se almofariz e pistilo; enquanto na moagem mecânica, os

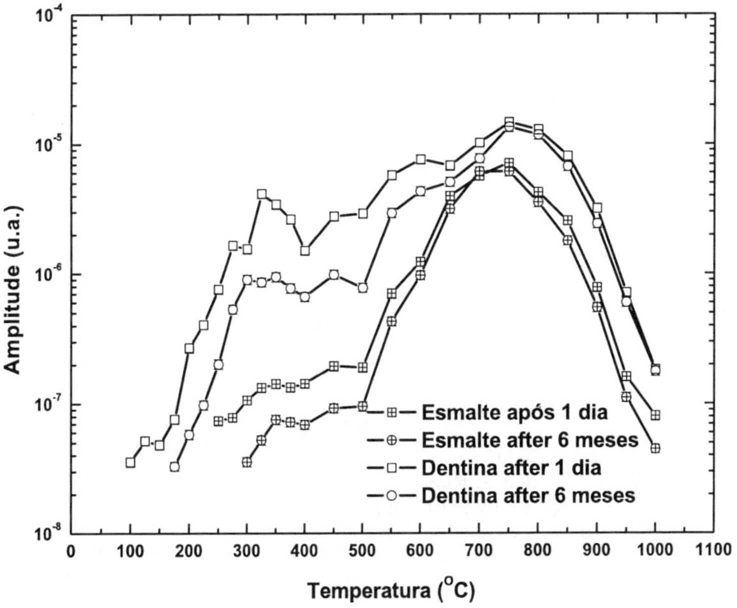

Figura 5.20. *Amplitude dos sinais de EPR formados no esmalte e na dentina aquecidos (100–1000 °C) medida 1 dia após e seis meses após o aquecimento. Após seis meses de estocagem o sinal foi detectado na dentina aquecida sob temperaturas acima de 150 °C e no esmalte aquecido acima de 300 °C.*

grãos sofrem mais atrito e pressões mecânicas. Como o sinal formado com a moagem é de baixa intensidade, para a discriminação desse sinal em relação ao ruído de fundo, necessita-se de um grande número de varreduras, o número utilizado neste trabalho esteve entre 3 – 12.

Na literatura observa-se que o esmalte humano moído apresentou variação na intensidade dos sinais paramagnéticos em função da granulometria: sinais mais intensos para os grãos de tamanhos menores [144]. Para explicar tal dependência, os autores correlacionaram o tamanho do grão com a fricção necessária para atingir tal tamanho: quanto menor o grão, maior é a tensão mecânica. Esse sinal apresenta um valor de $g = 2,0038 \pm 0,0003$ e largura de $0,791 \pm 0,088$ mT. O sinal formado após a irradiação (gama) do esmalte também apresenta uma dependência com a granulometria [145]. A sensibilidade da hidroxiapatita à radiação gama diminui em função da diminuição da granulometria do pó. O uso de serra e broca sem a irrigação com água produz sinais com $g = 2,003$ [130], e a origem deste sinal está associada ao aquecimento gerado durante a fricção mecânica.

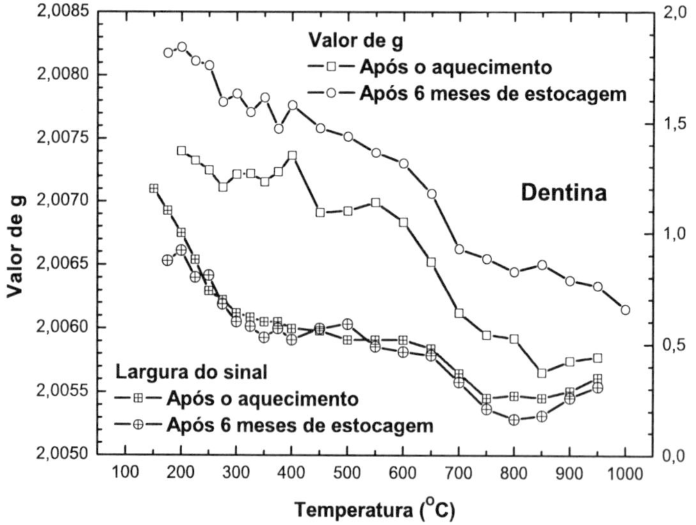

Figura 5.21. *Comportamento do valor de g e da largura do sinal na dentina aquecida, medido logo após o aquecimento e após 6 meses de estocagem a seco. A largura do sinal permanecem inalterados após seis meses enquanto os valores de g apresentam um deslocamento de toda a curva para valores maiores.*

5.6.3 Determinação da Origem Química dos Radicais Paramagnéticos

A identificação dos radicais químicos responsáveis pela formação dos sinais paramagnéticos observados nos tecidos mineralizados é difícil e complexa, pois os tecidos mineralizados (osso, dentina e esmalte) são compostos por vários elementos químicos e estruturas tanto orgânicas como inorgânicas [6, 38]. Pode-se listar a hidroxiapatita carbonatada, o colágeno, as proteínas não-colágenas e demais elementos que estão presentes em menor quantidade: flúor, sódio, magnésio, cloro e potássio, ou ainda traços de elementos: Zn^{2+}, Cu^{2+}, Fe^{3+}, etc..

O primeiro sinal detectado em dentina e osso submetidos a aquecimento é identificado como originário da matriz orgânica [146]. Os autores associaram o sinal somente ao colágeno, não fornecendo mais informações sobre o elemento ou radical químico responsável pela produção do sinal paramagnético. Esmalte e dentina aquecidos apresentam sinais com valores de g entre 2,0035 e 2,0045 [127] e, especificamente, o esmalte também apresentou sinais adicionais com diversas

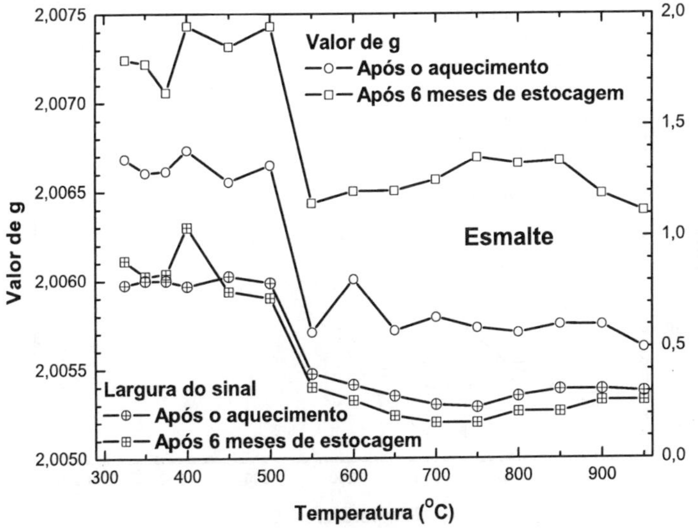

Figura 5.22. *Comportamento de g e da largura do sinal no esmalte aquecido, medido logo após o aquecimento e após 6 meses de estocagem a seco. Os valores de g e largura do sinal após seis meses de estocagem seguem o mesmo comportamento descrito para a dentina aquecida: preservação da largura do sinal e deslocamento dos valores de g.*

linhas de menor intensidade [131]. O sinal (2,0035 – 2,0045 200 °C) apresenta um valor de g próximo ao sinal nativo observado nos tecidos humanos (2,0045) [139]. Um possível processo, apontado pela literatura, como responsável pela produção dos sinais após o aquecimento é a oxidação das ligações de carbono-hidrogênio e quebra de pontes de sulfeto [127].

Para determinar a origem química dos radicais formados com o aquecimento, podem-se estudar as reações que podem ocorrer nos tecidos e apresentam sinais paramagnéticos. Os processos identificados nos tecidos aquecidos são: 1) deslocamento de cargas durante o aquecimento (efeito piroelétrico) e conseqüente formação de "buracos" ou aprisionamento de elétrons; 2) formação de defeitos cristalinos devido à transição de fase cristalina ou ao crescimento de cristais; 3) alteração da estrutura do colágeno; 4) eliminação de água adsorvida ou estrutural; 5) Degradação da matriz orgânica; 6) Formação de novos compostos químicos com propriedades paramagnéticas.

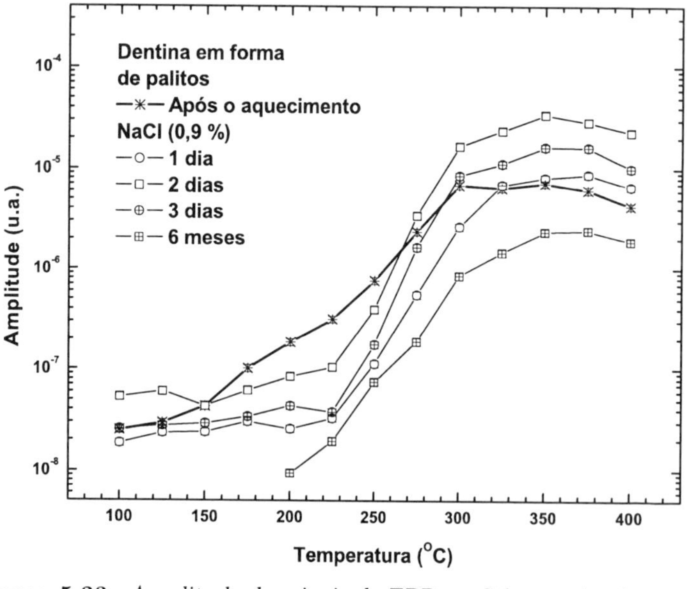

Figura 5.23. *Amplitude dos sinais de EPR medidas na dentina aquecida durante 30 minutos sob temperaturas entre 100 °C e 400 °C. A amplitude foi determinada depois do resfriamento da amostra (~ 15 minutos), após 1, 2, 3 dias e seis meses após a estocagem em solução de NaCl de 0,9%.*

5.6.4 Formação de Corrente Piroelétrica

Devido à propriedade piroelétrica da dentina e do osso [147, 148], é previsto um deslocamento de cargas durante o aquecimento e resfriamento dos tecidos. Com o aquecimento do tecido o momento de dipolo elétrico, já existente à temperatura ambiente muda de direção e como conseqüência ocorre o deslocamento de cargas na direção axial das fibras do colágeno. Esse deslocamento, que ocorre tanto durante o aquecimento como no resfriamento, pode ser uma fonte de cargas e, se estas ficarem aprisionadas, exibirão sinais paramagnéticos após o resfriamento.

A polarização elétrica (P) é proporcional ao coeficiente piroelétrico (p), que depende das propriedades da amostra e da taxa de aquecimento ou resfriamento (dT/dt), podendo ser escrita como:

$$P = p\frac{dT}{dt}. \qquad (5.5)$$

5.6.5 Formação de Defeitos Cristalinos

Defeitos pontuais ou deslocamentos na rede cristalina podem ocorrer em estruturas cristalinas bifásicas ou em cristais crescidos irregularmente. Como conseqüência, pode ocorrer o aprisionamento de elétrons e estes apresentarem propriedades de elétrons desemparelhados.

O aquecimento do esmalte sob temperaturas entre 800 °C e 1200 °C forma duas novas fases cristalinas coexistindo com a hidroxiapatita [20]. O fosfato de tricálcio na fase beta (FTC-β) [$Ca_3(PO_4)_2 - \beta$] é formado a 800 °C e predominam no tecido aquecido até 1200 °C. Além do FTC-β, os autores observaram uma segunda fase no esmalte aquecido a 1200 °C, possivelmente associada ao fosfato tetracálcio FteC [$Ca_3(PO_4)_2O$].

A detecção dessas duas novas fases cristalinas no esmalte aquecido sugere que possam ocorrer as mesmas fases na dentina aquecida. Provavelmente, ocorrerá alguma diferença, pois a matriz mineral da dentina é ligeiramente diferente da matriz do esmalte: os cristais são menores e o percentual dessa matriz corresponde a 69% do peso da dentina.

Não é possível observar neste trabalho uma descrição mais detalhada da coexistência das três fases cristalográficas [20]. Possivelmente, a transição de fase a 800 °C ocorre nas bordas dos cristais de hidroxiapatita. Dessa forma, a nova fase cristalográfica coexiste num mesmo cristal de esmalte, sendo a região mais interna do cristal composta pela hidroxiapatita e a mais externa, pelo FTC-β. Essa coexistência provoca a existência de defeitos pontuais ou deslocamento de planos cristalinos num mesmo cristal.

No presente trabalho, durante os aquecimentos do esmalte e da dentina sob temperaturas acima de 800 °C (região com a presença das novas fases cristalinas), ocorrem três sinais paramagnéticos distintos: A) diminuição do sinal estreito em torno de $g = 2$; B) formação de sinais largos também em torno de $g = 2$; e C) formação de sinais largos em torno de $g = 4,3$.

Os sinais com característica larga, largura em torno de 30 – 50 G, são observados somente após o aquecimento dos tecidos sob temperaturas acima de 800 °C, temperaturas nas quais também são observadas novas fases cristalográficas [20].

Devido à faixa de temperatura onde é observado o FTC-β (acima de 800 °C) e do comportamento em função da temperatura aplicada, a presença desse fosfato de cálcio coexistindo com a hidroxiapatita pode ser associada aos radicais paramagnéticos observados com g entre 2,000 – 2,015 e largura entre 30 – 40 G.

5.6.6 Alteração Estrutural do Colágeno

A Figura 5.24 mostra um modelo que representa a configuração eletrostática da molécula do colágeno [149]. Numa primeira aproximação, as cargas positivas de uma molécula estão próximas às cargas negativas da molécula vizinha. Associada a essa configuração, ocorre uma ligação eletrostática entre as diferentes moléculas de colágeno, fornecendo uma estabilidade às fibrilas. Essa configuração eletrostática dos aminoácidos produz diversos momentos de dipolos elétricos, de forma que o arranjo helicoidal dos resíduos que compõem a molécula forma uma estrutura com dipolo elétrico macroscópico [150].

A estrutura helicoidal do colágeno apresenta bandas de absorção vibracionais entre 1400 cm^{-1} e 1100 cm^{-1} [50]. A alteração dessa estrutura foi monitorada através de espectroscopia de transmissão após o aquecimento da dentina sob temperaturas entre 100 °C e 300 °C. Na Figura 5.25, observa-se o comportamento da área sob as bandas da estrutura do colágeno quando a dentina é aquecida a 100 °C, 175 °C, 200 °C e 300 °C (para mais detalhes desse experimento e dos resultados, vide o Capítulo 3).

Com a hidratação, observa-se uma total reversão da área das bandas de absorção nas amostras aquecidas sob temperaturas inferiores a 200 °C, ou seja, após o primeiro dia de hidratação, há uma reversão ao valor da área inicial (sem tratamento). Sob temperatura de 200 °C, após 1 dia de hidratação a área aumenta discretamente e após cinco dias de hidratação a área sob as bandas não retorna aos valores observados inicialmente. Amostras aquecidas sob temperaturas acima de 200 °C não apresentam a reversão da área sob as bandas após a hidratação, caracterizando um processo irreversível.

A alteração da estrutura helicoidal do colágeno produz, provavelmente, alterações na sua configuração eletrostática. Como conseqüência, essa molécula está susceptível a formar centros de cargas e apresentar propriedades paramagnéticas. Com a reversão da estrutura do colágeno ao seu estado inicial, ocorre também a re-configuração eletrostática da molécula e então as propriedades paramagnéticas são perdidas.

Essa reversão da estrutura do colágeno pode ser associada à reversão dos radicais paramagnéticos observados nas amostras de dentina aquecidas sob temperaturas inferiores a 200 °C. O tempo em que ocorreu a reversão da estrutura do colágeno (área sob as bandas de absorção) não está correlacionado com o tempo de desaparecimento dos centros paramagnéticos (diminuição da amplitude). Como será descrito a seguir, diferenças no método de preparação de amostras devem ter influenciado nos resultados.

As amostras utilizadas para avaliar o comportamento da estrutura do colágeno foram mantidas em solução de cloreto de sódio durante cinco dias, em que se observou, logo após o primeiro dia de hidratação,

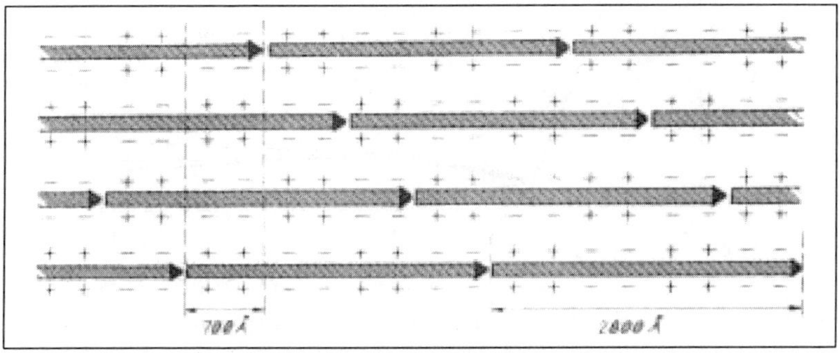

Figura 5.24. *Diagrama do arranjo de cargas das moléculas que compõem uma fibrila de colágeno [149]*

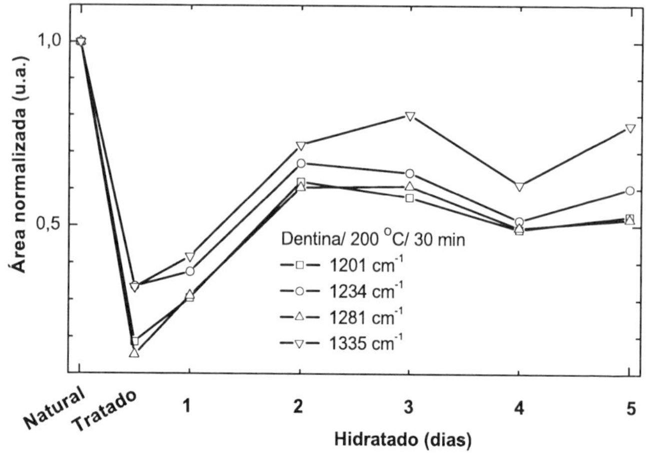

Figura 5.25. **A.** *Área normalizada das bandas observadas entre 1360 cm^{-1} e 1190 cm^{-1} da dentina não tratada e após o aquecimento a 100 °C, 175 °C, 200 °C, 300 °C e hidratação em solução de NaCl (0,9%). Observa-se a total reversão da área sob as bandas nas amostras aquecidas sob temperaturas menores ou iguais a 175 °C, a reversão parcial nas amostras aquecidas a 200 °C.*

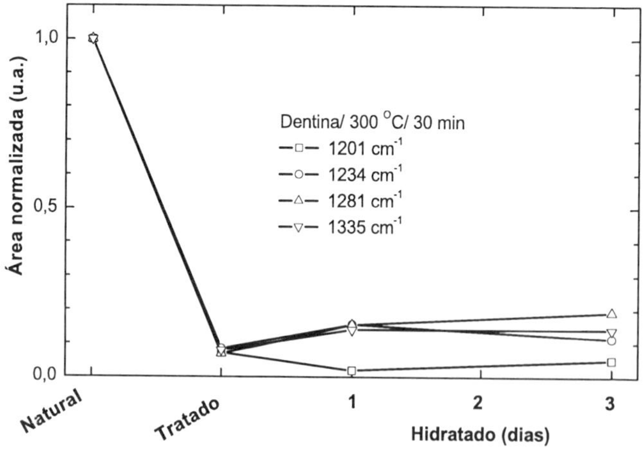

Figura 5.25. **B.** *Área normalizada das bandas observadas entre 1360 cm^{-1} e 1190 cm^{-1} da dentina não tratada e após o aquecimento a 200 °C, 300 °C e hidratação em solução de NaCl(0,9%). Não se observa a reversão das bandas nas amostras hidratadas.*

a reversão das bandas nas amostras aquecidas sob temperaturas inferiores a 200 °C. Como a técnica de espectroscopia no infravermelho necessita de amostras finas, essa reversão foi observada em amostras com espessuras de aproximadamente 30 – 40 μm.

Os sinais paramagnéticos não apresentaram a reversão (desaparecimento) dos sinais logo após o primeiro dia de hidratação. Nos dias seguintes ao tratamento, ocorreu uma diminuição da amplitude, principalmente nos sinais formados entre 150 °C e 250 °C. A total reversão dos sinais paramagnéticos foi observada após seis meses de estocagem. Dessa forma, não se sabe qual foi o período exato em que ocorreu a reversão desses sinais. Ao contrário dos experimentos de espectroscopia no infravermelho, os experimentos de EPR foram conduzidos utilizando-se palitos de dentina com dimensões de aproximadamente $2 \times 2 \times 20$ mm.

Apesar de se observar uma correlação da temperatura (100 °C $< T <$ 200 °C) onde ocorreu a reversão da estrutura do colágeno e o desaparecimento dos sinais paramagnéticos, verifica-se uma divergência no tempo de reversão desses dois fenômenos: aproximadamente um dia para a estrutura do colágeno enquanto para os sinais paramagnéticos a reversão ocorre após maior tempo de hidratação. Essa divergência se deve, possivelmente, ao tamanho das amostras: 30 μm nas amostras utilizadas na espectroscopia no infravermelho e 2 mm (2000 μm) nos experimentos de ressonância paramagnética eletrônica. Quando a reversão da estrutura está correlacionada à difusão da água para o interior da amostras, o caminho para a difusão é de aproximadamente 100 vezes maior nas amostras em forma de palitos.

Também se observa um decaimento dos sinais paramagnéticos formados com temperaturas inferiores a 200 °C, quando as amostras foram estocadas a seco (Figura 5.18). Mas, apesar dessa observação, não é possível concluir que a reversão dos centros paramagnéticos ocorre independentemente da água, pois mesmo a estocagem tendo ocorrido em frascos secos, o colágeno da dentina é hidrofílico [101], ou seja, possui a capacidade de absorver a água presente no ambiente.

5.6.7 Eliminação e Reincorporação da Água

A água juntamente com o material orgânico e o carbonato são compostos instáveis termicamente. A água pode estar presente no tecido (esmalte e dentina) de duas diferentes formas [19, 41]: 1) fracamente ligada, instável a temperaturas menores que 200 °C e reversível, esta água é também chamada de água adsorvida; 2) água fortemente ligada, instável a temperaturas entre 200 °C e 1300 °C e irreversível, sendo também chamada de água estrutural, ou seja, nesse caso as moléculas de água estão aprisionadas em sítios da rede cristalina.

Nos dois experimentos conduzidos com a técnica de espectroscopia no infravermelho, nos quais se poderia avaliar a composição da água no tecido, não foi possível observar o comportamento sugerido pelos trabalhos da literatura: água reversível ($T < 200$ °C) e irreversível ($T > 200$ °C). No experimento em que se utilizaram amostras em fatias, não foi possível monitorar a composição da água, pois a área sob a banda apresentava sinais de saturação, enquanto nas amostras em pó não foi possível realizar a hidratação dos tecidos.

Sem a preocupação da reversibilidade da água dos tecidos, determinou-se a área sob a banda da água do espectro de infravermelho quando os tecidos são aquecidos sob temperaturas entre 100 °C e 1000 °C (vide Figura 5.26). A água é eliminada lentamente até 700 °C (com a preservação de aproximadamente $18-25\%$ da água inicial). Com o aquecimento sob temperaturas acima de 700 °C, ocorre uma eliminação mais pronunciada de forma que em 1000 °C verifica-se a presença de apenas $3-8\%$ da água inicial. A presença de água a 1000 °C converge com o relatado na literatura [43], em que os autores sugerem temperaturas entre 900 °C e 1300 °C para a eliminação da água estrutural.

Na Figura 5.26 observa-se que a água apresenta dois comportamentos distintos: entre 100 °C −400 °C e entre 700 °C −1000 °C. Na primeira região, a energia de ativação necessária para extrair a água adsorvida do tecido (~ -4 kJ/mol) é bem inferior à energia observada na segunda região (~ -60 kJ/mol). A região intermediária (400 − 700 °C) foi desconsiderada para o cálculo da energia de ativação.

A água estrutural pode ser considerada como um defeito na rede cristalina da matriz mineral, apesar da sua presença na rede da hidroxiapatita não estar totalmente esclarecida. Ela pode ocupar os sítios da hidroxila, do carbonato ou até mesmo do cálcio [19]. Considerando que a água ocupe um dos sítios listados anteriormente, este é considerado um defeito cristalino, mas sem propriedades paramagnéticas, pois os tecidos com tais defeitos não apresentam sinais de EPR. Com o aquecimento e a conseqüente eliminação dessa água estrutural, esse sítio ficaria desocupado, podendo ser ocupado por outros radicais químicos, elétrons (e^-), prótons (H^+) ou permanecer desocupado. Independentemente da ocorrência de uma dessas possibilidades, esse novo sítio

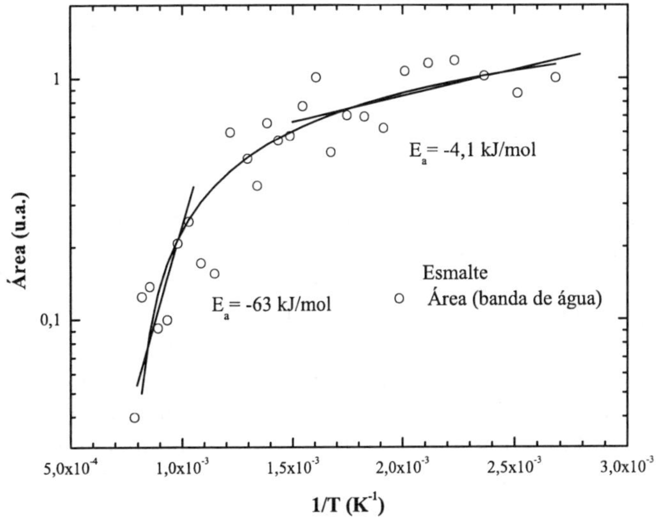

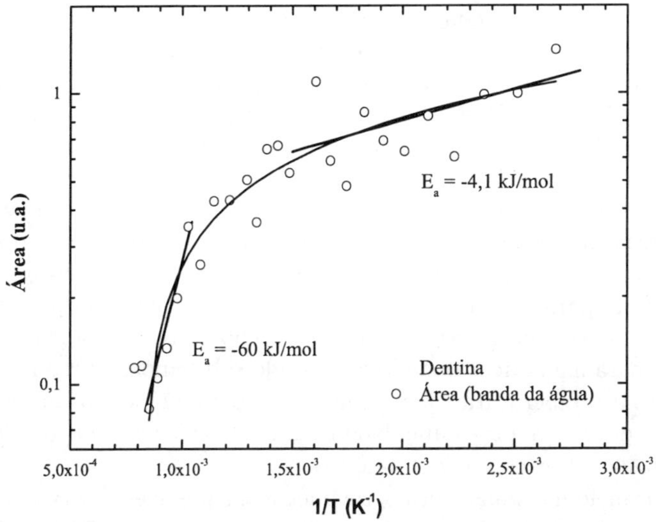

Figura 5.26. *Área sob a banda da água obtida do espectro de infravermelho no esmalte e na dentina aquecidos entre 100 °C (2,68×10^{-3} K^{-1}) e 1000 °C (0,78×10^{-3} K^{-1}). Observa-se que a perda mais acentuada da água ocorre quando os tecidos são aquecidos sob temperaturas acima de 700 °C (1,03×10^{-3} K^{-1}).*

pode apresentar propriedades similares a um elétron desemparelhado e, assim, ser a origem dos sinais observados nas amostras aquecidas sob temperaturas acima de 800 °C, com valores de g em torno de 4,3 e 2,0.

5.6.8 Degradação da Matriz Orgânica

A molécula de colágeno que compõem majoritariamente os tecidos moles possui estrutura e composição químicas muito similares às encontradas na dentina e no osso. Apesar de algumas restrições, é possível comparar os resultados observados em tecidos moles com os resultados observados na dentina e, assim, enriquecer a discussão sobre a origem química dos sinais paramagnéticos na dentina, no osso e no colágeno.

Em trabalhos conduzidos utilizando-se tecidos moles e oxidação de aminoácidos [151], observou-se a formação de sinal em torno de $g = 2,004$ na lisina, na arginina, na histitida, no triptofano e na cisteina. Os sinais produzidos nesses aminoácidos possuem o formato de um singleto e são associados ao elemento químico carbono presente neles.

O colágeno do tendão humano apresenta um fraco sinal paramagnético, aproximadamente um elétron para 100 moléculas de colágeno, com $g = 2,007 \pm 0,006$ e largura de 1 mT [146]. Quando aquecido entre 25 °C e 95 °C, o colágeno apresenta uma dependência da temperatura, decrescendo com o aumento da temperatura e, em 70 °C, é observado um decréscimo mais acentuado. Não foi observada uma dependência da amplitude do sinal paramagnético com a temperatura quando as amostras são desidratadas previamente. Esse comportamento sugere que a água participa como um meio ativador, diminuindo a energia necessária para que ocorra a reação química responsável pela formação dos centros paramagnéticos. O colágeno no tecido mole apresenta sinais paramagnéticos quando é aquecido sob temperaturas muito inferiores a temperaturas que geram sinais paramagnéticos na dentina. Isso se deve à maior estabilidade térmica do colágeno nos tecidos mineralizados, tais como dentina e osso.

Por meio de análise termogravimétrica, é possível observar a perda de massa da matriz orgânica na dentina aquecida entre 100 °C e 400 °C [40]. Nessa região, ocorre uma maior perda em 320 °C. Esses resultados convergem com os obtidos pela técnica de espectroscopia no infravermelho, que monitorou as bandas associadas aos modos de estiramento das ligações de C–H (esmalte e dentina) e aos modos da estrutura do colágeno (dentina).

Avaliando a presença das ligações de C–H após aquecimento com temperaturas entre 100 °C e 400 °C, observa-se a total degradação dessas ligações após aquecimentos a 400 °C (Figura 5.27-A). De forma similar, a degradação da estrutura do colágeno na dentina é observada entre 100 °C e 300 °C (Figura 5.27-B).

Os resultados que descrevem a degradação da matriz orgânica, a vaporização de material em 320 °C [40], a diminuição das ligações de C–H e da estrutura do colágeno ocorrem próximos à temperatura onde é observado um pico na amplitude do sinal paramagnético: em 325 °C na dentina e 350 °C no esmalte (Figura 5.14 e Figura 5.20).

Apesar de não ser possível associar mais especificamente a origem química dos radicais formados, a correlação entre a degradação da matriz orgânica, determinada pela diminuição das bandas de infravermelho, e a formação da amplitude dos radicais paramagnéticos indica fortemente uma origem orgânica.

O valor percentual da matriz orgânica é de aproximadamente 20% do peso da dentina e apenas 1% do peso do esmalte [6]. A amplitude do sinal paramagnético formado na dentina é aproximadamente 30 vezes maior que a amplitude do sinal formado no esmalte (Figura 5.28). A ordem de grandeza do valor percentual entre a matriz orgânica do esmalte e a da dentina converge com a amplitude do sinal formado em 325 °C –350 °C, isto é, a matriz orgânica da dentina é 20 vezes maior que a do esmalte e o sinal paramagnético observado na dentina é 30 vezes maior que o observado no esmalte. Essa diferença fortalece ainda mais a associação entre a degradação da matriz orgânica com a formação dos radicais paramagnéticos entre 200 °C e 400 °C.

5.6.9 Formação do Radical de Cianato (N=C=O–)

O cianato não é observado em esmalte e dentina não aquecidos. A presença desse radical é observada somente após o aquecimento da dentina sob temperaturas entre 250 °C e 950 °C e aquecimento do esmalte sob temperaturas entre 325 °C e 950 °C. A área sob a banda aumenta exponencialmente atingindo um máximo quando ambos os tecidos são aquecidos a 750 °C. Esse comportamento é similar à amplitude do sinal paramagnético observado no esmalte e na dentina aquecidos sob temperaturas similares.

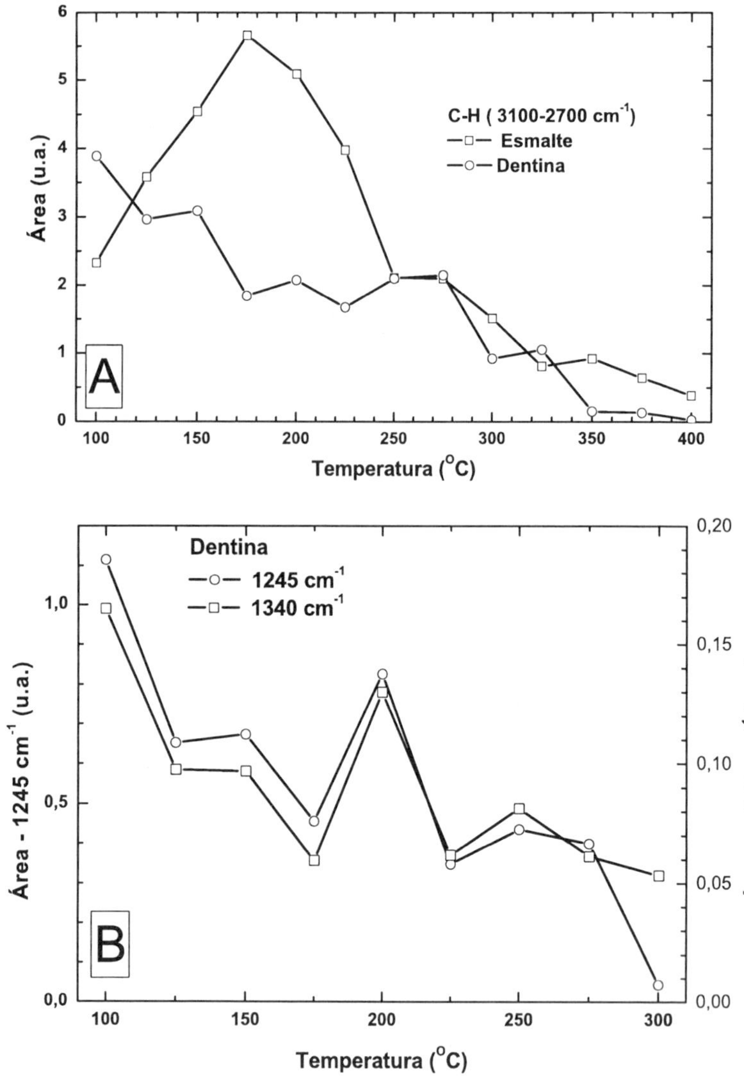

Figura 5.27. *A) Área das bandas associadas às ligações de C–H do esmalte e da dentina aquecidos entre 100 °C e 400 °C; B) Área das bandas associadas à estrutura do colágeno da dentina aquecida entre 100 °C e 300 °C.*

Na Figura 5.28, é possível comparar a amplitude do sinal paramagnético com a área sob a banda do cianato formado nos tecidos aquecidos. A semelhança entre o comportamento da formação do cianato e a dos radicais paramagnéticos é um forte indicativo de que os sinais paramagnéticos observados são originários da presença desse radical químico.

O cianato também é observado em apatitas sintéticas quando estas são aquecidas [45]. A formação do cianato é sugerida como sendo originária da reação entre as duas matrizes: mineral e orgânica ou então entre a matriz mineral e a atmosfera ambiente. O radical de carbonato (CO_3^{2-}) da hidroxiapatita e o dióxido de carbono (CO_2) aprisionado no cristal seriam as fontes de carbono e oxigênio, enquanto as proteínas e o ar circundando a amostra seriam as fontes de nitrogênio [43].

A correlação entre o radical de cianato (determinado por espectroscopia no infravermelho) e os radicais paramagnéticos, é possível

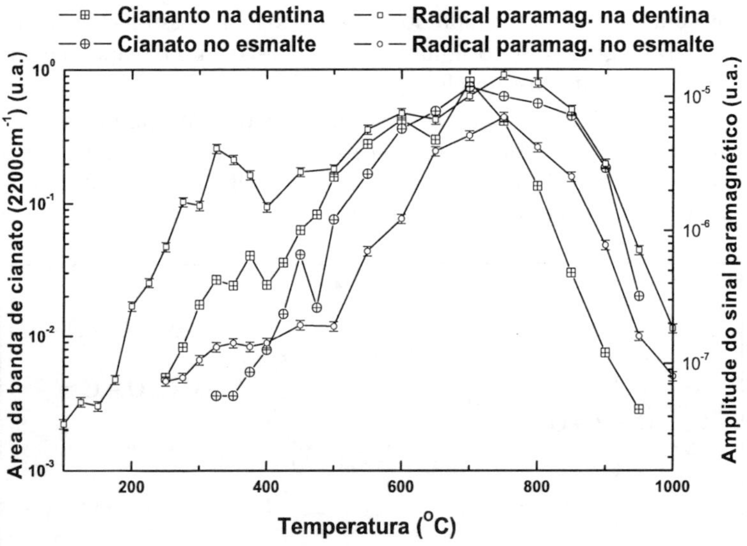

Figura 5.28. *Amplitude do sinal paramagnético e área da banda do radical de cianato (NCO^-) formado na dentina e no esmalte aquecidos entre 100 °C e 1000 °C. A maior amplitude do sinal paramagnético é observada quando os tecidos são aquecidos a 750 °C e a área do radical de cianato é máxima também quando os tecidos são aquecidos sob temperaturas de 700 °C.*

verificar se um determinado sinal dosimétrico é composto por sinais de adicionais originários do aquecimento do tecido.

A diferença no pico da amplitude do sinal paramagnético, formado no esmalte e na dentina aquecidos a 750 °C, não é tão pronunciada como a descrita entre o pico formado em 325 – 350 °C. Em 750 °C, o sinal do esmalte é apenas 1,5 vez menor que o sinal observado na dentina, em contraste com o sinal 30 vezes menor observado em 325-350 °C. Essa maior semelhança no comportamento da amplitude é associada à presença igualitária, entre esmalte e dentina, dos produtos necessários para produzir o radical de cianato: carbono, oxigênio e nitrogênio.

A diferença entre o pico observado na formação do cianato (700 °C) e o pico dos radicais paramagnéticos (750 °C) pode estar associada à calibração dos fornos: os experimentos de espectroscopia no infravermelho foram conduzidos num forno diferente dos experimentos de ressonância paramagnética eletrônica.

Apesar de haver uma correlação entre a amplitude dos sinais de EPR com a área sob a banda do cianato, existe a possibilidade de esse sinal paramagnético ser originário de outra estrutura e o aparecimento do cianato ser apenas um efeito secundário.

Na Figura 5.29, observam-se os principais radicais químicos que estão presentes na rede da hidroxiapatita dos tecidos dentais duros. Uma possível reação química é a eliminação do carbonato e a substituição pelo cianato. Como o cianato possui um tamanho próximo ao do car-

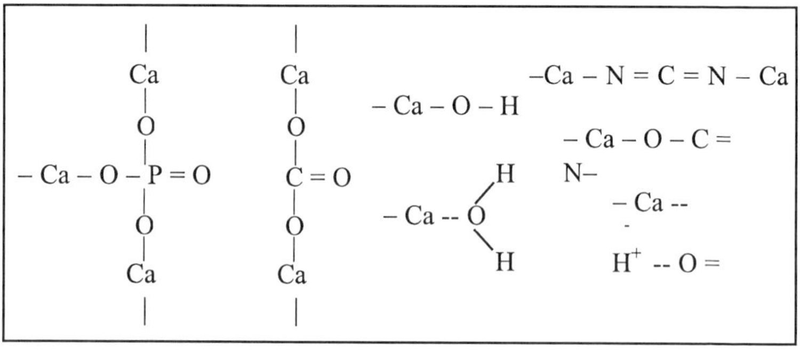

Figura 5.29. *Configuração dos possíveis radicais observados nos tecidos (hidroxiapatita carbonatada): fosfato (PO_4^{3-}), carbonato (CO_3^{2-}), hidroxila (OH^-), água (H_2O), cianato (NCO^-), cianamida (CN_2^{2-}), elétron (e^-) e próton (H^+).*

bonato, é provável que ocorra somente a substituição do carbonato por apenas um cianato e assim o segundo cálcio, ao qual o carbonato estava ligado, não participa da ligação desse novo radical de cianato. Nesse segundo átomo de cálcio, pode então ser aprisionado um elétron ou outro radical e a propriedade paramagnética observada nos tecidos aquecidos viria dessa ligação e não do cianato.

5.6.10 Correlação entre a Cor e os Centros Paramagnéticos Formados

O escurecimento formado nos tecidos apresenta dois máximos: em torno de 300 – 400 °C e 700 – 800 °C. Esse comportamento é mais visível na dentina (Figura 5.30-A), enquanto no esmalte (Figura 5.30-B) o comportamento é similar mas com menor intensidade. O comportamento da densidade óptica em função da temperatura não é similar ao comportamento dos centros paramagnéticos formados (Figura 5.31), mas os máximos observados ($\sim$ 300 – 400 °C e $\sim$ 700 – 800 °C), convergem com a máxima intensidade desses centros. A correlação entre a densidade óptica dos tecidos (escurecimento) e a formação dos sinais paramagnéticos formados pode ser visualizada na Figura 5.32 para o esmalte e para a dentina. Observa-se uma correlação de 0,7 para o esmalte e 0,6 para a dentina, indicando que o escurecimento é uma conseqüência da presença de centros paramagnéticos nos tecidos aquecidos.

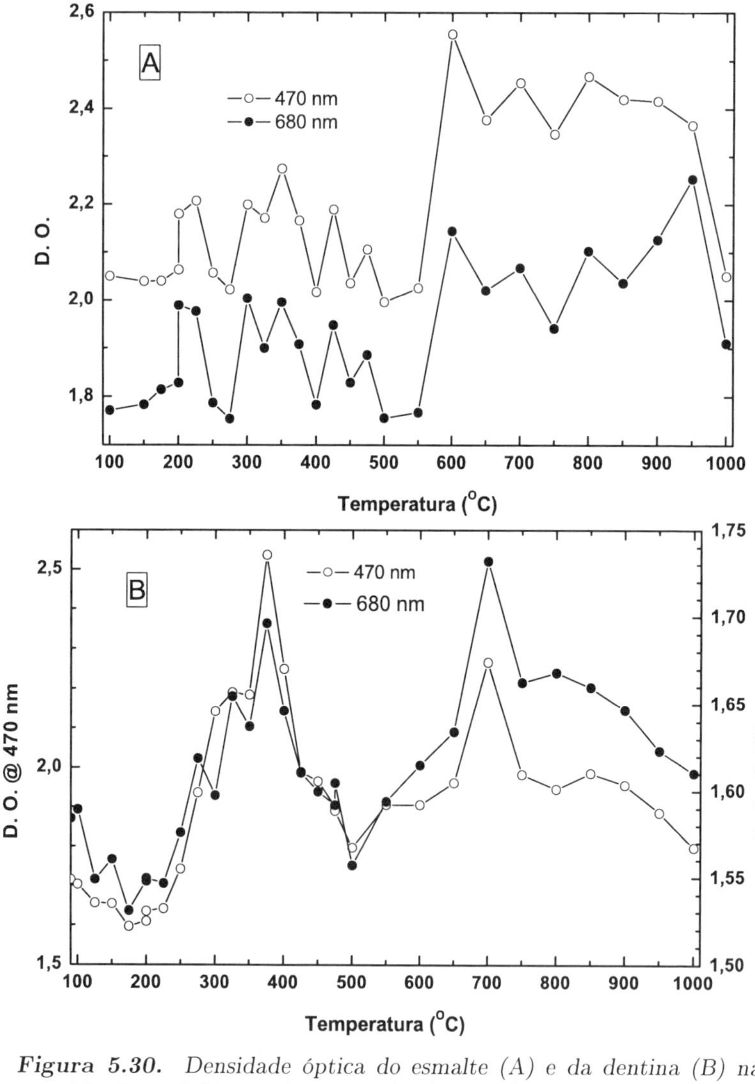

Figura 5.30. *Densidade óptica do esmalte (A) e da dentina (B) na região do azul (470 nm) e vermelho (680 nm). O aumento da densidade óptica em função do aquecimento é mais nítido nas amostras de dentina, enquanto o esmalte, apesar de apresentar o mesmo comportamento da dentina, apresenta um perfil mais ruidoso.*

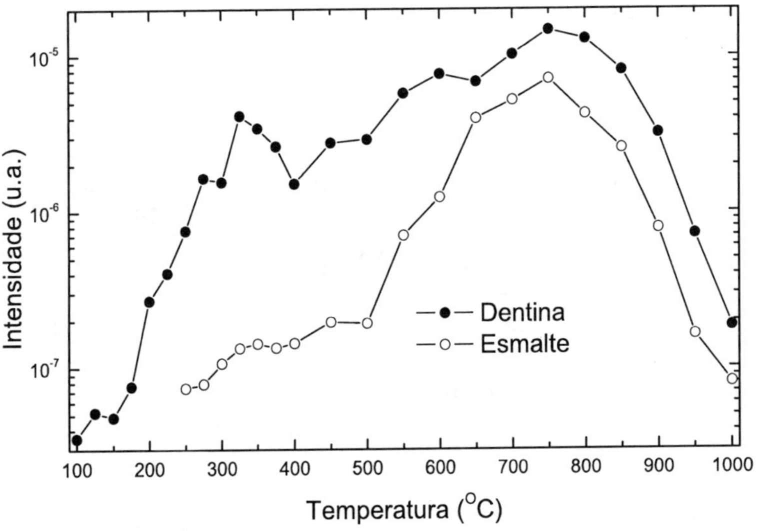

Figura 5.31. *A amplitude dos sinais paramagnéticos formados nos tecidos aquecidos apresenta valores máximos em torno de 325 °C e 750 °C. O pico em torno de 325 °C do esmalte aquecido apresenta menor intensidade que o pico observado na dentina enquanto em 750 °C as intensidades nos dois tecidos apresentam valores similares.*

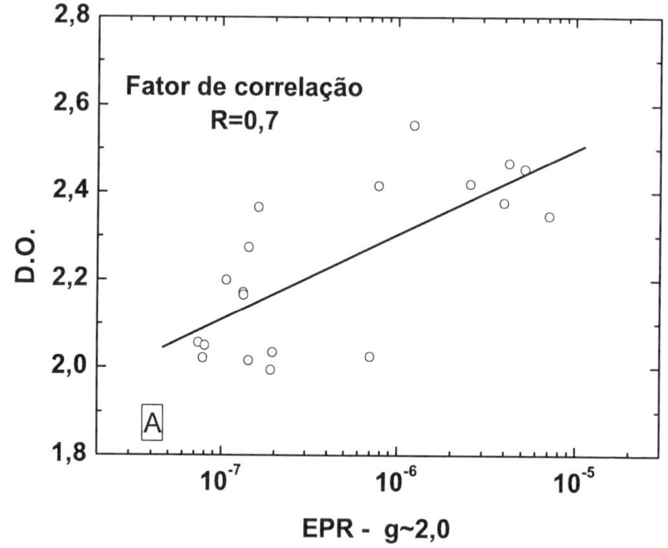

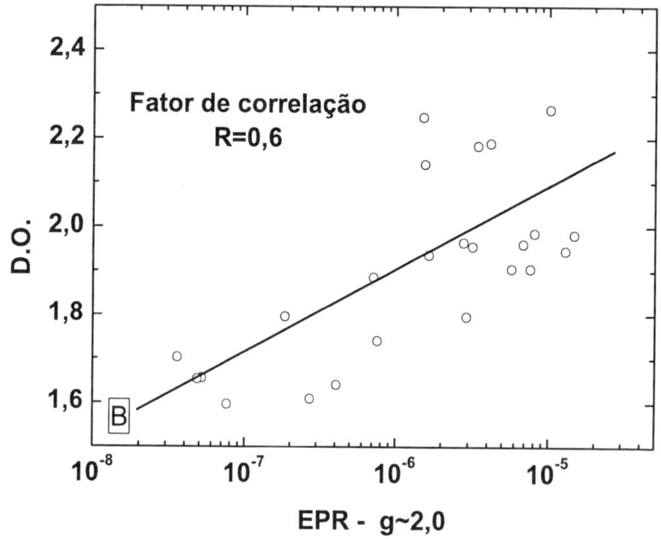

Figura 5.32. *A) Correlação do escurecimento (D.O.) com os sinais paramagnéticos formados no esmalte aquecido entre 100 °C e 1000 °C. B) Correlação do escurecimento (D.O.) com os sinais paramagnéticos formados na dentina aquecida entre 100 °C e 1000 °C.*

5.7 Conclusões

O aquecimento produz centros paramagnéticos na dentina entre 100 °C e 1000 °C e no esmalte entre 300 °C e 1000 °C. Os sinais gerados na dentina aquecida sob temperaturas inferiores a 200 °C são reversíveis, enquanto os originários acima dessa temperatura e os sinais observados no esmalte são estáveis mesmo seis meses após o tratamento.

A dependência da amplitude dos sinais gerados em função da temperatura apresenta dois máximos, tanto no esmalte como na dentina: em 325 °C e 750 °C. O pico observado em 325 °C no esmalte é pouco intenso e está associado ao baixo percentual em peso da matriz orgânica no tecido.

Apesar de a determinação da origem dos radicais paramagnéticos observados não ser totalmente definitiva, na Figura 5.33 observam-se os possíveis processos que podem gerá-los durante o aquecimento dos tecidos.

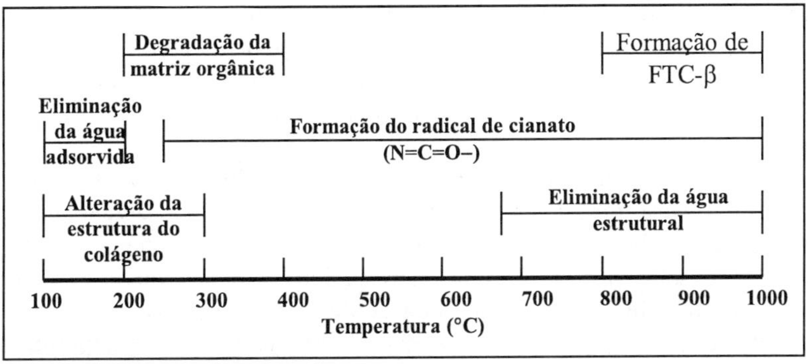

Figura 5.33. *Diagrama representando as possíveis origens dos sinais paramagnéticos observados no esmalte e na dentina aquecidos sob temperaturas entre 100 °C e 1000 °C.*

Capítulo 6

Considerações Finais

As alterações observadas após os tratamentos térmicos, a irradiação laser ou o aquecimento em forno, estendem-se desde a matriz orgânica e a água, termicamente instáveis, até a matriz inorgânica, termicamente mais estável.

Tratamentos que produzem elevações térmicas inferiores a 300 °C, tais como a irradiação com o laser de Er:YAG utilizando fluências subablativas, eliminam a água, alteram a estrutura do colágeno ou podem até degradar permanentemente a matriz orgânica. Essas alterações seriam responsáveis por efeitos tais como a opacidade do esmalte e o escurecimento da dentina, observados visualmente nos tecidos irradiados.

Com o aumento da fluência de irradiação do laser de Er:YAG, a temperatura gerada na superfície também é maior. Dessa forma, também são observadas alterações que ocorrem somente nas amostras aquecidas sob temperaturas superiores a 300 °C, tais como a formação do cianato, subproduto da degradação da matriz orgânica.

Por outro lado, tratamentos que geram temperaturas superiores a 800 °C se estendem à matriz inorgânica. Além de poder produzir alterações, como as descritas anteriormente, promovem a eliminação de carbonato, fusão e ressolidificação da matriz mineral com a possível formação de novas fases cristalinas. Nas amostras irradiadas com o laser de Ho:YLF foi possível determinar a fase cristalográfica, fosfato de tetra-cálcio, formada na região fundida pela irradiação, assim como o aumento no tamanho médio dos cristais que formam esse tecido.

Resultados Publicados

⋆ *Parte dos resultados obtidos nesta tese foi publicada nos artigos que seguem:*

[A] Bachmann, L., Gomes, A. S. L., Zezell, D. M., *Collagen absorption bands in heated and rehydrated dentine.* Spectrochimica Acta A: Molecular and Biomolecular Spectroscopy (2005).

[B] Bachmann, L., Diebolder, R., Hibst, R., Zezell, D. M., *Changes in chemical composition and structure of dentin tissue after erbium laser irradiation.* Spectrochimica Acta A: Molecular and Biomolecular Spectroscopy (2005).

[C] Bachmann, L., Craievich, A., Zezell, D. M., *Crystalline structure of bovine enamel after Ho:YLF laser irradiation.* Archives of Oral Biology 49(11):923-929 (2004).

[D] Bachmann, L., Gomes, A. S. L., Zezell, D. M., *Bound energy of water in hard dental tissues.* Spectroscopy Letters 37(6): 1-15 (2004).

[E] Bachmann, L., Rossi, W., Zezell, D. M., *Cementum melting after the dye-assisted holmium laser irradiation.* Journal of Laser Applications 16(3):193-195 (2004).

[F] Bachmann L., Baffa, O., Gomes, A. S. L., Zezell, D. M., *Chemical origin of the native ESR signals in thermally treated enamel and dentin.* Physica B 349:119-123 (2004).

[G] Bachmann, L., Sena, E. T., Stolf, S. F., Zezell, D. M., *Discoloration of hard dental tissues after thermal treatment.* Archives of Oral Biology, 49:233-238 (2004).

[H] Bachmann L., Santos, A. B., Baffa, O., Zezell, D. M., *ESR native signal in thermally treated dental tissue.* Spectroscopy Letters. 36(5&6): 487-499 (2003).

[I] Bachmann, L., Diebolder, R., Hibst, R., Zezell, D. M., *Infrared Absorption bands of enamel and dentin tissues from human and bovine teeth.* Applied Spectroscopy Reviews, 38(1): 1-14 (2003).

[J] Bachmann L, Zezell, D. M., Diebolder, R., Hibst, R., *Infrared spectroscopy of dentin irradiated by erbium laser.* International Congress Series, 1743:1-4 (2003).

[K] Bachmann, L., Zezell, D. M., Maldonado, E. P., *Determination of beam width and quality for pulsed lasers using the knife-edge method.* Instrumentation Science & Technology, 31(1):49-54 (2003).

Referências Bibliográficas

[1] Keller, U., Hibst, R., *Effects of Er:YAG laser in caries treatment: A clinical pilot study.* Lasers Surg Med 20:32-38 (1997).

[2] Kimura, Y., Wilder-Smith, P., Yonaga, K., Matsumoto, K., *Treatment of dentine hypersensitivity by lasers: a review.* J Clin Periodontol 27:715-721 (2000).

[3] Kimura Y, Wilder-Smith P, Matsumoto K. *Lasers in endodontics: a review.* Int Endod J 33:173-185 (2000).

[4] Hibst R, Keller U. *Experimental studies of the application of the Er:YAG laser on dental hard substances I.* Lasers Surg Med 9:338-344 (1989).

[5] Hibst R., Keller, U., *Experimental studies of the application of the Er:YAG laser on dental hard substances II.* Lasers Surg. Med. 9:345-351 (1989).

[6] Legeros, R. Z., *Calcium Phosphates in Enamel, Dentin and Bone, Calcium Phosphates.* In: Oral Biology and Medicine. Monographs in Oral Science. Editor: H. M. Myers. (1991).

[7] Legeros, R. Z., *Calcium Phosphates in Demineralization/ Remineralization Processes.* The Journal of Clinical Dentistry, 10(2):65-73 (1999).

[8] Fowler, B. O., Kuroda, S., *Changes in heated and in laser-irradated human tooth enamel and their probable effects on solubility.* Calcified Tissue International, 38:197-208 (1986).

[9] Tonsuaadu, K., Peld, M., Leskelä, T., Mannonen, R., Niinistö, L., Veiderma, M., *A thermoanalytical study of synthetic carbonate containing apatites,* Thermochimica Acta, 256:55-56 (1995).

[10] Newesely, H., *High temperature behaviour of hydroxy- and fluorapatite: crystalchemical implications of laser effects on dental enamel,* Journal of Oral Rehabilitation 4:97-104 (1977).

[11] Meurman, J. H., Voegel, J. C., Rauhamaa-Mäkinen, R., Gasser, P., Thomann, J, M., Hemmerle, J., Luomanen, M., Paunio, I., Frank, R. M., *Effects of Carbon Dioxide, Nd:YAG and Carbon Dioxide-Nd:YAG combination laser at high energy densities on synthetic hydroxyapatite,* Caries Research, 26:77-83 (1992).

[12] Holden, J. L., Clement, J. G., Phakey, P. P., *Age and temperature related changes to the ultrastructure and composition of human bone mineral*, Journal of Bone and Mineral Research, 10(9):1400-1409 (1995).

[13] Legros, R., Balmain, N., Bonel, G., *Age-related changes in mineral of rat and bovine cortical bone*, Calcif Tissue Int 41:137-144 (1987).

[14] Sasaki K. M,, Aoki, A., Ichinose, S., Ishikawa, I., *Ultrastructural analysis of bone tissue irradiated by Er:YAG laser*, Lasers in Surgery and Medicine 31:322-332 (2002).

[15] Rohanizadeh, R., Legeros, R. Z., Fan, D., Jean, A., Daculsi, G., *Ultrastructural properties of laser irradiated and heat treated dentin,* Journal of Dental Research, 78(12):1829-1835 (1999).

[16] Lin, C-P, Lee, B-S, Lin, F-H, Kok, S-H, Lan, W-H, *Phase, Compositional, and morphological changes of human dentin after Nd:YAG laser treatment*, Journal of Endodontics 27(6):389-393 (2001).

[17] Kantola, S., *Laser-induced effects on tooth structure VII. X-ray diffraction study of dentine exposed to a CO_2 laser* Acta Odontologica Scandinava, 31(6):381-386 (1974).

[18] Kinney, J. H, Haupt, D. L., Balooch, M., White, J. M., Bell, W. L., Marshall, S. J., Marshall G. W., *The threshold effects of Nd and Ho:YAG laser-induced surface modification on demineralization of dentin surfaces*, Journal of Dental Research 75(6):1388-1395 (1996).

[19] Legeros, R. Z., Bonel, G., Legros, R., *Types of H_2O in human enamel and in precipitated apaties,* Calcified Tissue Research, 26:111-118 (1978).

[20] Sakae, T., *X-ray diffration and thermal studies of crystals from the outer and inner layers of human dental enamel*, Archives of Oral Biology 33(10):707-713 (1988).

[21] Hashiguchi, K., Hashimoto, K., *Effect of Nd:YAG laser irradiation on human dental enamel*, Okajimas Folia Anatomica Japonica 67:271-281 (1990).

[22] Lobene, R. R., Bhussry, B. R., Fine, S. S. M., *Interaction of carbon dioxide laser radiation with enamel and dentin*, Journal of Dental Research, 47(2):311-317 (1968).

[23] Kantola, S., Laine, E., Tarna, T., *Laser-induced effects on tooth structure VI. X-ray diffraction study of dental enamel exposed to a CO_2 laser.*, Archives of Oral Scandinava 31(6):369-379 (1973).

[24] Oho T., Morioka T., *A possible mechanism of acquired acid resistance of human dental enamel by laser irradiation.* Caries Research, 24:86-92 (1990).

[25] Anic, I., Vidovic, D., Luci, M., Tudja, M., *Laser induced molar tooth pulp chamber temperature changes.*, Caries Research, 26:165-169 (1992).

[26] Kuroda, S., Fowler, B. O., *Compositional, structural and phase changes in in vitro laser irradiated human tooth enamel,* Calcified Tissue International, 36:361-369 (1984).

[27] Vahl, J., *Electron microscopical and x-ray crystallographic investigations of teeth exposed to laser rays.*, Caries Res 2(1):10-8 (1968).

[28] Nelson D. G. A., Wefel, J. S., Jongebloed, W. L., Featherstone, J. D., *Morphology, histology and crystallography of human dental enamel treated with pulsed low energy infrared laser radiation,* Caries Research, 21:411-426 (1987).

[29] Kawasaki, K., Tanaka, Y., Takagi, O., *Crystallographic analysis of demineralized human enamel treated by laser-irradiation or remineralization,* Archives of Oral Biology 45:797-804 (2000).

[30] Zezell, D. M., Cecchini, S. C., Eduardo, C. P., Matsumoto, K., Rossi, W., Nogueira, G. E., Bereta J. R., Vieira Junior, N. D., Morato, S. P., *Experimental studies of the applications of the holmium laser in dentistry,* Journal of Clinical Laser Medicine & Surgery 13: 283-289 (1995).

[31] Kinney, J. H., Haupt, D. L., Balooch, M., White, J. M., Bell, W.L., Marshall, S. J., Marshall, G. W., *The threshold effects of Nd and Ho:YAG laser-induced surface modification on demineralization of dentin surfaces*, Journal of Dental Research 75(6):1388-1395 (1996).

[32] Boari H. G. D., Zezell, D. M., Eduardo, C. P., *Dye-Enhancing Nd:YAG irradiation of enamel aiming caries prevention*, Journal of Dental Research, 79:1079-1079 (2000).

[33] Featherstone, J. D. B., Barrett-Vespone, N. A., Fried, D., Kantorowitz, Z., Seka, W., *CO_2 laser inhibitor of artificial caries-like lesion progression in dental enamel*, Journal of Dental Research, 77(6):1397-1403 (1998).

[34] Ranieri, I. M., Baldochi, S. L., Santo, A. M. E., Gomes, L., Courrol, L. C., Tarelho, L. V. G., Rossi, W., Berretta, J. R., Costa, F. E., Nogueira, G. E. C., Wetter, N. U., Zezell, D. M., Vieira, N. D., Morato, S. P., *Growth of $LiYF_4$ crystals doped with holmium, erbium and thulium*, Journal of Crystal Growth 166(1-4):423-428 (1996).

[35] Dickens, B., Brown, W. E., Kruger, G. J., Stewart, J. M., *$Ca_4(PO_4)_2O$, Tetracalcium Diphosphate Monoxide. Crystal structure and relationships to $Ca_5(PO_4)_3OH$ and $K_3Na(SO_4)_2$*, Acta Crystalographica, B29:2046-2056 (1973).

[36] Featherstone, J. D. B., Le, C. Q., Fried, D., *Effect of a new carbon dioxide laser treatment on dissolution profiles of dental enamel*, SPIE Lasers in Dentistry IX, 4950:106-114 (2003).

[37] Holcomb, D. W., Young, R. A., *Thermal decomposition of human tooth enamel,* Calcified Tissue International, 31:189-201 (1980).

[38] Waters, N. E., *Some mechanical and physical properties of teeth.* In: The Mechanical Properties of Biological Materials. Ed. J. F. V. Vincent and J. D. Currey (London: Cambridge University Press) (1970).

[39] Corcia, J. T., Moody, W. E., *Thermal analysis of human dental enamel.* Journal of Dental Research, 53(3):571-580 (1974).

[40] Sakae, T., Mishima, H., Kozawa, Y., *Changes in bovine dentin mineral with sodium hypochlorite treatment.* Journal of Dental Research, 67(9):1229-1234 (1988).

[41] Little MF, Casciani FS., *The nature of water in sound human enamel. A preliminary study,* Archives of Oral Biology 11:565-571 (1966).

[42] Carlstroem, D., Glas, J. E., Angmar, B., *Studies on the ultrastructure of dental enamel V. The state of water in human enamel.* Journal of Ultrastructure Research, 8:24-29 (1963).

[43] Dowker, S. E. P., Elliott, J. C., *Infrared study of the formation, loss, and location of cynate and cyanamide in thermally treated apatites.* Journal of Solid State Chemistry 49:334-340 (1983).

[44] Parker, F. S., *Applications of infrared spectroscopy in Biochemistry, biology, and medicine.* Plenum Press, New York (1971).

[45] Dowker, S. E. P., Elliott, J. C., *Infrared absorption bands from NCO^- and NCN^{2-} in heated carbonate-containing apatites prepared in the presence of NH^{4+} ions.* Calcified Tissue International, 29:177-178 (1979).

[46] Emerson, W. H, Fischer, E. E., *The infrared absorption spectra of carbonate in calcified tissues.* Archives of Oral Biology, 7:671-683 (1962).

[47] Bayly, J. G., Kartha, B. B., Stevens, W. H., *The absorption spectra of liquid phase H_2O and D_2O from 0.7 μm to 10 μm.* Infrared Physics, 3: 211-223 (1963).

[48] Termine, J. D., Eanes, E. D., Greenfield, D. J., Nylen, M. U., Harper, R. A., *Hydrazine-deproteinated bone mineral physical and chemical properties.* Calcified Tissue Research, 12: 73-90 (1973).

[49] Doyle, B. B., Bendit, E. G., Blout, E. R., *Infrared spectroscopy of collagen and collagen-like polypeptides.* Biopolymers, 14: 937-957 (1975).

[50] Furedi, H., Walton, A. G., *Transmission and attenuated total reflection (ATR) infrared spectra of bone and collagen.* Applied Spectroscopy, 22: 23-26 (1968).

[51] Dykes, E., Elliott, J. C., *The occurrence of chloride ions in the apatite lattice of holly springs hydroxyapatite and dental enamel.* Calcified Tissue Research, 7:241-248 (1971).

[52] Dahm, S., Risnes, S. A., *Comparative infrared spectroscopic study of hydroxide and carbonate absorption bands in spectra of shark enameloid, shark dentin and a geological apatite.* Calcified Tissue International, 65:459-465 (1999).

[53] Baddiel, C. B., Berry, E. E., *Spectra structure correlation in hydroxy and fluorapatite.* Spectrochimica Acta, 22:1407-1416 (1966).

[54] Clasen, A. B. S., Ruyter, I. E., *Quantative determination of type A and type B crbonate inn human deciduous and permanent enamel by means of fourier transform infrared spectrometry.* Advances in Dental Research, 11(4):523-527 (1997).

[55] Elliott, J. C., Holcomb, D. W., Young, R. A., *Infrared determination of the degree of substitution of hydroxyl by carbonate ions in human dental enamel.* Calcified Tissue International, 37:372-375 (1985).

[56] Rey C., Collins, B., Goehl, T., Dickson, I. R., Glimcher, M. J., *The carbonate environment in bone mineral: a resolution enhanced Fourier transform spectroscopy study.* Calcified Tissue International, 45:157-164 (1989).

[57] Sowa, M. G., Mantsch, H. H. *FT-IR Photoacoustic Depth profiling spectroscopy of enamel.* Calcified Tissue International, 54:481-485 (1994).

[58] Termine, J. D., Lundy, D. R., *Hydroxide and carbonate in rat bone mineral and its synthetic analogues.* Calcified Tissue Research, 13:73-82 (1973).

[59] Rey, C., Shimizu, M., Collins, B., Glimcher, M. J., *Resolution Enhanced fourier transform infrared spectroscopy study of the environment of phosphate ions in the early deposits of a solid phase of calcium phosphate in bone and enamel, and their evolution with age. I: investigations in the* ν_4 PO_4 *domain.* Calcified Tissue International, 46:384-394 (1990).

[60] Rey, C., Shimizu, M., Collins, B., Glimcher, M. J., *Resolution Enhanced fourier transform infrared spectroscopy study of the environment of phosphate ions in the early deposits of a solid phase of calcium phosphate in bone and enamel, and their evolution with age. 2: investigations in the* ν_3 PO_4 *domain.* Calcified Tissue International, 49:383-388 (1991).

[61] Seka, W., Featherstone, J. D. B., Fried, D., Visuri, S. R., Walsh, J. T., *Laser ablation of dental hard tissue: from explosive abaltion to plasma-mediated ablation.* SPIE, 2672:144-158 (1996).

[62] Spencer, P., Cobb, C. M., McCollum, M. H., Wieliczka, D. M., *The effects of* CO_2 *laser and Nd:YAG with and without water/air surface cooling on tooth root structure: correlation between FTIR spectroscopy and histology.* Journal of Periodontal Research, 31:453-462 (1996).

[63] Holager, J., *Thermogravimetric examination of enamel and dentine.* Journal of Dental Research, 69, 546-549 (1970).

[64] Ruscic, B., Wagner, A. F., Harding, L. B., Asher, R. L., Feller, D., Dixon, . D.A, Peterson, K. A., Song, Y., Qian, Q. M., Ng, C. Y., Liu, J. B., Chen, W. W., *On the enthalpy of formation of hydroxyl radical and gas-phase bond dissociation energies of water and hydroxyl.* Journal of Physical Chemistry, A 106:2727-2747 (2002).

[65] Suresh, S. J., Naik, V. M., *Hydrogen bond thermodynamic properties of water from dielectric constant data.* The Journal of Chemical Physics, 113:9727-9732 (2000).

[66] Henry, M., *Nonempirical quantification of molecular interactions in supramolecular assemblies.* Physical Chemistry Chemical Physics, **3**:561-569 (2002).

[67] Joiner, A., *Tooth colour: a review of the literature.* Journal of Dentistry, 32:3-12 (2004).

[68] Hattab, F. N., Qudeimat, M. A., Al-Rimawi, H. S., *Dental discoloration: and overview.* Journal of Esthetic Dentistry, 11:291-310 (1999).

[69] Qualtrough, A. J. E, Burke, F. J. T., *A look at dental esthetics.* Quintessence International, 25:7-14 (1994).

[70] Odios, L. L., Gibb, R. D., Gerlach, R. W., *Impact of demographic behavioral, and dental care utilization parameters on tooth color and personal satisfaction.* Compendium of Continuing Education in Dentistry, 21(suppl 29): S35-S41 (2000).

[71] Nathoo, A. S., *The chemistry and mechanisms of extrinsic and intrinsic discoloration.* J. American Dental Association, 128:6S-10S (1997).

[72] ten Bosch, J. J., Coops J.C.,*Tooth color and reflectance as related to light scattering and enamel hardness.* Journal of Dental Research, 74:374-380 (1995).

[73] Joiner, A., Jones, N. M., Raven, S. J., *Investigation of factors influencing stain formation utilizing and in situ model.* Advances in Dental Research, 9:471-476 (1995).

[74] Watts, A., Addy, M., *Tooth discoloration and staining: a review of the literature.* British Dental Journal, 190:309-316 (2001).

[75] Joiner, A., *Tooth colour: a review of the literature.* Journal of Dentistry, 32:3-12 (2004).

[76] Ko C. C., Tantbirojn, D., Wang, T., Douglas, W. H., *Optical scattering power for characterization of mineral loss.* Journal of Dental Research, 79:1584-1589 (2000).

[77] Vogel, R. I., *Intrinsic and extrinsic discoloration of the dentin (a literature review).* Journal of Oral Medicine, 30:99-104 (1975).

[78] Ellingsen, J. E., Rolla, G., Eriksen, H. M., *Extrinsic dental stain caused by chlorhexidine and other denaturing agents.* Journal of Clinical Periodontology, 9:317-322 (1982).

[79] Kleter, G. A., Kamen, J. J. M., Buijs, M. J., ten Cate, J. M., *Modification of amino acid residues in carious dentin matrix.* Journal of Dental Research, 77(3):488-495 (1998).

[80] Isaac, S., Brudevold, F., *Discoloration of teeth by metallic ions.* Journal of Dental Research, 36:753-758 (1957).

[81] Stangel, I., Valdes, E., Xu, J., *Absorption of iron by dentin: its role in discoloration.* J. Biomedical Material Research, 31:287-292 (1996).

[82] Kirkham, W. R., Andrews, E. E., Snow, C. C., Grape, P. M., Snyder, L., *Postmortem pink teeth.* Journal of Forensic Sciences, 22:119-131 (1977).

[83] Ikeda, N., Watanabe, G., Harada, A., Suzuki, T., *A scanning electron microscopy and electron probe x-ray microanalysis (SEM-EPMA) of pink teeth.* Journal of Forensic Sciences, 33:1328-1331 (1988).

[84] Muller, M., Berytrand, M. F., Quatrehomme, G., Bolla, M., Rocca, J. P., *Macroscopic and microscopic aspects of incinerated teeth.* Journal of Forensic Odonto-Stomatology, 16:1-7 (1998).

[85] Myers, S. L., Williams, J.M., Hodges, J. S., *Effects of extreme heat on teeth with implications for histologic processing.* Journal of Forensic Sciences, 44:805-809 (1999).

[86] Endris, R., Berrsch. R., *Farbenwandel der zahnhartgewebe als zeichen thermischer schädingung* (*Color change in hard dental tissue as sign of thermal damage*). Zeitschrift für Rechtsmedizin, 94:109-120 (1985).

[87] Hibst, R., Keller, U., *Experimental studies of the application of the Er:YAG laser on dental hard substances I.* Lasers in Surgery and Medicine, 9:338-344 (1989).

[88] Hibst, R., Keller, U., *Experimental studies of the application of the Er:YAG laser on dental hard substances II.* Lasers in Surgery and Medicine, 9:345-351 (1989).

[89] Zijp, J. R., ten Bosch, J. J., *Theoretical model for the scattering of light by dentin and comparison with measurements.* Applied Optics, 32(4):411-415 (1993).

[90] Johansen, E., Parks, H. F., *Electron-microscopic observations on sound human dentine.* Archives of Oral Biology, 7:185-193 (1962).

[91] Veis, A., Schlueter, R. J., *Presence of phosphate-mediated cross-linkages in hard tissue collagens.* Nature (London), 197:1204 (1963).

[92] Veis, A., Schlueter, R. J., *The macromolecular organization of dentine matrix collagen. I. Characterization of dentine collagen.* Biochemistry, 3:1650-1657 (1964).

[93] Johnsen, S., Widder, E. A., *The physical basis of transparency in biological tissue: ultrastructure and the minimization of light scattering.* Journal of Theoretical Biology, 199:181-198 (1999).

[94] Schilke, R., Lisson, J. A., Bauss, O., Geurtsen, W., *Comparison of the number and diameter of dentinal tubules in human and bovine dentine by scanning electron microscopic investigation.* Archives of Oral Biology, 45:355-361 (2000).

[95] Fromme, H.G., Riedel, H., *Messungen über die Weite der Dentinkanälchen an nichtentmineralisierten bleibenden Zähnen und Milchzähnen.* Deutsch Zahnaertzl, Z, 25:401-405 (1970).

[96] Tronstad, L., *Ultrastructure observations on human coronal dentin.* Scandinavian Journal of Dental Research, 81:101-111 (1973).

[97] Gustafson, G., Gustafson, A–G., *Microanatomy and histochemistry of enamel.* In: Structural and Chemical organization of teeth, Miles, A. E. W., Ed. 75-134 (1967).

[98] Johansen, E., *Ultrastructure of dentine.* In: Structural and Chemical organization of teeth, Miles, A. E. W., Ed. 35-74 (1967).

[99] Mjör, I. A., *The morphology of dentin and dentinogenensis.* In: Dentin and Dentino-Genesis, Linde, A., Ed. 1:2-18 (1984).

[100] Mjör, I. A., *Dentin and pulp.* In: History of the human tooth, Mjör, I. A., Pindborg, J. J., Eds. 45-76 (1973).

[101] Eastoe, J. E., *Chemical organization of the organic matrix of dentine.* In: Structural and chemical organization of teeth. Milles, A. E. W., Eds.; Academic Press Inc.: London, Vol. II, 278-315 (1967).

[102] Rich, A., Crick, F. H. C., *The molecular structure of collagen.* Journal of Molecular and Biomolecular, 3:483-506 (1961).

[103] Fried, D., Glena, R. E., Featherstone, J. D. B., Seka, W., *Nature of light scattering in dental enamel and dentin in the visible and near-infrared wavelengths.* Applied Optics, 34:1278-1285 (1995).

[104] Zijp, J. R., ten Bosch, J. J., Groenhuis, R. A. J., *HeNe laser light scattering by human dental enamel.* Journal of Dental Research, 74:1891-1998 (1995).

[105] Groenhuis, R. A. J., *Scattering of light by dental enamel: theoretical model compared with experiments.* In: *Scattering and absorption of light in turbid materials, specially dental enamel*, thesis, University of Groningen, pg. 25-42.

[106] ten Bosch, J. J., Zijp JR. *Optical properties of dentin.* In.: *Dentine and dentine reactions in the oral cavity*, A., Thylstrup, S. A., Leach, Qvist, V., Eds. 59-65 (1987).

[107] Zijp, J. R., ten Bosch, J. J.. *Angular dependence of HeNe laser light scattering by bovine and human dentine.* Archives of Oral Biology, 36:283-289 (1991).

[108] Spitzer, D., ten Bosch, J. J., *The absorption and scattering of light in bovine and human dental enamel.* Calcified Tissue Research, 17:129-137 (1975).

[109] Houwink, B., *The index of refraction of dental enamel apatite.* British Dental Journal 137:472-475 (1974).

[110] Brodbelt, R. H. W., O´Brien, W. J., Fan, P. L., Frazer-Dib, J. G., Yu, R., *Translucency of human dental enamel.* Journal of Dental Research, 60(10):1749-1753 (1981).

[111] Legeros, R. Z., Bonel, G., Legros, R., *Types of H_2O in human enamel and in precipitated apaties.* Calcified Tissue Research, 26:111-118 (1978).

[112] Muller, M., Berytrand, M. F., Quatrehomme, G., Bolla, M., Rocca, J. P., *Macroscopic and microscopic aspects of incinerated teeth.* Journal of Forensic Odonto-Stomatology, 16:1-7 (1998).

[113] Myers, S. L., Williams, J. M., Hodges, J. S., *Effects of extreme heat on teeth with implications for histologic processing.* Journal of Forensic Sciences, 44:805-809 (1999).

[114] Sakae, T., Mishima, H., Kozawa, Y., Legeros, R. Z., *Thermal stability of mineralized and demineralized dentin: a differential scanning calorimetric study.* Connective Tissue Research, 33(1-3):193-196 (1995).

[115] Niemz, M. H., *Laser-Tissue interactions: fundamentals and applications.* 9-43 (1996).

[116] Saidi, Y. S., Jacques, S. L., Tittel, F. K., *Mie and Rayleigh modeling of visible-light scattering in neonatal skin.* Applied Optics, 34 931: 7410- 7418 (1995).

[117] Na G. C., *UV spectroscopic characterization of type I collagen.* Collagen Related Research, 8: 315-330 (1988).

[118] Li, X., Agrawal, C. M., Wan, X., *Age dependence of in situ thermostability of collagen in human bone.* Calcified Tissue International, 72:513-518 (2003).

[119] Danielsen, C. C., *Precision method to determine denaturation temperature of collagen using ultraviolet difference spectroscopy.* Collagen Related Research, 2:143-150 (1982).

[120] Wood, G. C., *Spectral changes accompanying the thermal denaturation of collagen.* Biochemical and Biophysical Research Communications, 13(2): 95-7 (1963).

[121] Lees, S. A., *Mixed packing model for bone collagen.* Calcified Tissue International, 33:591-602 (1981).

[122] Lees, S., *Water content in type I collagen tissues calculated from the generalized packing model.* International Journal of Biomolecular and Macromolecular, 8:66-72 (1986).

[123] Lees, S., Pineri, M., Escoubes, M., *A generalized packing model for type I collagen.* International Journal of Biomolecular and Macromolecular, 6:133-136 (1984).

[124] Katz, E. P., Wachtel, E., Yamauchi, M., Mechanic, G. L., *The structure of mineralized collagen fibrils.* Connective Tissue Research, 21:149-158 (1989).

[125] Wess, T. J., Orgel, J. P., *Changes in collagen structure: drying, dehydrothermal treatment and relation to long tem deterioration.* Thermochimica Acta, (365):119-128 (2000).

[126] Becker, R. O., Marino, A. A., *Electron paramagnetic resonance spectra of bone and its major components.* Nature, 210: 583-588 (1966).

[127] Brik, A., Kenner, G., Atamanenko, O., Scherbina, O., Kalinichenko, A., Bagmut, N., *Formation mechanisms and dynamic*

characteristics of free radicals of biominerals as deduced from EPR spectroscopy. Mineralogical Journal, 23 (4):44-55 (2001).

[128] Fattibene, P., Aragno, D., Onori, S., Pressello, M. C., *Thermal induced EPR signals in tooth enamel.* Radiation Measurements, 32:793-798 (2000).

[129] Desrosiers, M. F., Simic, M. G., Eichmiller, F. C., Johnston, A. D., Bowen, R. L., *Mechanically induced generation of radicals in tooth enamel.* International Journal of Radiation Applications and Instrumentation, 40A:1195-1197 (1989).

[130] Aragno, D., Fattibene, P., Onori, S., *Mechanically induced EPR signals in tooth enamel.* Applied Radiation and Isotopes, 55:375-382 (2001).

[131] Sholom, S. V., Haskell, E. H., Hayes, R. B., Chumak, V. V., Kenner, G. H., *Properties of light induced EPR signals in enamel and their possible interference with gamma-induced signals.* Radiation Measurements, 29:113-118 (1998).

[132] Liidja, G., Past. J., Puskar, J., Lippmaa, E., *Paramagnetic resonance in tooth enamel created by ultraviolet light.* Applied Radiation and Isotopes, 47(8):785-788 (1996).

[133] Callens, F., Moens, P., Verbeeck, R., *An EPR study of intact and powdered human tooth enamel dried at 400 °C.* Calcified Tissue International, 56:543-548 (1995).

[134] Sadlo, J., Callens, F., Michalik, J., Stachowicz, W., Matthys, P., Boesman, E., *Electron-Nuclear double resonance of human tooth enamel heated at 400 °C.* Calcified Tissue International, 63:409-415 (1998).

[135] Brik, A., Scherbina, O. I., Haskell, E. H., Sobotovich, E. V., Kalinichenko, A. M.., *Heating related changes in the characteristics of paramagnetic centers in tooth enamel using EPR techniques.* Mineralogical Journal, 19(4):3-12 (1997).

[136] Brik, A., Haskell. E., Brik, B., Scherbina, O., Atamanenko, O., *Anisotropy effects of EPR signals and mechanisms of mass transfer in tooth enamel and bones.* Applied Radiation and Isotopes, 52, 1077-1083 (2000).

[137] Scherbina, O. I., Brik, A. B., *Temperature stability of carbonate groups in tooth enamel.* Applied Radiation and Isotopes, 52:1071-1075 (2000).

[138] Weil, J. A., Anderson, J. K., *The Determination and Reaction of dpph with Thiosalicylic Acid.* Journal of Chemical Society, 5567 (1965).

[139] Romanyukha, A. A., Hayes, R. B., Haskell, E. H., Kenner, G. H.., *Geographic variations in the EPR spectrum of tooth enamel.* Radiation Protection and Dosimetry, 84(1-4):445-449 (1999).

[140] Ivannikov, A. I., Skvortsov, V. G., Stepanenko, V. F., Tsyb, A. F., Khamidova, L. G., Tikunov, D. D., *Tooth enamel EPR dosimetry: sources of errors and their correction.* Applied Radiation and Isotopes, 52:1291-1296 (2000).

[141] Bartoll, J., Stöber. R. L., Nofz, M., *Generation and conversion o felectronic defects in calcium carbonates by UV/Vis light.* Applied Radiation and Isotopes, 52:1099-1105 (2000).

[142] Liidja, G., Past, J., Puskar, J., Lippmaa, E., *Paramagnetic resonance in tooth enamel created by ultraviolet light.* Applied Radiation and Isotopes, 47(8):785-788 (1996).

[143] Sholom, S. V., Haskell, E. H., Hayes, R. B., Chumak, V. V., Kenner, G. H., *Properties of light induced EPR signals in enamel and their possible interference with gamma-induced signals.* Radiation Measurements, 29(1) 113-118 (1998).

[144] Polyakov, V., Haskell, E., Kenner, G., Huett, G., Hayes, R., *Effect of mechanically induced background signal on EPR dosimetry of tooth enamel.* Radiation Measurement, 24(3):249-254 (1995).

[145] Haskell, E. H., Hayes, R. B., Kenner, G. H., *Preparation-induced errors in EPR dosimetry of enamel: Pre- and Post-crushing sensitivity.* Applied Radiation and Isotopes, 47(11-12) 1305-1310 (1996).

[146] Marino, A. A., Becker, R. O., *Temperature dependence of the EPR signal in tendon collagen.* Nature, 222:164-165 (1969).

[147] Athenstaedt, H., *Pyroelectric and piezoelectric behaviour of human dental hard tissues.* Archives of Oral, Biology 16:495-501 (1971).

[148] Athenstaedt, H., *Permanent longitudinal electric polarization and pyroelectric behaviour of collagen structures and nervous tissue in man and other vertebrates.* Nature, 228:830-834 (1970).

[149] Banga, I., *Struture and function of elastin and collagen.* 105-125 (1966).

[150] Wada, A., *The alfa-helix as and electric macro-dipole.* Advances in Biophysics. 9:1-63 (1976).

[151] Schaich, K. M, Karel, M., *Free Radical reactions of Peroxidizing lipids with amino acids and proteins: an ESR study.* Lipids, 11(5): 392-400.